語り継がれた偏見と差別

歴史のなかのハンセン病

福西征子

昭和堂

語り継がれた偏見と差別

歴史のなかのハンセン病

福西征子

はじめに

「らい予防法違憲国家賠償請求事件」に対する原告勝利判決直後のハンセン病問題対策協議会において認められた諸確認事項、すなわち、ハンセン病患者・回復者に対する謝罪・名誉回復、ハンセン病療養所入所者に対する在園保障、ハンセン病患者・回復者に対する社会復帰・社会生活支援、そして、ハンセン病およびその対策の歴史に対する真相究明などのハンセン病問題は、以後、素早く、また、これまでにない幅と奥行きをもって検討されていった。さらに、メディアを通して、ハンセン病問題の全容が徐々に一般市民の前に姿を見せはじめると、世論は、これまでのハンセン病対策を厳しく批判し、患者・回復者（療養所入所者）や社会復帰者へ同情と理解を示した。

しかし、ちょうどそのころ、ハンセン病療養所に勤務していた私は、頑迷な偏見と差別の渦中にいたこともあって、これらの法的措置によっても、ハンセン病をめぐる諸問題、とくに偏見や差別が解消されるとは夢にも思ったことはなかった。予防立法一〇〇年の歴史が、また、二千年にも及ぶ我が国のハンセン病に対する偏見と差別の歴史が、簡単に氷解するはずがないという思いが、甘い期待を持つ事を阻んでいた。

実際、その後二〇年余りにわたって、公も民も、ハンセン病の旧い誤った知見を払拭すべく、講演会やシンポジウム開催、パンフレット配布をはじめ、多彩な手段を駆使して、広く世間に訴えてきたが、問題の改善は微々たるものであった。

近年、ようやく「ハンセン病は慢性感染症であり、早期発見・早期治療と理学療法で治癒する」という医学的知見が家庭医学のレベルまで達した感があり、人々は患者との接触をあまり嫌わなくなった。その結果、患者・回復者は、一般基幹病院の高度医療を受診し、デパートやスーパーマーケットの買い物やファミリーレストランの食事を楽しめるようになり、また、来訪者が増えた療養所は、昔日のようにシンと静まりかえったりはせず、賑やかな話し声に溢れている。

しかし、依然として、らいの家筋という妄想ともいうべき偏見と差別は、なくなるどころか、いまだに根深く世間に残っている。患者・回復者の多くは、家族が結婚や就職などで不利益を受けることを危惧して故郷に帰らず、一方、家族も、その一員がハンセン病に罹患したことがあるという事実をひた隠しにしている。患者といえ、家族といえ、互いの身の上に思いを馳せつつも、交流を絶ち、孤独を強いられている現実は痛ましい。

翻って、私自身の心奥を見つめた時、医師という職業を通して、日ごろ、ハンセン病を取り巻く非条理に憤慨していたにもかかわらず、ある日突然、冷たく患者を見据えている事に気付き、慄然とするものがあった。それは、単純な差別や偏見というものではなく、むしろ、患者・回復者の皆さんと長く接したことで芽生えた、同情に由来する気持ちの緩みであったようにも思われたが、心地よい感情ではなかった。

本書を書き始めたのは、このように、差別と偏見が、差別者だけでなく、被差別者の心を蝕み、さらに私自身の心にも存在していることを知り、そして、この偏見と差別の由来を知らずしては、その根を絶つどころか、議論することさえ難しいという思いからであった。

いまだ未完であるが、執筆を始めて七年になるため、とりあえず公刊することにした。なお、本書の刊行にあたって多大のご尽力をいただいた品川信良「セミナー医療と社会」代表、および、面倒な原稿校正にご協力いただいた稲葉上道および田代学国立ハンセン病資料館学芸員に深謝の意を表する次第である。

平成二四年六月

福西征子

語り継がれた偏見と差別——歴史のなかのハンセン病 発刊にあたって

このたび、平成二四年(二〇一二)に公刊した私家版「語り継がれた偏見と差別——予防立法以前の古書に見るハンセン病」を、「語り継がれた偏見と差別——歴史のなかのハンセン病」と名を変えて出版できたことは、私家版の見直しや再校正を行いえたことも含めて、大変有り難く、また、幸運であった。

平成二四年の私家版公刊にあたって、「本書は未だ未完……」と記したのは、一遍上人に関する章をまとめえなかったことによるが、残念ながら、このたびの改訂版にも掲載するには至らなかった。ふつう、一遍聖絵に見られる如く、一遍上人および時衆(時宗)によって、それまで行き場のなかったハンセン病患者の救済の道が開かれたとされる。その反面、中世以降のハンセン病の偏見と差別の成立に、時衆が濃厚に関与したとする考えもある。それらの一部は、小栗判官や信徳丸などの説経節や、幕藩時代の「らい人小屋」などに垣間見ることができるが、いまだ詳らかではなく今後の課題としたい。

一方、平成二四年から五年を経て、今日のハンセン病を取り巻く世界にも幾つかの起伏があった。なかでも、ハンセン病患者の裁判を、裁判所以外の隔離施設などに設置された特別法廷で行われていた問題について、平成二八年(二〇一六)四月五日、最高裁長官が、「最高裁として自らを省みて二度とこのようなことを繰り返すことのないよう決意する。裁判所の対応に(ハンセン病の)差別の助長につながる姿勢があったことは痛恨の出来事だ」と謝罪し、さらに、同四月二五日、最高裁事務総長が、「(ハンセン病患者や回復者に対する)差別的な取り扱いが強く疑われ、違法だった」「偏見と差別を助長し、人格と尊厳を傷つけたことを深くお詫びする」「憲法が定める平等原則に違反した疑いがある」と、再び謝罪したことに対する世論の反響は大きかった。

長い歴史を引きずるハンセン病の偏見と差別は、らい予防法の廃止や、いわゆる熊本地裁判決よっても消え去ることなく、人々の記憶のかなたの淵に強大な塊となって根強く残っている。そういう意味では、最高裁長官や事務総長の謝罪があったからといって、当面、どう変わるものでもないと思われる。しかし、いつの日か偏見と差別から解放されるためには、今後とも、もつれた糸を一つひとつ丹念に解きほぐす努力を積み重ねていくべきであろう。

なお、本書では、従来使われてきた、癩、ライ、らいという言葉は、学術用語などを除いて、可能な限り、ハンセン病という語に置き換えて用字した。回復者の皆さんが、らいという病名の下に強いられた過去の苦難を顧みて、ハンセン病へと病名変更を望むのであれば、率直にそれを受け入れるべきであると思うからである。

平成二八年一一月

福西征子

目　次

第Ⅰ章

ハンセン病啓発の問題点

古代仏教・説話と近代ハンセン病学

宿罪・重罪・因果・不治の慢性伝染病としてのハンセン病

はじめに

　ハンセン病に対する古代からの疾病観や明治期以降のハンセン病予防対策、とくに、らい予防法や無らい県運動に影響を受けた差別・偏見は、いまだに根強いものがある。これらに対して、我が国のハンセン病対策の歴史上の二つの大きな節目である平成八年（一九九六）のらい予防法廃止と、平成一三年（二〇〇一）のいわゆる熊本地裁判決以後、さまざまな啓発活動が活発に行われたが、めざましい成果は上がっていない。現代の医学的知識、すなわち、ハンセン病は、らい菌感染による慢性感染症であり、未治療の患者と生活を共にしたり、偶然接触したりしても発病することは稀であること、早期診断・早期治療によって治癒すること、適切な理学療法を行えば後遺症は軽微ですむこと等々の知見さえ、市民的レベルで認知・承認されているとは言い難い。

　筆者は、国立ハンセン病療養所の所長であり、いわば我が国のハンセン病問題の真っ直中にいるものであるが、その立場から最近のハンセン病啓発の困難な状況を見るにつけ、何が最新の医学的知見の前に立ちはだかり、啓発活動を困難にしているのか、何が人々のハンセン病に対する理解の受け入れを妨げているのか、そういったことを明らかにしない限り、ハンセン病の医学的啓発は効果を発揮しえないのではないかと考えるようになった。

　或る人々は、平成の時代までらい予防法を改正、または、廃止しなかったことが、偏見と差別の解消の障害になっていると言い、或る人々は、ハンセン病の特徴的な人目に付きやすい皮膚病変が、人々の恐怖心をかき立てるのだと言う。或る人々は、いつ、どこでらい菌に感染したか解らず、また、その感染から発病までの十数年に及ぶ長い静かな潜伏期の存在が恐怖を誘うのだと言い、或る人々は、ハンセン病後遺症である知覚障害や運動障害によって、手足の指、上下肢や顔などの肉体的機能が崩れていくことが恐ろしいのだと言う（かつて、この肉体的病変によって、ハンセン病患者は廃疾者として扱われた)。

そして、或る人々は、我が国では、昭和二一年(一九四六)まで、ハンセン病に対する確たる化学療法薬がなかったこと、つまり、そのときまで、ハンセン病は不治の病、それも、ハンセン病になりやすい遺伝体質を持った人々が罹患する感染症であると考えられていたということが、偏見と差別を根深くしたのだと言う。

おそらく、これらすべてが現代のハンセン病に対する偏見や差別の深在的原因になっていると考えられるが、本稿では、これらとは別の観点から、すなわち、ハンセン病と古代仏教および古代説話文学との関係について考察し、その上で、なぜ多くの日本人が、かつての無らい県運動や強制隔離に代表されるハンセン病予防対策をかくも容易に受容し、かつ、医学的知見が蓄積された現代においてなお偏見や差別が解消されないかを考えてみたい。

第一節　古代仏教とハンセン病

日本書紀

ハンセン病の名前が見られる我が国最古の文書は日本書紀[*1]であると言われ、推古天皇の二〇年(六一二頃)に、「この年、百済国より来るものあり。その面斑白なり。若し白癩有る者か。其の人に異なることを悪みて、海中の島に棄てむと欲す」とある。しかし、「この人」は、「顔の白斑を厭うなら、国中の白斑のある牛馬はどうするのか、また、山岳を作る才能を使えば国の為になるものを、どうして海中に捨てるのか」と反論したので、南庭に須弥山の形と呉橋を造らせ、路子工《みちこのたくみ》として、嗜摩呂《しこまろ》と名付けた、と記している。

このように日本書紀には、顔の白斑を嫌ったという表現はあるが、才能を惜しんで造園の匠《たくみ》として用いたということ以外の内容は見当たらない。

養老令と令義解《りょうぎのげ》

七一八年ころに記録された、古代律令国家の法律である養老令[*2]の「戸令」に、「……およそ一つの目盲、二つの耳聾、足に三つの指なく、手足に大きなる拇指なく、禿は瘡にして髪なく、……この如きは、皆残疾となす。……侏儒、腰背折れたらむ、一つの支癈《すた》れたらむ、この如き類をば癈疾となす。悪疾、癩狂、二つの支折れたらむ、両つの目盲らむ、この如き類をば、皆篤疾《とくしつ》となす……」とある。

令義解[*3]は、養老令の官撰注釈書だが、「悪疾とは白癩のことであり、人の五臓を虫が食うことによりなる。眉毛睫が抜け、鼻筋が陥没し、声がしわがれ、手足の指が落ちる」というような症状や、「同じ床で寝てはならない」などの記述があり、当時の人々が、悪疾が伝染する病気であるらしいと考えていたことが解る。

悪疾の人々は、兵役や課役（税）の免除、官人の出仕停止・解任（官）などが定められていたが、これらは、重症の障害者である篤疾すべてに行われており、悪疾に限ったことではなかった。

養老令と、その官撰注釈書の令義解に、悪疾あるいは白癩という言葉があり、それらに対する注釈や対応の仕方が定められていることから鑑みると、当時すでに、中央官僚を頂点として、その勢力がおよぶ地域にハンセン病の概念が広く知られていたと考えるべきであろう。もしくは、すでに、広く知られていたために、古代律令とその施行細則にハンセン病が取り上げられたと考えた方がよいかもしれない。

智度論

仏教諸派のエンサイクロペディアと言われる智度論[*4]は、中国名を龍樹（一五〇〜二五〇頃）というインド人が著し、同じインド人のクマーラジバ（三四四〜四一三頃）によって加筆修正されたものが、五世紀初め（四〇四〜四〇五）に漢訳されたと伝えられている。日本では、大陸との交流を通して伝来し、奈良時代および江戸時代に広く読まれ、とくに、天台宗に関連した学者が盛んに引用した。

この古代インド人や古代中国人の思想の一端とも言える智度論の巻五九[*5]に、「諸病の内でもハンセン病は最も重症であり、宿罪のゆえに治癒しがたい」という記述がある。智度論の日本語訳の国訳大蔵経巻五九にも、「人の癩瘡瘍腫に宝珠を以て是に示せば、即時に除癒するが如く、般若も亦是の如し。五逆の癩罪等にあらんに……」と記され、さらに、「珠は能く癩瘡悪腫を治し、般若は能く身癩心癩を治《ち》す。問うて曰はく。四種の病の中に一切の病を攝す。何を以ての故に、眼病、癩病を別説するや。眼は是身中第一にして、所用最も尊し。この故に別説す。諸病の中、癩病は最も重く、宿罪の因縁の故に、治し難し。是の故に更に説く。……」とある。

仏典の大百科事典と言われている智度論の、これらの記述は以後の我が国の仏教諸派および文学をはじめとして、多方面に計り知れない影響を与えた。

伝教大師最澄・顕戒論

智度論の影響を探ってゆくと、まず、天台宗・伝教大師最澄（七六七〜八二二）が著わした顕戒論[*6]だけでも、巻上に智度論第一〇〇巻について、巻中に同じく智度論第一〇〇巻について、巻下に巻不明だが、「謹んで大智度論を案ずるに……」と引用され、同じく巻下に「……多く衆生ありて因果を信ぜず……」と述べ、因果の理を信じないのを邪見に陥ったものとして論じている。

弘法大師空海・秘密曼荼羅十住心論

日本中を雲に乗って回り、今も高野山の奥深くに生きているという伝説がある真言密教の弘法大師空海（七七四〜八三五）の著書は、現代においても古さを感じさせない、深甚で自由闊達、広大無辺な世界だが、その代表的な著書、秘密曼荼羅十住心論の巻一から巻九に目を通すと、少なくとも九回、智度論の引用がある。とくに、十住心論巻一は、智度論巻一二について、「三宝を供養せず、三宝を敬わない場合は、死んで後に、黒蠅、暗闇地獄に堕ち……、本因縁を以て、微善に遇いて、たまたま人身に復れば、その形は薄汚く黒く、垢まみれの不浄、臭いにおいを放ち、人々に嫌われる。また、目も見えず……」[*7]と、具体的な引用をしている。

法華経普賢菩薩勧発品

法華経普賢菩薩勧発品[*8・9]は、しばしば、ハンセン病差別の大きな要因となった仏教経典として引き合いに出される。この普賢菩薩勧発品を簡単な現代語に訳すと次のようになる。

「この教えを受持する人を見て、その人の間違いを探し出して世間に言いふらすようなことをしたならば、事実の有無を問わず、その人は白癩という病を得るでありましょう。もし法華経を信じ教ずるものを嘲笑するような者があったら、その人は幾度生まれ変わっても、歯の間が空き、唇の形が醜く、鼻が平たく、手足が曲がり、目すがたはおかしく、身体は臭く、悪性のできものや、膿ただれや、腹水病や、肺結核など、もろもろの悪い病気や重い病気のある身となって生まれるでありましょう」。

これらの記述は、たとえ比喩であっても、ハンセン病は現世、前世の悪い行いに対する業罰によって生じる病気であり、後々まで祟るという意味であることは間違いなく、古代以来、普賢菩薩勧発品は、ハンセン病の劫罰観・業病観に大きな影響を与えた。

このように見てみると、日本書紀はともかく、日本最古の律令である養老令とその官撰注釈書の令義解や私撰注釈書の令集解（大宝律令は現存していない）、そして多くの日本人の心的形成に深い影響を与え、また今なお影響を与え続けている伝教大師最澄や弘法大師空海の教え（思想）、さらには、我が国の古代上流階級に深く根ざした法華経信仰の一端を通して、差別されるべき病者としてのハンセン病観が、幾世代もかけて世俗社会に浸透していったことが解る。

もちろん、古代人の生活には、確たる効力のある薬などなく、病気になるとその痛みや苦しみに打ちのめされ、為す術もなく病気に支配され、そして、死に至るのが常で、当時の人々にとって、眼前の具体的な病気は、恐ろしい現実以外の何物でもなかったに違いない。

例えば、そうした時代に生きた弘法大師空海は、秘密曼荼羅十住心論[*7]の一端で、病の苦しみと無常を繰り返し述べた上で、悪の戒めと因果を説き、それらをわきまえてこそ、死後の安らぎや良い転生が得られると説いている。

十住心論には、至る所に因果による死後の地獄と、生き返った後の報いが記され、とくに、巻一は、さまざまな病の克明な病態を述べた後、「嗚呼、痛い哉、痛い哉」と、嘆きをそのまま文字にし、さらに続いて、「……四種の薬は、但し軽病を治して、重罪を消すこと能わず。所謂重罪と言うは、四重と八重と五逆と謗方などと……なり。……」という後世の人々の心深くに影響を与えた因果思想を記している。

先にも述べたが、古代の人々の日常は、在るがままの自然に委ねられており、善も悪も、そして、生と死も自然にあらがうことは困難であった。豊かで、健康で、「心正しい人々」は、地獄に堕ちないように、悪い病気にならないように、悪業を重ねず、善行を積むことができたが、いったん、飢餓が襲いかかったり健康が損なわれたりすると、一瞬にして、それまでの生活は破壊され、痛くても、腹が腫れても、目が潰れても、「痛いかな、苦しいかな」と嘆きつつ地獄のような辛酸を舐めなければならなかった。

このように考えると、「最も罪深い」とされたハンセン病患者の日常がどのようなものであったかは、想像を絶するものがある。

源信・真如観

天台本覚論[*10]の源信僧都（九四二〜一〇一七）は、その著書である真如観に、「法華経を罵る人は、一劫の命尽きても、亦、同じ地獄に生まれ返って、無数劫の間無量《あいだむりょう》の苦を受け、後に畜生道に落ちて種々の苦を受け、まれに人身を受けては盲聾唖となり、貧窮にして人の奴婢僕従となり、常にまた疥癩という病をし、凡人の見悪べきは皆我身に備えり。これら皆、昔、法華経を謗り奉るが故なり」と記した。

天台本覚論は、目の前の事々物々の姿こそ永遠の姿であり、本来の覚生（本覚）の建言したものという意味で、和歌や華道、さらには、能楽などの芸術的な方面に深い影響を与えた。しかし、ハンセン病については、「法華経を謗る者は、疥癩になる云々……」などと揶揄している。

法然・三部経大意《さんぶきょうたいい》および選択本願念仏集《せんちゃくほんがんねんぶつしゅう》

古代から中世への転換期に、それまでの宗派とは違って、民衆（ただし、上流社会とそれを取り巻く人々）に向って語りかけた法然上人（一一三三〜一二一二）が登場するが、その法然でさえ、三部経大意[*11]では、「……かの国に生ぜしむと願ずれば、すなわち往生を得て不退転に往生す。ただ、五逆と正法を誹謗するものを除く……」と述べ、五逆と正法を誹謗するものは往生できないかのような表現をしている。

しかし、選択本願念仏集[*11]には、別に若干違った趣旨の記述、すなわち、「……もし念仏三昧の醍醐の薬にあらずは、五逆《ごぎゃく》深重《じんじゅう》の病は甚だ治《ち》し難しとす。まさに知るべし」とあり、また、「……下品上生《げぼんじょうしょう》は、これ十悪の罪人なり。臨終の一念に罪滅《つみめつ》して生ずることを得。下品中生《ちゅうしょう》は、これ破戒の罪人なり。臨終に仏の依正《えしょう》の功徳を聞いて、罪滅して生ずることを得。下品下生《げしょう》は、これ五逆の罪人なり。臨終の十念に、罪滅して生ずることを得。この三品は尋常の時、ただ悪業を造って往生を求めずといえども、臨終の時、始めて善知識に遇うて即ち往生を得。……」とある。

法然上人が、「五逆の悪人でさえ臨終の十念で往生できる」と言われたことは、当時としては、革新的・革命的なことであり、これが旧宗派の怒りをかったことは想像に難くない。

第二節　古代説話とハンセン病

古代仏教各宗派の教典に由来するハンセン病観と当時の人々の考え方をお話ししたが、ここからは視点を変えて、古代説話文学について述べてみたい。

説話文学[*12・13]とは、私度僧、すなわち、主として僧侶としての正式の免状をもたない人々によって語り伝えられた物語を書きとどめられたものを言い、「語り」と「文学」の要素を併せもった、我が国の「民族的遺産」「文学・芸術のルーツ」とも言われているものである。その代表的なものとして、景戒によって、八二二年ころに編纂された日本国現報善悪霊異記[*14]と、一一二〇年ころに編纂された、今昔物語[*17]（編纂者不詳）がある。

日本霊異記のハンセン病に関係した物語は、上巻第一九「法華経を読む人をあざけりて、現に口ゆがみ、悪報を得る縁」、中巻第一八「法華経を誦持する僧をあざけりて、現に口ゆがみて、悪死の報を得る縁」、下巻第二〇「法華経を写し奉る女人の過失を誹し、もちて現に口ゆがむ縁」などがあり、今昔物語では、本朝付仏法部巻二〇第三五の、「嫉妬に狂い惣講師に乱暴を働いた僧侶が、現報により白癩になって清水の坂本に住み、その後間もなく死んだ」という物語が有名である。

この他に、鎮源によって、一〇四〇～一〇四四年ころに編纂された大日本国法華験記[*16]というものがあり、第九六の「持経者を軽ろみ笑へる沙弥」と、第一一五の「周坊国の判官代坊」が、ハンセン病に関係のある話として載っている。

これらの説話は、丁寧に読むとそれぞれ違った味わいがあるが、どの話も似たり寄ったりのため、ここでは、日本霊異記下巻第二〇の「法華経を写し奉る女人の過失を誹し、もちて現に口ゆがむ縁」と、源為憲（生年不詳～一〇一一）の三宝絵[*15]中巻法宝九の「囲碁の沙弥」という二つの現報説話を紹介する。

法華経を写し奉る女人の過失を誹し、もちて現に口ゆがむ縁

栗の国名方の郡植《はに》の村に一の女人あり。忌部の首《おびと》なり。字を多夜須子と曰ふ。白壁の天皇の代に、この女、法華経を麻《を》殖《ゑ》の郡の苑山寺に写し奉る。時に麻殖の連板屋《わらじいたや》、かの女人の過失を挙げ顕し、もちて誹謗る。故に口ゆがみ、面、後に戻《もとろ》ひて、終に直らざりき。

法華経に曰はく「経を受持する者を誇らば、諸根闇鈍に、短《ひきひと》陋《かたなわ》攣《てなへ》躄《あしなへ》となり、盲《めしひ》聾《みみしひ》背《せなか》傴《くくせ》にならむ」といへり。また云はく「この経を受持する者を見て、その過悪を出さば、若しくは実、若しくは不実なるも、この人世に白癩の病を得む」といふは、それこれを謂ふなり。まさに慎しみて信心すべし。まさかの徳を讃ふべし。その欠を誇らざれ。大きなる災を蒙らむが故なり。

囲碁の沙弥

昔、山城国に人あり。沙弥とともに囲碁を打てり。持経者来たりて法華経を誦して乞食す。時に沙弥これを聞きて、軽み咲ひて誹謗す。即ち沙弥忽ちに口ゆがみ声を失ひて、不用の人と成れり。見聞の人々、大きに怖じ恐れ驚きて、昔この言《こと》を作さく、持経者を誹謗し軽み咲へるが故に、現前にかくのごとき罪業を感得すといへり。沙弥、医師の家に往きて、薬を塗り治を加へたれども、遂に除癒せず。口弥《いよいよ》ゆがみ増し、声また幽に耄《ほ》れて、言語すること能わず。現報かくのごとし、後世の受くる苦びは、勝げて計ふべからず。法華経譬喩品等を見るべし。霊異記に出でたり。

私度僧なるものの階級的な分類とか、説話の文学的位置付けとかは、ここでは省略するが、ともかく、ハンセン病にまつわる説話、とくに、大乗経（法華経）を持する人を笑ったり、大乗経そのものを粗末にしたりすると、その報いで現世においてハンセン病になり、空しい人生と無惨な死を迎えることになるという現報因果話が民衆に語られていたことが、近年の研究によって明らかになった。

印刷機械がなく、書写するしかなかった古代では、仏教教典や物語は、限られた、そして恵まれた支配階級やインテリ階級の人々しか入手することができなかった。しかし、説話は、まず、話し言葉としての物語があって、それを書物に書き留めたものである。言い換えると、私度僧たちによる説法は、当時の民衆の傍に届いていたと考えられ、また、話し言葉による物語は、文字を読めない人々も耳で聞くことができた。こうして仏の教えの喩え話は、私度僧から民衆へ、そして、民衆から民衆へと語り継がれていった。

第三節　近代医学とハンセン病

古代の仏教経典と説話文学を通してハンセン病観をみてきたが、話を転じて、近代の医学とハンセン病についての概略を簡単に述べることにする。

らい菌の発見

らい菌は明治六年（一八七三）ノルウェーのアルマウェル・ハンセン博士によって、ハンセン病患者の結節病理標本から発見された。[*18・19] この発見から二四年後の明治三〇年（一八九七）にドイツのベルリンで開催された第一回国際らい会議で、ようやく「ハンセンが発見した菌はらい菌であり、ハンセン病の病原菌である」と一般に認められた。この第一回国際らい会議には、我が国からは、北里柴三郎博士が日本の資料を提出し、東京帝国大学の土肥慶蔵教授が出席するなど、各国の研究者や政府代表が参加していたため、らい菌が病原菌であるという感染症としてのハンセン病に関する知見は広く世界に知られることとなった。

ハンセン病の病原菌であるらい菌は、ヌードマウスやアルマジロなど、ある種の実験動物を除くと、人体の細胞内でのみ増殖を続けるが、細胞外では長くは生存できない。ただし、人体外に排泄されたらい菌は、気温二六・三〜三六・七℃、湿度七〇％の状態で九日間、[*20] 気温三一・五℃、湿度七八％で一八日間、また湿った滅菌土壌中で四六日間、その感染力を失わないで生存していたという実験報告があり、[*21] 条件さえ整えば、短期間なら細胞外でも生存しうると考えられている。

ハンセン病　患者および回復者

感染症としてのハンセン病については、昭和五三年（一九七八）ころのジョップリング博士による、「ハンセン病とは、らい菌という抗酸菌によって発症する慢性疾患で、ある場合には伝染性があり、最初に末梢神経系を侵し、次に皮膚、その他の臓器へ進行して行く疾患である」[*22]という説がよく知られている。

今日、ハンセン病の疾病観は、一般的に「らい菌を病原菌とする慢性感染症であり、感染しても発病することは稀で、仮に発病しても早期発見、早期治療をすれば治癒する」とされる。治癒した患者は、もはや患者ではなく、病から回復した者、すなわち回復者[*26]であって、普通の人々と何ら変わらない。

病型分類

このようにハンセン病は、らい菌という一種類の細菌感染によって発症する感染症であるが、昭和三七年（一九六二）に、人体の細胞性免疫応答によって病型を分類することが提唱され[*23・24]、この分類法が近年まで用いられてきた。

まず、ハンセン病ＬＬ型は、らい菌に対する細胞性免疫がない人が、らい菌に感染して発病するものである。この病型は、化学療法を行わない限り、らい菌は、顔や四肢の末梢神経、皮下、上気道粘膜、網膜などの細胞内で増殖を続ける。

ハンセン病ＴＴ型は、本来、らい菌に対する細胞性免疫があるが、飢餓、疲労、ストレスなど、何らかの理由で一時的に体力が低下している時に感染が成立して発病するもので、自然治癒することもある。このＬＬ型とＴＴ型の中間にハンセン病境界群（ハンセン病Ｂ群）があり、細胞性免疫応答の程度によって、さらに、ＢＬ型、ＢＢ型、ＢＴ型などに細分類され、また、まだ病型が明らかでない病初期を未分化群（Ｉ群）という。

「ある種のハンセン病は、人に病気をうつすことがあるが、ある種のハンセン病は病気をうつさない」と言われているように、未治療のハンセン病L型やB型は感染性らい菌を排菌するが、T型は排菌しない。

近年、世界保健機関（WHO）は、後述する多剤併用療法に合わせた病型分類として、菌スメア検査[*25]のBI（菌指数）と、皮膚に出現しているハンセン病の皮疹数によって判定する、MB（多菌型、らい菌スメア検査でBI陽性、および、皮膚の皮疹二個以上）と、PB（少菌型、らい菌スメア検査で菌指数BI陰性、および、皮疹二個以下）の二型分類を採用するようになった。[*26] MBは、従来のLL型、BL型、BB型と一部のBT型に相当し、PBは、TT型、大部分のBT型およびI群に相当する。

なお、現在のWHOの二型分類の診断基準は、検査室設備が整備されていない（菌スメア検査ができない）地域のフィールドワークの不便に考慮して、より簡便になっており、皮膚知覚障害や末梢神経肥厚の病状に加えて、皮疹数六個以上をMB、皮疹数六個以下（五～一個）をPBとしている。[*27]

感染と発病

感染性らい菌は、未治療の多菌型ハンセン病患者の鼻汁、唾液、痰の飛沫、および乳汁などから排泄されると考えられている。[*28～33] らい菌の人体への侵入経路は、鼻粘膜からの感染（経鼻感染、飛沫感染）が有力視されているが、皮膚の傷口を通じた感染（経皮感染）も否定できない。

通常、人は、らい菌に感染しても発病はしない。しかし、乳幼児期の感染や、栄養不良、強度の疲労やストレスなど、さまざまな負の因子（環境、衛生、経済的因子）が重なった時に、稀に発病する。これらの因子が改善されて、らい菌に対する免疫力が整う（抵抗力が回復する）と、病型によっては自然治癒することもある。

実験マウス足蹠内におけるらい菌の分裂時間は一〇日から二〇日で、[*34～37] 好条件下では、およそ十数日で二分裂するといわれる。また、らい菌は人体に有害な外毒素を持たないため、宿主である人体を倒すことなく、末梢知覚神経や皮下などの細胞内でゆっくり増殖（共生）し、感染から発病までの期間（潜伏期間）は、数年から十数年という長い経過をとる。

ハンセン病の初発症状は、知覚低下を伴う小皮疹から始まることが多いが、皮疹が非常に小さいと自覚し得ないことがある。このような初発症状と、病状がきわめて慢性に遷延することなどから、個々のハンセン病患者が「いつ、どこで、どのような状況下で感染したか」という感染経路の推定が難しいことがある。

進行したハンセン病の主病状として、特有の皮疹、皮下の末梢神経肥厚、および、触覚、痛覚、温度覚などの皮膚感覚が障害される末梢知覚神経障害がある。これらに伴う二次症状（後遺症）である足底潰瘍、視覚障害、兎眼、口唇下垂、鈎手、垂手、垂足などは、患者および回復者の社会生活に深刻な打撃を与えることがあり、かつてハンセン病患者を、「廃疾者」とした原因となった。

化学療法

大風子油

昭和六年（一九三一）の国際連盟による「ハンセン病対策の指針」は、「大風子油およびその誘導体による治療が有効であると考えられているが、その効果は明らかではない」と言及している。しかし、昭和一八年（一九四三）にプロミンの治療効果が発表されるまでは、他に確たる有効な薬がなかったため、ハンセン病の薬剤療法は、大風子油製剤の皮下、筋肉内注射などに頼らざるを得なかった時代が長く続いた。

プロミンとダプソン（DDS）

昭和一六年（一九四一）、アメリカ合衆国ルイジアナ州のカービル療養所でハンセン病に対するプロミン療法が開始され、その効果が論文に発表された。[*38] このプロミンの有効性は、早速、昭和二一年（一九四六）に、リオデジャネイロで開催された第二回汎アメリカらい会議、昭和二三年（一九四八）にハバナで開催された第五回国際らい会議でとりあげられ、投与量などが議論された。また、経口投与が可能なダプソン（以下DDSと記す）の開発と普及は、外来治療が可能になるという利点があり、国際的には、ハンセン病の隔離政策廃止に向けて大きな力を与えた。

その後、プロミンとDDSの薬効は全世界に広がり、我が国でも、昭和二一年（一九四六）に石館守三博士によるプロミン、および、昭和二八年（一九五三）にDDSが国産化されるにおよんで、ハンセン病は治癒する時代に入った。

クロファジミン（B663）とリファンピシン

昭和三七年（一九六二）にクロファジミン（以下B663と記す）[*39〜41]が、昭和四五年（一九七〇）にリファンピシン[*42]が、らい菌に対して優れた抗菌作用を持つことが報告された。我が国でも、昭和四六年（一九七一）からB663が、昭和四九年（一九七四）にはリファンピシンがハンセン病の経口化学療法剤として用いられるようになった。

多剤併用療法（MDT）

一九八〇年代以降、世界保健機関は、ハンセン病蔓延国に向けたグローバルな対策として、DDS、リファンピシン、B663の三者を用いた多剤併用療法（以下MDTと記す）を推奨するようになった。[*26] 現在行われているMDT[*45]は、投与期間が短い上に、ハンセン病特有のアレルギー反応による発熱や神経炎などの副作用が軽く済むといわれ、また、薬剤耐性も他の化学療法に比べておこり難いとされている。

診断　治療　治癒判定の概略

世界保健機関は、ハンセン病と確定診断するためには、末梢知覚障害を伴う皮疹の存在、皮下を走る末梢神経の肥厚、菌スメア検査陽性のうち一つ以上の所見が認められることとしている。

先にも述べたように、一般的な治療方法は、ＭＢ（多菌型）は、リファンピシン、ＤＤＳおよびＢ６６３の三者併用内服、ＰＢ（少菌型）は、リファンピシンとＤＤＳ二者併用内服で、期間は前者が一年、後者は半年で、ＭＤＴの終了をもってハンセン病は治癒したと判定され、以後は回復者であるとしている。

ただし、我が国では一律に一年あるいは半年で投与を中止するのではなく、多菌型では菌陰性化するまで、少菌型では活動病変が消失するまで、おおむね内服を継続しているのが実情である。

理学療法

末梢知覚神経障害に基づく後遺症に対して、理学療法（リハビリテーション）が重要であることは、昭和四三年（一九六八）にイギリスのケンジントンで開催された第九回国際らい会議におけるリハビリテーション部会の議論以前から言及されていた。

ハンセン病とその後遺症に対する総合的治療は、化学療法と理学療法を合わせて行って初めて可能になるものであり、近年は、発展途上国への医療援助においてもリハビリテーションを重視するようになった。

我が国のハンセン病療養所の医療

我が国のハンセン病療養所は、法律一一号（らい予防に関する件）、法律五八号（癩予防法）に基づく隔離施設として出発した。そのため、医療や看護が未整備のまま患者収容が先行し、かつ、きわめて低予算経営が長く続いた。昭和二八年（一九五三）公布の法律二一四号「らい予防法」に、ようやく国立療養所に関する一章が設けられ、入所者の医療と福祉に関する規定が設けられた。

平成八年（一九九六）の予防法廃止以降まで、ハンセン病の治療は原則としてハンセン病療養所内でのみ行われるものとされていたが、予防法廃止以後は、一般の医療機関でハンセン病の治療を受けられるようになった。また、社会復帰も奨励されたが、大多数の療養所入所者は、偏見や差別、高齢などを理由に療養所内にとどまっており、従来通りの療養生活を続けている（平成一三年の熊本地裁判決以降の社会復帰者も限定的であった）。

ハンセン病療養所には、内科、皮膚科、外科、整形外科、眼科、耳鼻科、歯科、理学療法科などを標榜する診療科が置かれているが、いつの時代においても、専門医の採用どころか、定員医師の確保さえ難しく、近在の大学病院や基幹病院との併任採用などが行われてきた。

定員医師不足による療養所医療の不備を補うために、他の医療施設の医師を非常勤で招聘すること（診療援助）が古くから行われていたが、一方、ハンセン病療養所内で行うことができない特殊検査や外科手術は近在の基幹病院へ委託するようになった（入院委託治療）。

これら診療援助や入院委託治療などによる大学医学部付属病院や基幹病院との連携は、脆弱なハンセン病療養所医療を補ってきたものの、反面、常駐する定員医師の雇用は近年になっても改善されず、療養所内医療の量と質の劣化が危惧されている（園内医療の空洞化）。また、高齢化した入所者のなかには、入院委託治療を忌避する者もあり、さらに、受け手の基幹病院サイドも、ターミナルケア等を含む長期入院の受け入れに難色を示す傾向が見られる。

ＭＤＴの浸透によって、ハンセン病新発症者および療養所新入所者が著減した結果、最盛期に一万人を超えた全国一三国立ハンセン病療養所の総入所者数は、平成一七年（二〇〇五）には三五〇〇人余となり、平均年齢は七七歳となった。脳血管障害、悪性腫瘍、認知症、心疾患、糖尿病などの生活習慣病の多発や、ハンセン病後遺症の重症化が著しく、医療や看護内容の見直し、理学療法士（ＰＴ）や作業療法士（ＯＴ）の増員など、療養所内医療（園内医療）充実のための対策が喫緊の課題として求められている（平成二八年現在の総入所者数は一六〇〇人を切り、平均年齢は八三歳である）。

守秘義務

ハンセン病療養所においても、医療上の注意義務は一般病院と同様であり、入所者は、医師から病名告知、病気の予後、治療方法などについて説明を受ける権利と、法律に基づいた守秘義務によって守られている（刑法第一三四条および国家公務員法第一〇〇条）。

世界のハンセン病*26・27・43〜47

その年の一年間に新たにハンセン病と診断された患者を新規患者という。そのうちＭＤＴによる治療を開始した患者は登録患者として登録簿に記録されるが、治療が終了すると登録簿から抹消されて、回復者、あるいは、元患者となる。

世界保健機関によると、昭和六〇年（一九八五）の全世界の推定ハンセン病患者は一千万人、そのうち、登録患者は約五〇〇万人で、人口一万人に一人以上の登録患者がいるハンセン病蔓延国は一二二ヶ国であった。しかし、昭和五七年（一九八二）ころから始まったＭＤＴが徐々に治療効果をあげ、平成二年（一九九〇）になると登録患者数は四〇〇万人を割り、蔓延国は八九ヶ国となった。

昭和六〇年ころに約五〇〇万人と推定された未登録患者の大部分は、漸次、新発患者として（混じって）診断され、現在ではそれらの大部分は治療を終了し、平成一二年（二〇〇〇）の世界の登録患者数は約六〇万人、蔓延国は一一ヶ国であった（平成一九年には九ヶ国まで減少した）。

現在、ハンセン病が治癒した回復者の多くは、末梢知覚神経障害に由来する後遺症による困難に遭遇している。しかし、従来の世界保健機関のハンセン病対策は、疾病の予防と治療を主としており、回復者対策は、それぞれの国が独自に行ってきた。そのため、国によって、特に発展途上国では、現在でもこれら回復者に対する適切な対応策が講じられていない場合が少なくなく、その社会生活は容易ではない（各国のハンセン病対策、隔離政策の変遷については省略する）。

おわりに――ハンセン病と差別

近代以降のハンセン病医学は、さまざまな紆余曲折があったものの、不治とされた慢性感染症であるハンセン病を、治癒する病へと変えた。

我が国でも、昭和二〇年代以降、プロミンが導入されるにおよんで、多くの人々がその恩恵に浴した。さらにＭＤＴが大きな効果を発揮するころになると、「ハンセン病は発病力の弱い慢性感染症で、早期診断、早期治療すれば治癒する」、という医学的知見が徐々に広まるかに見えた。

しかし、今日《こんにち》なお、人々の心奥には、「ハンセン病は恐ろしい病気」「ハンセン病の家筋、血筋」、などという誤った考えが潜んでいて、何かの折に不意にそれが表出して回復者やその家族を苦しめることがある。

本稿では、このような誤った知識、現代の世界において偏見と差別といわれるものが、いつ、どこで、どのように醸成されたかを考えるために、過去に遡って、古代の一時期に国是とされた仏教経典と、説話文学のハンセン病患者の世界を覗いてみた。古代の仏教諸派の論や説話に散見するハンセン病の記述は、当時の人々が、日常のなかで直接目にし、耳にしていたハンセン病患者の現実が普遍化されたものである。それにしても、それらに対して批判的議論がなされないまま、輝かしい古典としてのみ尊ばれれば、そのなかに含まれている現代の実相に合わない記録は、偏見となり変わっていく可能性がある。

これら仏教経典と説話文学のなかでとくに注目すべきは、智度論（日本語訳は大蔵経）と法華経普賢菩薩勧発品である。ハンセン病を、「諸病の中で最も重症であり、宿罪のゆえに治癒しがたい」と記した智度論巻五九と、「不信心の報い」とした法華経普賢菩薩勧発品は古代の仏教界に、そして日本霊異記や今昔物語などの説話文学の世界に大きな影響を与えた。また、仏教経典と違い、（後になって文字化されたものの）文字とは縁遠い人々の耳に語りかけた説話は、広く民衆の生活に浸透し、その記憶の中に組み込まれていった。

私は、今から十数年前に国立国会図書館から国訳大蔵経を取り寄せ、その巻五九を目にした時の驚きを今でも忘れることができない。読み終わった瞬間、歴史のなかの多くの宗教人や知識人、そして、ハンセン病予防立法に関係した明治期の福澤諭吉や、北里柴三郎、土肥慶蔵、さらに、光田健輔もまた、これを読んだに違いないという思いが脳裏に浮かんだ。この巻五九の段は、他の巻と違い、完全な日本語訳が完成していたため、過去のどこかで、誰かが読みやすいように翻訳を依頼したのであろうとも思った。

近代においては、いまだ化学療法がなかった明治期から昭和二〇年代までは、ハンセン病患者の病状は、おおむね古代のそれと変わらず、「恐ろしい不治の病」「悪い血筋の病気」などと言われた。その後、アルマウェル・ハンセンによって、らい菌がハンセン病の病原菌であることが解明されると、「放置すれば伝染が拡大する恐ろしい不治の慢性伝染病」として喧伝されていった。また、（今では家族内感染として解明されている）家族や一族内に多くの患者が発症する現象を、ハンセン病には、遺伝的にかかりやすい体質（体質遺伝）があるかのような家筋、血筋の概念も強化され、患者のみならず、患者家族もまた厳しい差別の被害を受けるようになった。

民族浄化、殖産興業、富国強兵策を推進する時の政府にとって、このようなハンセン病患者を放置することは許しがたかったに相違なく、人道的見地、経済的見地から反論があったにしても、ハンセン病予防立法、すなわち、強力にハンセン病に対する予防立法の策定を推進し、明治四〇年（一九〇七）に法律一一号「らい予防に関する件」が公布された。

問題は、昭和二〇年代以降、プロミン、リファンピシン、B663、そしてMDTによって、ハンセン病が治癒する時代になってなお、我が国では、療養所中心の強制隔離が廃止されなかったことである。

予防立法の以後の成り行きはここでは省くが、問題は、戦前の大々的な無らい県運動の展開もさることながら、プロミンやDDSの出現以後、早々に各国が予防法を廃止していったのに対して、なぜ我が国のみが別の展開を辿ったのかということである。現代の風潮は、光田健輔一人にその責めを被せているが、では、どのような理由をもってプロミン以後も頑強に強制隔離を中心とした予防対策を改めようとしなかったのか。もしくは改めないで済ませられたのか。その辺りの事情については、史実の中に現れているものもあるが、いまだ十分解明されているとはいえない。

歴史のなかの仏教経典や説話文学は、過去の救いようがなかった時代のハンセン病およびハンセン病患者の有りさまを垣間見ることができる貴重なものである。ただ、従来、これら経典や説話は、我が国の輝かしい歴史的文化遺産として、光、ハレの記録に焦点が当てられ、ケガレ、ケの部分は陰に隠されてきた感がある。とくにハンセン病の分野では、それぞれの時代に記録された患者のありさまを、ありていに文章に再現することを嫌う傾向があった。

しかし、過去の姿を見るのが嫌だからと言って、それらを直視しないでいることは賢明ではない。歴史のなかに埋もれているハンセン病の姿を一つひとつ見つけ出し、拾いあげ、それらについて広く議論されれば、現代社会で偏見と言われているものの元々の出所を探り出せるだけでなく、その解消に向けた糸口を掴むことができるのではないか。さらに一部の人々が、なぜ、あれほどまでに、ハンセン病の予防立法、強制隔離に固執したのか等について新たな知見を得ることができるのではないか、と思われるのだ。

平成一七年（二〇〇五）九月一四日　ホテル青森における浄土宗人権擁護研究会で講演

［引用文献］

＊1　黒澤勝美編『訓読日本書紀』岩波書店（一九四七）。
＊2　井上光貞、関晃、土田直鎮、青木和夫『律令（日本思想大系三）』岩波書店（一九七七）。
＊3　黒坂勝美、国史大系編修会編『国史大系　令義解』吉川弘文館（一九七四）。
＊4　三枝充悳『大智度論の物語』第三文明社（二〇〇三）。
＊5　『国訳大蔵経』国民文庫刊行会（一九三五～一九三六）。
＊6　安藤俊雄、薗田香融『最澄（日本思想大系四）』岩波書店（一九七五）。
＊7　川崎庸之『空海（日本思想大系五）』岩波書店（一九七五）。
＊8　西田禎元『日本文学と法華経』論創社（二〇〇〇）。
＊9　坂本幸夫、岸本裕『法華経』岩波文庫（二〇〇四）。
＊10　多田厚隆、大久保良順、田村芳朗、浅井円道『天台本覚論（日本思想大系九）』岩波書店（一九七三）。
＊11　大橋俊雄『法然　一遍（日本思想大系一〇）』岩波書店（一九七一）。
＊12　金井清光『中世の癩者と差別』岩田書院（二〇〇三）。
＊13　山岸徳平、竹内理三、家永三郎、大曾根章介『古代政治社会思想（日本思想大系八）』岩波書店（一九七九）。
＊14　板橋倫行『日本霊異記』角川書店（一九五七）。
＊15　源為憲（出雲路集校注）『三宝絵　平安時代仏教説話集』平凡社（一九九〇）。

＊16 井上光貞、大曾根章介『往生伝 法華験記（日本思想大系七）』岩波書店（一九七四）。
＊17 佐藤謙三校注『今昔物語本朝仏法部』角川文庫（一九六四〜一九六五）。
＊18 Hansen GA: Under Sogelser Angaende Spedalskhedens Arsager Tidels Undforte Sammen Med Forstander Hartwig, Norsk, Magazin. f. Laegevid, 4, 1, 1874.
＊19 Hansen GA and Looft C: Leprosy in its clinical and pathological aspects.translated by Walker N, Bristrol: John Wright Co., 1985.
＊20 Desikan KV: Viability of *M. leprae* outside the human body. Lepr Rev, 48, 231-235, 1977.
＊21 Desikan KV: Viability of *M. leprae* outside the human body. Lepr India, 53, 677-678, 1981.
＊22 Jopling WH: Handbook of leprosy. William Heineman Med Book LTD, 1978.
＊23 Cochrane RG: Madrid「らい病型分類の批判的評価」西占訳、レプラ24、二三六―二四六頁（一九五五）。
＊24 Ridley DS and Jopling, WH: Classification of leprosy according to immunity. A five-group system.Int J Lepr, 34, 255-273. 1966.
＊25 皮膚スメア検査、ハンセン病、八診断検査、フリー百科事典「ウィキペディア Wikipedia」（二〇一六年九月二七日、〇一・四七UTC版）。
＊26 Chemotherapy of leprosy for control programmes. WHO techinical report series 675, World Health Organization, Geneva. 1982.
＊27 WHO expert committee on leprosy, seventh report. WHO techinical report series 874, World Health Organization, Geneva, 1998.
＊28 Shepard CC: Acid-fast bacilli in nasal excretions in leprosy, and results of inoculation to mice. Am J Hyg, 71, 147-157, 1960.
＊29 Padley JC: Presence of *M. leprae* in the breast secretions of a nonlactating woman with lepromatous leprosy. Lepr Rev, 39, 111-1112, 1968.
＊30 Davey TF and Rees RJW: The nasal discharge in leprosy.Clinical and bacteriological aspects. Lepr Rev, 45, 121-134, 1974.
＊31 McDougall AC, Weddel AGM and Rees RJW: Lepromatous leprosy in the nose after one year of dapsone treatment. Histopathological findings. Lpr Rev, 46, 267-277, 1975.
＊32 Padley JC: Presence of *M. leprae* in the human milk. Lepr Rev, 38, 239-242, 1967.
＊33 Girdhar A, Girdhar BK, Ramu G and Desikan KV: Discharge of *M. leprae* in milk of leprosy patients. Lepr India,53, 390-394,

1981.
＊34 Shepard CC: Multiplication of *M. leprae* in the foot-pad of the mouse.Int J Lepr, 30, 291-306, 1962.
＊35 Levy L: Studies of the mouse foot-pad technique for cultivation of *M. leprae* 2, The relationship between incubation period and generation time. Lepr Rev, 47, 13-23, 1976.
＊36 Levy L: Studies of the mouse foot-pad technique for cultivation of *M. leprae* 3, Doubling time during logarithmic multiplication. Lepr Rev, 47, 103-106, 1976.
＊37 Krushat WM, Schilling KE, Edlavitch SA and Levy L: Studies of the mouse foot-pad technique for cultivation of *M. leprae* 4, Statistical analysis of harvest data. Lepr Rev, 47, 275-286, 1976.
＊38 Faget GH, Pogge RC, Johansen FA, Dinan JF, Prejean BM and Eccles CG: The promin treatment of leprosy.Publi Health Rep, 58, 1729-1741, 1943.
＊39 Brown SG and Hogerzeil LM: "B663" in the treatment of leprosy. Supplementary report of the pilot trial.Lepr Rev, 33, 182-184, 1962.
＊40 Barry VC and Conalty ML: The antimycobacterial activity of B663, Repr Rev, 36, 3-7, 1965.
＊41 Shepard CC: Minimal effective dossages in mice of clofazimine (B663) and ethionamide against *M. leprae*. Proc Soc Exp Biol Med, 132, 120-124, 1969.
＊42 Rees RJM, pearson JM and Waters MFR: Experiental and clinical studies on rifampicin in treatment of leprosy. Brit Med J, 1, 89-92, 1970.
＊43 Action programe for the elimination of leprosy; Status report Geneva, WHO/LEP 98, 2, 1998.
＊44 Chemotherapy of leprosy, Report of a WHO study group. WHO technical report series 847, World Health Organization, Geneva, 1994.
＊45 WHO expert committee on leprosy, eight report. WHO technical report series 968, World Health Organizationm, Geneva, 1997.
＊46 湯浅洋「ハンセン病対策の現在と将来」『日本ハンセン病学会雑誌』七一（二〇〇二）。
＊47 石田裕「ハンセン病制圧計画」『総説 現代ハンセン病医学』第三部第二一章、東海大学出版会（二〇〇七）。

【参考文献】

＊ベテイ・マーティン（尾高京子訳）『カーヴィルの奇蹟』文芸春秋新社（一九五一）。
＊山岸徳平、竹内理三、家永三郎、大曾根章介『古代政治社会思想（日本思想大系八）』岩波書店（一九七九）。
＊中村昌弘『らい菌と鼠らい菌』東海大学出版会（一九八五）。
＊大竹章『無菌地帯――らい予防法の真実とは』草土文化（一九九六）。
＊金井清光『中世の癩者と差別』岩田書院（二〇〇三）。
＊犀川一夫『ハンセン病政策の変遷』沖縄県ハンセン病予防協会（一九九九）。
＊全国ハンセン病療養所入所者協議会『復権への日月』光陽出版社（二〇〇一）。
＊成田稔『証人調書四「らい予防法国賠訴訟」成田証言』皓星社（二〇〇二）。
＊「ハンセン病をどう教えるか」委員会『ハンセン病をどう教えるか』解放出版社（二〇〇三）。
＊後藤正道、野上玲子、畑野研太郎、岡野美子、石井則久、儀同政一、石田裕、尾崎元昭「ハンセン病治療指針（第二版）」『日本ハンセン病学会雑誌』七五、一九一―二二六頁（二〇〇六）。

第Ⅱ章

中世のハンセン病観

その一　起請文　神罰・仏罰・天罰《あまつつみ》としてのハンセン病

はじめに

第Ⅰ章で、古代仏教・説話の思想のなかから、仏罰思想とハンセン病の関係を抽出し、それが現代におけるハンセン病への偏見・差別観に影響を及ぼしている可能性について述べた。本章では、起請文をとり上げ、主として中世に生きた民衆のハンセン病観について考察を試みたい。

一一世紀初頭から本地垂迹説が成立し、長暦《ちょうりゃく》二年（一〇三八）には仏舎利が諸社に奉納され、神仏習合が進んだ。[*1・2]入間田宣夫[*3]によれば、これら神仏の前に何事かを宣誓して、それがもし不実ならば神罰・瞑罰を我が身に蒙るべしと記す起請文の成立は、平安時代末期、一二世紀中葉のころであるという。以後、起請文はさまざまな局面で用いられるようになり、仏教や神道による呪縛と威嚇が社会の隅々に行きわたった。人々は、神罰・仏罰によって死することはもちろん、悲惨な病気にかかること、あるいは、非人・乞食（物類称呼は、庭訓往来および拾芥抄を引いて乞食には癩病人の意を含むという）[*4]などに没落することを恐怖した。

一二世紀後半・鎌倉時代中期ころから本格的に利用されだした起請文が、もっぱら庄園領主支配の道具として農民を威嚇・呪縛する役割を果たしたのか、あるいは、起請文が地域に生きる農民側の主体性において記され、庄園領主支配を制約する道具となっていたという側面があったのかという議論[*5・6]など、「中世と起請文」に関する近年の研究は興味深いものがあるが、本稿では、「現世における神罰・仏罰の最たるものとしての白癩・黒癩」という神文（罰文）を掲げている起請文に焦点を絞って、今日なお、地域社会に残っているハンセン病への偏見・差別そして蔑視との関連について考察する。

なお、本稿に引用した起請文に記されている白癩・黒癩は癩[*31〜33]（ハンセン病）を指すが、医学的分類などの詳しい考察は本稿の主旨ではないので省いた。

第一節　起請文

起請文に類した文書として、古くは天智天皇の一〇年（六七一）、大友皇子らが、「六人心を同じくして天皇の詔を奉《うけたまわ》る。若し違ふこと有らば、必ず天罰《あまつつみ》を被らむ云々」、是に左大臣蘇我赤兄《そがのあかえ》臣等……「殿下《きみ》に随ひて、天皇の詔を奉る。若し違ふこと有らば、四天王打ち、天神地祇、亦復誅罰《つみ》せむ。卅三《さんじゅうさん》天、此の事を證知《あきらめしろ》しめせ。子孫《うみのこ》当《まさ》に絶え、家門必ず亡びむ云々」と天皇に誓った誓詞があげられる。[*7]

時代的に見ると、[*8]起請文は、天平感宝元年（七四九）の聖武天皇施入勅願文から始まると言われるが、形式を整えたものは、延喜年間（九〇一～九二三）から見られるようになる。これら平安時代に見られる起請文は、主として伝教大師最澄、弘法大師空海などに代表される高僧や長者等によって作成されたものであり、ほとんどが寺院内の秩序や戒律の維持、僧侶の補任問題等に関した内容に限られていたが、鎌倉時代に入ると、武家社会、すなわち、庄園領主から百姓等の生活上の問題まで、多彩な広がりを示すようになった。

普通、白癩黒癩（ハンセン病）の詞をもって呪詛した最初の重要な起請文は、俊乗房重源による周防国阿弥陀寺を巡る庁宣であると言われており、以下にその全文を記し、以後、時代を追って関連の起請文を記載する。

周防国阿弥陀寺を巡る庁宣と置文[*9~11]

重源は、正治二年（一二〇〇、鎌倉時代初期）に東大寺造営料国となった周防国（山口県）在庁官人等に宛てて、阿弥陀寺の堂社を建立し、不断念仏、長日温室等の用途田については、官物・国役万雑事を免除することを命じた庁宣を出した。そしてその末尾に、この庁宣に従わなかった場合は、「現世では白癩黒癩になり、後世では無間地獄に堕ちるであろう」という激しい呪詛の詞を記した。以下に、少し長くなるがその全文を記す。

鎌倉遺文二一六一　鎌倉遺文第二巻建久三年　正治二年

周防国阿弥陀寺文書庁宣案　在庁官人等

可早任分配旨、免除東大寺別寺牟礼令別所南无阿弥陀仏不断念仏並長日温室等用途田畠事、

建立　浄土寺壹宇　七間壹四面、

　薬師堂壹宇　同、

　舎利殿壹宇　方丈、

　安置高五尺鐵塔一基

　其中奉納仏舎利五粒

　鐘壹口　高三尺

　湯屋一宇　五間四面

　在大釜一口　廿五石納

　鐵湯船一口　同之

施入

水田弐拾三町伍段、陸畠三町、田壹町者、毎日仏餉燈油料、田拾弐町者、自八日辰時至十五日、毎日七ケ日夜不断高聲念仏衆十二口衣食料、口別一町充之、田三町六段者、毎月薬師講・阿弥陀講・舎利講三ケ度講延僧供料、反別壹段充之、田玖段者、承仕三人衣食料、人別三段充之、但閏月仏餉燈油者承仕可令備之、田陸町、畠三町者、長日温室之維那六人衣食料、人別田壹町、畠五段充之、右、件堂舎建立、田畠分配、大略如斯、令差二募申請坪々一間、不能二一圓一、所散二在于諸郡一也、

忝不輪タタサスイタサス一色免、不可致二所當官物以下國役万雑事之催促一者也、抑念仏之行業、温室之功徳者、諸仏之所嘆、殊勝之善根也、仍南无阿弥陀仏毎至二便宜之処一、興二立此事一、爰忝奉二造東大寺使之勅宣一、當國之執務已至二十五ケ年一、然間國府東邉枳部山麓、卜二水木便宜之地一、建二立不断念仏興長日温室一、即捧二功徳之上分一、奉祈二後白川禅定法皇御滅罪生善出離生死成等正覚一由、於二此別所一者、為二法皇御祈願所一、永停二止諸寺別當之課役一、以二代々留守所在庁官人一為壇越、為下念仏温室無二退失一計上、且當州興愚身宿縁殊深、故敦《あえて》為令結二堂一仏土厚縁一、所企二此善根一也、若向後有二不道之輩邪見類一、顛二倒用途免地一、而退二失念仏温室一者、一宮・玉祖・天満天神・春日・八幡等守護善神王並寺内三宝、令与二冥顕之両罰一、現世受二白癩黒癩之身一、後生堕二無間地獄底一、若無二違旨一有二勤行一者、令得二無量之寿福一者也、在庁官人等宣《よろしく》承知、依宣行之、故宣、

正治二年歳次庚申一一月八日

願主造東大寺大和尚南无阿弥陀仏

（重源）在判

白癩黒癩になるという呪詛を起請文に用いたのは俊乗房重源が初めてであり、以後、神文の呪詛のきまり文句として使われるようになったという。重源は、この庁宣以外にも、文治三年（一一八七）に、「現世白癩黒癩等無数授二悪病一、放二数万魔軍眷属一、彼等之毎日三時火焼三昧遷、子孫破旬之令結二悪縁一、当二無間阿毘獄之堕極暗一、牛頭馬頭阿妨羅刹、刀山剣樹、斫破魔擣等之興二苦患一」[*12・13]という地獄の様相を写した起請文を記して人々の恐怖を誘った。

また、建久三年（一一九二）[*14]にも、「抑若向後院主住僧若庄務奉行輩中、違二背此状一類出来者、是則仏道魔縁、寺家怨敵也。両堂三宝守護善神、令与二冥顕之罰一、現世受二白癩黒癩身一、後世堕二無間地獄底二」という起請文を記し、誓約を違えた者は神仏の罪を蒙って現世では白癩・黒癩となり、後生では無間地獄の底に墜ちると記した。

中世世界において、生きている間は極限の病気として忌み嫌われた白癩・黒癩になり、さらに、死んだ後は無間地獄に堕ちるというのであれば、まったく救われる余地のない強烈な呪詛である。

鎌倉遺文一一六三（東大寺文書）正治二年　周防国在庁官人置文

この重源の庁宣への返答が、以下に記した「周防国在庁官人置文」である。

（前略）右、今月八日御庁宣、件堂舎建立、田畠分配、大略如斯、令差募申請坪々之間、不能二一圓一、所散二在于諸郡一也、忝為不輸一色之免、不可致二所當官物以下國役万雜事之催促一者也、抑念仏之行業、温室之功徳者、諸仏之所嘆、殊勝之善根也、仍南无阿弥陀仏毎至二便宜之処一、興二立此事一、爰忝奉二造東大寺使之勅宣一、當國之執務已至二十五ケ年一、然間國府東邉枳部山麓、卜二水木便宜之地一、建二立不断念仏興長日温室一、即捧二功徳之上分一、奉祈後白川禅定法皇御滅罪生善出離生死成等正覚之由、於二此別所一者、為二法皇御祈願所一、永以可停二止諸寺別當之課役一、以二代々留守所在庁官人一為壇越、為下念仏温室無二退失一計上、且當州興愚身、宿縁殊深、故敦《あえて》為令結同堂一仏土厚縁、所企二此善根一也、若向後有二不道之輩邪見類一、顛二倒用途免地一、而退二失念仏温室一者、一宮・玉祖・天満天神・春日・八幡等守護善神王並寺内三宝、令与二冥顕之両罰一、現世受二白癩黒癩之身一、後生堕二無間地獄底一、若無違背而有勤行者、令得二無量之寿福一者也、在庁官人等宣《よろしく》承知、依宣行之、故宣者、任御庁宣之旨、早可免除之状如件、抑當寺者、云堂塔仏像経巻、云房舎湯室湯釜鉄船、忝宰吏大和尚被建立之、号南無阿弥陀仏之別所、念仏衆十二人・維那六人・承仕三人料令充置給之、寄進仏聖燈油衆侶之供田、任御庁宣施行如此、而偏以代々之留守所在庁官人等可檀越云々者、至千未来際、子子孫孫、以此山存氏寺可奉仰也、若向後有不道之輩邪見之類、令顛倒彼寄進之免地者、在庁官人等各寄合訴申子細、可沙汰直、而若擬失念仏温室之人、令合力同意者、先大仏、同守護神八幡大菩薩・春日御宮・十八善神王、別者、当国之鎮守一二百余社、一宮・二宮・天満天神宮神罰瞑罰ヲ連判之在庁官人等、毎毛穴可罷当之状、所請如件、

正治二年一一月〇日

略

「於当所念仏温室、在庁官人等合力之結縁、同心之誓状、甚以随喜者也、定不背仏意、必相叶神慮歟、東大寺勧進大和尚南無阿弥陀仏（重源）花押」

誉田慶信[*15]は、重源の庁宣に対する置文が阿弥陀寺の念仏温室で作成されたことに注目し、「阿弥陀寺に如来を安置する浄土堂とともに大釜と鉄湯船を擁する湯谷が設けられたのは、重源の念仏行が浴場念仏を特色としていたからであった。施浴は、仏神の聖なる湯の提供を意味し、それらは肉体的な穢れを浄めることにつながり、中世社会の穢れとキヨメに関わっていた。湯船が身体を浄める場であることから、ここでの誓約は、白癩・黒癩への恐怖を自覚させるとともに、人々に鮮烈な宗教的呪縛と結束をもたらしたであろう」と述べている。

しかし、この置文で目を引くのは、庁宣部分の写しには白癩・黒癩という文字がそのまま残されているものの、在庁官人自らが作成した文章には、神罰瞑罰という抽象的表現のみが記されていることである。

東大寺造営料国および仏教聖である重源の庁宣に対して、対価としての「現世における無量の寿福」を得ることはそのままに、呪詛としての白癩・黒癩という文字を、神罰・瞑罰に置き換えた在庁官人らの苦心は、以後の起請文の定番となった。

高野山文書四四七号　文永六、八、弘安三年（一二六九、一二七一、一二八〇）神野真国猿川三ケ庄連署起床文*8

重源の起請文に遅れること一〇〇年の文永年間（鎌倉時代）に、神野真国（和歌山県）の猿川三ケ庄連署起請定置條々事が起請された。この「武家領㆓猶以有㆒禁制矧於㆓禅徒管領之境㆒哉」の趣旨は、庄務執行、刑事訴訟手続等の法制的な事項を含む寺院内部の自治的法規の制定であり、もしこれに違反した者は、今生では白癩重病になり、未来においては無間地獄に堕ちるとしている。

この起請文は、熱狂的な重源起請文とは異なって淡々としており、白癩重病は、観念的・類型的決まり文句の一様式として記されているようにもうかがえるが、呪詛の詞であるとしていることには変わりはない。

神野真国猿川三ケ庄連署起請定置條々事

一、殺生四一半事

一、強窃二盗並《ならびに》放火事

一、寺僧放免並《ならびに》所従事

一、遭㆓盗人㆒輩之事

一、押㆓入上座都維那寺主㆒並大夫捕任之事

一、庄官以下輩無禮之事

一、越訴事

一、守護所使入㆓寺領㆒事

武家領㆓猶以有㆒禁制矧於㆓禅徒管領之境㆒哉

以前條々山上御評定之旨如此儘未来際雖二一事一不可二違失一若令違二失此旨一蒙ト梵天帝尺四天王日本国中大小神祇天野四所部類眷属大師金剛天等神罰冥罰於各々身上八萬四千毛孔上今生受二白癩重病一未来堕二無間地獄一可無二出期一依如件（後略）。

大島奥津島神社文書　永仁六年（一二九八）
近江大島奥津島社神官・村人起請文[*16]

一二世紀後半（鎌倉時代後期）を過ぎると、寺社領荘園あるいは寺社内部の問題に関するものとは別に、荘園百姓側の村定書などが見られるようになった。

この近江（滋賀県）大島奥津島社神官・村人起請文は、「大島奥津島神社供祭の江入（湖沼に簀を建てまわして魚を誘い込こみ、出られないようにする装置）が、中庄の庄官・百姓等に切り捨てられたので一味同心で訴訟を起こす」という趣旨である。神官・村人たちの日常生活の一端で訴訟を起こすが、もし裏切る者があれば、違背者は神罰・冥罰を蒙るであろうと記すことで起請文としての形式を整えている。また、一味同心に明らかなごとく、村人側の自発性の強い起請文であり、白癩・黒癩の文字は忌避されている。

定め置く　両社神官村人等一味同心事

右、此の起請文の意趣は、当社供祭《ぐさい》の江入、中庄《なかのしょう》の庄官・百姓のため、切り捨てらるるにより、訴訟を致すのところ、もし此の沙汰を翻し、或ひは返り忠を致し、或ひは両庄の衆儀を乱すものにおいては、両庄一同に庄家を追ひ出し、刑罰を加ふべきものなり。もし此の旨に背く輩《ともがら》は、日本国中の大少神祇、殊には当社大明神の神罰・冥罰を其身に蒙《こうむ》るべきものなり。よって状に勒《ろく》することかくのごとし。

永仁六年六月四日

また定む。この沙汰に就き、異事出来の時は、両庄一同の沙汰なるべし。

和歌山県中南区有文書　天授五年（一三七九）
栗栖川百姓等連署請文*17・18

一四世紀後半（南北朝時代）の、二人の百姓の逃散の後始末を巡る栗栖川百姓等連署請文は、一味同心の自発的なものではなく、眼物御房側からの強制があって書かれたものとされる。片仮名の前半部分とは異なり、後半の神文が漢文で書かれていることからもそれがうかがえるが、「現世請白癩黒癩重病、当来倒無間大獄底、不可有出期之状」という百姓たち（自ら）に向けた呪詛の詞は強烈である。

（端裏書）
〇〇（ルス）カワ（栗栖川）百姓御公〇〇事

一〇〇垣内　一藤九郎垣（内）〇〇テウサム（逃散）仕候ウエハ、一エ〇〇シムタイ（進退）ナリ、モイ（シ）ツレ〇〇〇（人）ノアト（跡）ハ、御シムタイ候ヘシ、百姓一義（異議）ヲ申マシク（間敷）候、右件ノ子細ハ、クルス川ノムラ（村）ハ〇（上）

庄ノ下司ノウシロ地トシテ、眼物御房一エム（円）御シムタイノトコロナリ、シカルウエハ、イカヤウ（如何様）ナル御クシ（公事）ニテ候トモ、百姓ニカナウホトノコトヲハ、ツカマツリ候ヘシ、モシ此事一事ニ（テ候）トモ、ソムキ申事候ハバ、

奉始、梵天帝尺（釈）四大天王、惣日本国中大小諸神、殊当庄鎮守丹生・高野両所権現、十二王子百廿伴部類眷属神罰冥罰於、

罷蒙違執（犯カ）身上、現世請白癩黒癩重病、当来倒無間大獄底、不可有出期之状、如件、

天授五年己未八月一二日　念仏房（略印）

トウフツ（略印）　マタ九郎（略印）

ヒコ三郎（略印）　イヤ（弥）タロウ（略印）

マコ太郎（略印）　マエノマコ太郎（略印）

ヒコ五郎（略印）

コ（此）ノウエ（上）ハ、一ツウノキシヤウハ御マエニテカ（書）キタテマワリ候、一ツウヲハマイセヲキ候、コノムラハ下庄ノ内タリトイエトモ、チャクシ（嫡子）ム子アキラカユツリ（譲）サウテム（相伝）ノム子（旨）ニマカ（任）セテ、如此ウケ申候。

成願寺文書　明応三年（一四九四）伊勢小倭百姓衆起請文[*19]

伊勢小倭百姓衆起請文は、一五世紀の終わりごろ（室町時代半ば）に伊勢（三重県）小倭百姓衆等が作成したもので、田畠山林等の所有域、耕作者や地主の作物を取得する権利、作物を盗んだり田畠を荒らしたりする事の禁止、道路の保全、悪事、博打等の禁止、質や担保などについての約束事を記している。

この起請文は前書きに「真盛上人様依御教化」とあるように、自発的に書かれた起請文ではないと思われる。しかし形式的には、檀徒自《みずか》らが成願寺寺院に対する作法を示しているごとく作成されており、文末神文の自己呪詛の詞も、人々が忌み嫌う白癩・黒癩は用いられず、現世悪病と抽象的な詞で表現されている。

伊勢小倭百姓衆起請文

真盛上人《しんぜいしょうにん》様依二御教化《きょうげ》難有存一、於二末代一成願寺《じょうがんじ》江如在《じょさい》仕《つかまつる》間敷候、小山倭《おやまと》百姓衆以二起請一定申条々事

一　就田畠山林広野等、境をまきらかし、他人作職を乞落、一切作物を盗穏（盗隠）作物を荒地畠、諸事猛悪無道なる事不可仕。

一　大道を損、むねつち（埋め土）に不可取之。

一　家門等並盗、焼、隠、殺、其外隠《かくれて》亦互成懇《ねんごろ》事、自今以後不可有之。

一　盗賊悪党不可仕、並不可打博《ばくを》。

一　当質可取事ありとも、本主か可（不の誤記）然ハ可取其在所。

右、此条々、互不二見穏一、各々可有二糺明一、若此旨令二違犯一者、忝《かたじけなくも》　天照太神宮、八幡大菩薩、春日大明神、別而山雄田・白山・気多・若宮・祇園等蒙二御罰一、現世ニハ悪病、於二来世一ハ無限地獄落可申候。仍起請文如件。

明応三年九月一五日

聖寿寺披官参頭他二二名省略
端聖寺披官五郎兵衛他八名省略
妙音庵披官藤内大夫他一〇名省略
……等々　以上三二一人
三賀野衆　形部四郎他二八名省略

切支丹踏絵出所ノ事　寛永一一年（一六三四）ころから　天罰起請文[*20]

切支丹禁制をとった徳川幕府は、細川家に九州地方の切支丹吟味の特命を与えた。

寛永一一年（江戸時代初期）、豊後（大分県）清田村（細川領）で三人の切支丹が捕らえられて鶴崎に送られ、宗門改めの後に処刑された。それ以後、毎年切支丹宗門改めの際に、仏教への転向を趣旨とした天罰起請文を読ませたと言われる。聖画を踏んで転んだ切支丹にとって、もし転向が偽りなら、「生きている間は白癩黒癩になり、死んでから後は地獄へ堕ちる」と強制的に誓わされたことは、未来永劫救いはないということに他ならず、死よりも辛い無惨なことであった。

天罰起請文

一　吉切支丹ノ宗門ニテハ無御座候若相背於偽申者梵天帝釈四大天王惣而日本国中六十余州大小神祇並伊豆箱根両所権現三嶋大明神廉島廉取春日大明神別而八幡大菩薩神罰瞑罰可被罷蒙者也

若心中ニ吉切支丹之宗門相守申儀可存候哉ト吉切支丹之誓詞仕上候

でいうすぜきりしとさんたまりあ諸あんじょ（天使）
べあとさんへいとろさんはうろ又はつはのさため
其外しげれんしあにある七ツのさくらめんとの罰を蒙り
今生ニ而ハ白癩黒癩の受重病来世ニハいんへるの（地獄）に入可申候
こんせいしあ（この誓詞は）しゆらめんと少もいつはり（偽り）不申上候

仍而起請文如件

第二節　仏罰・神罰としてのハンセン病観

入間田宣夫[*23]は、起請文の成立に影響を与えたものとして、まず第一に、中国から我が国に渡来した道教[*21・22]の教え、第二に、仏教の内の密教系の神々、第三に、王城鎮守八幡・天神・春日などの中央神から、諸国一宮・庄園鎮守などの地方神にいたる本朝の神々の体系をあげている。しばしば起請文神文の呪詛の引き合いに出される梵天・帝釈天・四天王など、本来は古代インドの神々が、密教の修法の中へとり入れられて道教の祭りと渾然一体となり、これらが平安時代以降の神仏習合や、都鄙交通の進展[*36・37]に伴って社会に受け入れられ、民衆のなかに起請文を誘っていったのではないかという。

野口鐵郎[*25]によれば、起請文に深い影響を与えたとされる道教は、もともとは中国漢民族が不老長生をいかにして実現するかを希求した現実的な宗教であった。古代律令国家はこの道教に一定の距離を置いたが、奈良時代以降、「儒仏道三教」へ関心を示す者が出現し、とくに、三教指帰[*24]において不死の妙術や長生の秘訣を述べた弘法大師空海の認識が平安貴族社会における老子観（道教）の基調となり、三教を統合的に理解する養生法に関心が高まった。

藤原頼長の日記「台記」が、久安元年（一一四五）正月一四日庚申の日に「……拋庚申経。夜半已後。余及客皆向正南再拝。呪曰。彭侯子。黄帝子。命児子。忝人窃冥之中。去離我身三度唱之。鶏鳴後就寝」と記し、また花園天皇宸記が、正和二年（一三一三）一〇月三日庚申の日に「向南拝唱呪。呪在守庚申経」と記した庚申信仰は、平安末期から室町末期の上流人士の間で密かに信仰されていた。この時代の庚申信仰の拠り所は、一一世紀ころに撰述された守庚申経（老子守庚申求長生経）とされる[*26]。

我が国において、いわゆる「庚申堂・庚申さん」の本尊として広く崇拝されたのは青面金剛で、守庚申経成立以後から一二世紀ころまでに、青面大金剛薬叉辟鬼魔法（略称辟鬼珠法・大正大蔵経二一巻密教部）[*27]が起経された。この守庚申経と青面大金剛薬叉辟鬼魔法は道教の教えの一端そのものであると言われるが、密教とのかかわりのなかで一般大衆にまで広がることはなかった。しかし、この二経中には、「癩、癩児、風癩、癩病鬼、面皺口臭歯落」等の文字が散見され、当時の仏教説話や物語のハンセン病観、そして起請文の成立に影響を与えた、あるいは、相互補完しあったであろうことが考えられる。

一方、このころすでに、延喜式（九二七）[*34・35]、日本霊異記（八二二頃）、今昔物語（一一二〇年以降）、大日本国法華験記（一〇四〇〜一〇四四）等の撰上・編纂は終了しており、これらに記載された仏罰・天罰としてのハンセン病観は、社寺や荘園を基点として広く社会に流布していた。仁安三年（一一六八）に宋留学から帰国し、東大寺を再建（一一九〇）した俊乗房重源が周防国阿弥陀寺文書庁宣案を出した正治二年（鎌倉幕府開府初頭、一二〇〇）は、このような時代であり、また、鎌倉と従来の都の京都、奈良、そして地方荘園との往来がいよいよ活発になっていた時代でもあった。

宮下勝次[*8]によれば、平安時代の起請文は寺院内部の事項に限られていたが、鎌倉時代には、幕府による法整備の過程で徐々に法的性格を備え、訴訟手続上の重要な役割を担うようになり、以後、武家をはじめ荘園百姓など、雑多な階層の人々によって作成されるようになっていった。

本稿では、古代から中世そして近世にかけて作成された起請文のうち、とくに、神文の誓約に違背したものが蒙る現世罰・（自己）呪詛の詞として、白癩黒癩、白癩重病、神罰冥罰、現世悪病などを用いたものをとり上げ、往時の庶民階級の人々が、来世（死後）の無限（間）地獄に勝るとも劣らない恐怖の対象としてハンセン病を畏怖する思いを記してきた。現実的問題として、すべての病気が確たる治療方法を持たなかった往時、徐々に、そして、確実に悲惨な病状が進行し、また、仏典や説話で、「諸病のなかでも最も重症」と記されたハンセン病は、言葉にするのも恐ろしい病気であり、呪詛の言葉として格好の対象だったのだろう。

ここで平安時代後半（平家・源氏勃興期）の起請文を介した訴訟に関する注目すべき事件に目を向けてみたい。[*28]

大治三年（一一二八）、豊前国宇佐八幡宮御装束所の検校末貞は、同じ検校珍友成と田地を争い、同宮公文所の御定に従って神判を仰ぎ、黒白を決することになった。神判祭文を記した後、末貞の身辺には「舅安富死去」「乗馬死去」「兄時光子死去」「甥貞時子死去」などの異変が続出した（度々証利顕然）。ところが、同時に祭文を記した友成の側には、さしたる証利がなかった。その結果、神意は友成の側にあるとされ、末貞は敗訴した。

すなわち、乗馬、舅（妻の父）、そして、血の繋がった親族が次々と死んだ検校末貞側が神罰を受けたとされて訴訟に敗訴したのである。この時代（平安末期・源平時代）はすでに「家門」「血筋」[*38]意識が確立されていたから、事は末貞のみで収まらず、その一族すべてが神罰を受けた不名誉な家門の者とされた。

ハンセン病患者を出した家も末貞一族と同様であった。一人でもハンセン病患者を出した家は、その患者ひとりが神罰・仏罰を受けたというに留まらず、家族・一族すべてがその血筋の者とされた。

次に、明治一九年（一八八六）に出版された、重源の庁宣を思わせる四国霊場第六番瑠理山日光院瑞雲寺（安楽寺）霊験記[*29]について考えてみることとする。

正保三年（一六四六、江戸時代初期）、江州杉山と山城湯船の境の領地を巡った争いがあった時、江州杉山の住民が、白癩黒癩の詞を入れた起請文を書いて無理矢理その土地を奪った。ところが三年ほど過ぎて、杉山村の住民が残らず癩を発病し、死亡する者も数知れなかった。ただ、この村の三人の老人だけは、起請文が書かれた時、四国へ参詣していて連判に加わらなかったためか、癩にならなかった。

発病した住民が悲嘆にくれながらも、加持祈祷をしたり、医師を招請してさまざまな薬を服薬したが効果はなかった。そこで村の大評定を行い、四国の霊場で一切の業罪を大慈大悲の遍照金剛に懺悔するようにという件《くだん》の三人の老人の提案を談合して、皆願参りが決った。慶安二年（一六四九）春丑三月四日、同行六〇人皆が癩を病む業人が遍路の旅に出たが、讃州丸亀城下に宿を求めても、癩は他の遍路が嫌がるから泊めるわけにはいかないと断られる始末だった。

これがこの世の現罰と思えば、未来がなお恐ろしく、吾等は奈落へ沈むとも子孫の者は何卒助け給えと遍照金剛に慈悲を請い、皆々霊所の宝殿で真の心をあらわして一身不乱に懺悔した。

ようやく七五番の大師誕生の御札所善通寺へ参ったが、六〇人の癩の行人を見た四国参りの人々はこれこそ業罰の報いかと恐れおののき、泊めてくれる宿はなかった。

その夜、善通寺の境内の松林で懺悔をしつつ、大師の宝号一心不乱、つづいて光明真言を天地に響く大音で祈念して通夜をした。すると、丑満の刻限に、「汝等が業因重くして、現世未来はさておいて七生までの報いの業罰何をもって是を逃がるる。然るに我を一心に念じ頼むが不便さに、万の罪を我が身に受けてまず現世の難病を救い助け得さす也。是より逆に回りて札を打って阿波の国へ赴くと、六番の安楽寺の霊閣に我が作りし薬王仏この地に湧き出でる温泉あり。この湯に七度入湯して薬師の阿羅尼を一心に念じて懺悔を行するその時、業病平癒し元の姿となろう。この時、剃髪善衣を着し道心修行をすべし」と御霊夢があり……。

この後、江州杉山の住民は、（弘法）大師の御霊夢通りにして病《やまい》が平癒するのだが、この説法には、白癩黒癩、連判、四国巡礼、光明真言、大師の御霊夢、湯谷、入浴念仏、業罪、業因等々、起請文に関する往時の庶民的関心のすべてが盛られており、興味深い。

このような起請文がいつごろまで作られていたかについては、形骸化していたとはいえ、切支丹宗門改めが幕末から明治初頭まで行われていたこと、また、大正六年（一九一七）の国技・相撲の横綱免許式における起請文中に、[*30]「……右之趣於違背仕者……今生者受白癩黒癩五重病来世随在無間地獄……」の行が見えることなどから、近代の明治・大正時代まで続いていたと考えられる。

ただし、中世時宗の専門家である金井清光は、周防国阿弥陀寺文書庁宣案について、「東大寺を再建した高僧である重源が、このような（白癩黒癩などの呪詛の詞を用いて）癩者差別をするのはけしからぬと非難するのは、現代人の人権意識に基づく批判である。中世の仏教思想によれば、癩者は仏罰を蒙った者のなれの果てであるから、高僧重源といえども、癩者を忌避し、嫌悪し、侮蔑する心を持っていたのである」と述べ、当時の一般的な庶民の世相・思想を理解した上で起請文を読み解くべきであるとして、時代性を認識することの重要性を述べている。*[14]

古代から中世、そして近世、近代のそれぞれの時代に生きた人々が、どれほど神仏の教えに縛られていたかについての考察は、筆者にそれを論ずる十分な知識がないため省略する。ただ、現代のハンセン病にとってきわめて不幸だったことは、近代国家としての国体整備を急ぐ維新政府の威信にかけて、国策としてのハンセン病対策が開始され、さらに昭和六年（一九三一）以後は法律五八号「癩予防法」に基づいた患者の強制隔離が強行されたことである。前時代の天罰・神罰・冥罰という概念は、無らい県運動などで喧伝された「遺伝する恐ろしい不治の伝染病」という疾病観に重なり、ハンセン病への蔑視、偏見と差別観を増幅していった。

さらに決定的要因になったのは、ハンセン病の化学療法薬がなかったことである。アメリカ合衆国のカービル療養所では、昭和一六年（一九四一）ころからプロミンが試験的に使われるようになっていたが、我が国で初めて輸入プロミンによる治療が行われたのは昭和二一年（一九四六）から、国産化による石館プロミンの量産は昭和二三年（一九四八）まで待たなければならなかった。敗戦後の混乱を極めたこの時代は、社会と人間との関係、病気と人間との関係、人間性そのものの捉え方など、過去の時代性の変遷を考察する余裕も、プロミン治療開始によるハンセン病医学の新時代到来を予知・認識する時間もないまま、慌ただしく法律二一四号「らい予防法」が公布（昭和二八年、一九五三）され、隔離政策が続行されていった。

［参考資料1］
守庚申経・老子守庚申求長生経*[26]（一一世紀ころに撰述された。大正大蔵経・伝尸病口伝の守庚申経に類似）
（野口鐵郎本）

謹案。老子三尸経曰。夫人生也。皆寄形於父母。抱穀之精。是以人腹中。尽有三尸。為人之大害也。常庚申夜。上告天帝。記人罪過。絶人生籍。欲命速死。……。

上尸彭◯在頭。専伐人眼。故目暗。面皺。口臭。歯落。中尸彭質在人腹中。伐五臓。……。此三尸。形似小児。或似馬形。皆有頭尾。長二寸。在人身中。……。

蛔虫長二尺。多即傷人。又云。蛔虫貫人心。人死便死。白虫長一寸。子孫相生。其更長者四尺。能殺人。肉虫令人煩満。◯虫令人咳嗽。胃虫令人嘔吐不喜。膈虫令人多睡。令人腹鳴。嗟虫令人動。労劇即当為人癩。又曰困瘡。以成◯疽瘻癬。……。

如学道及求長生不死者。不滅三尸九虫。……以求長生……。

毎至庚申日。其尸。不睡守之暁。若向暁覚体疲倦者。宜小可伏而眠。毎令数覚。即不得上告天帝。又太上科律云。六月八日・庚申日。北帝開門。聴諸罪。聴群物下辞訴訟。作罪満至三万五千。其人即須曳死。庚申三尸振服。七守庚申三尸長絶。……。

［参考資料2］

青面大金剛薬叉辟鬼魔法・略称辟鬼珠法*[27]（守庚申経成立時から一二世紀ころまでに成立したと推定されている。大正大蔵経二一巻密教部）

鮫竜洞阿闍梨位空其延

大根本印……略……一切魔鬼難害真言曰……略……亦名身呪若有人欲辟除伝屍病鬼難者、応知其病相、其病相者、其人身心熱悩、漸漸乾痩、或時不飲食、或時睡眠多、或時失意狂乱、或時無道起瞋恚等悪心、或時砕骨髄、其心忙然於其痛苦有多種、別不能具述、復此鬼病漸々展転処々流行、所謂伝夫妻子孫及兄弟姉妹等、是故時人号曰伝屍病鬼病、天下名医不能療治、仏法澆薄時、国王大臣后妃女国中僧尼、為此鬼神当所侵害、上品為癩児、中品為伝屍下品為狂乱、是故父母忘親昵、妻子等奇恩義、此伝屍病亦名天魔羅雞室陀鬼、物持集経言、其鬼病状猶似風癩、亦如狂人或時哭、或時咲、此鬼病相状一一如此、若四十九日内、不療治其人、其人之必死、治此病時、誦前大身呪三七遍、以右手把白芥子、誦前身呪三七遍散打其病人頭面、其鬼身破裂、如火所焼失、或把楊柳枝人、誦前身呪三七遍、打其病人、或以柘榴枝、誦前身呪三七遍、打其病人、如此三日、此鬼退散、其病即愈、若猶不差、応炎共病人、灸有九処……略……、

行者常以孔雀明王根本印真言、護持其身、辟除一切鬼神障難、召請青色大金剛薬夜叉印、……略……、

是謂秘密讃、妄莫伝授、有大金剛忝地印別時授之以一切万善、開虚空蔵有諸財宝、是名忝地、能秘猶秘、青色大金剛薬叉辟鬼魔法、師曰為写瓶弟子竊示印相、如前輪印、但開立識指、以之為異、秘中之秘密中蜜、更於二人不可伝授、

運語言三鬼形者、一者人鬼、如死屍設吐嘱形、二者天鬼作鵄鳥形、是名天狐亦狂鬼、三者地鬼、作地狐形、亦名癩病鬼、入油器中住大勇猛心、誦不動火界呪一百八偏、応敗煮三鬼像、則入不動尊火生三摩地、常住此観、其意見儀軌文、

此観云、若鬼魔二病、此須深観行力及大神呪力乃得差耳、若業病者堂内用観力外須懺悔、乃可得差衆治不同宣善得其意、不可操刀把刃而自毀傷文、庚申救長生経云、鼓○在眼之暗、面皺口臭歯落、鼓質在腹中、伐人五臓、少気多忌、又好悪厳食衆生、鼓蹻在足中、令開括擾五精、踊動不能自禁、若三尸為神則害子孫、是故疾不絶、庚申不眠、三尸長絶、此三尸常庚申之夜、上申天帝記人罪○過絶人生箱、欲令速死魄入三泉、或時是曰鬼為人禍害、心痛○○、一鬼病悩伝子孫及兄弟姉妹等、故時人亦為伝屍厭蝶復連骨烝等病、亦有一族内死尽莫究其由、近来漸多、重者不逾数月而死、所以人○○極悪之、父子断親、夫妻奇恩義、是宿業病、是如如本経文○○尸者固也、可尋之、止観云、亦由行者於座禅中、邪念利眷魔現種々衣服飲食七珍雑物、速領受歓喜人心成病、此病難治文。

（奥伝）維時宝暦八歳次戊寅南呂三日拝騰書了、甚希有本也、可秘惜穴賢々々、阿北亀光山密乗沙門春雄

伝屍病とは、一、熱悩・乾痩する　二、飲食しなくなる　三、睡眠が多くなる　四、失意狂乱する　五、無道・瞋恚の悪心を起こす　六、骨髄を砕いてその心が呆然の状態になる　七、各種の痛苦がある　八、夫婦子孫兄弟姉妹に伝染する。

これらは、一旦罹病すると天下の名医も治せず、仏法が澆薄のときは、国王、大臣、后妃、女、国中の僧尼まで、この

鬼神に侵される。その結果、上品は癩児、中品は伝屍病、下品は狂乱となり、父母親眤を忌み、妻子は恩義をも捨てるようになる。この伝屍病鬼のまたの名を天魔羅室陀鬼と言い、その鬼病の状態は風癩に似ていて、また狂人のようでもある。また、三病鬼とは、一人鬼、二天鬼（天狐、狂気）、三地鬼（癩病気）を指す。

〔引用文献〕

＊1　義江彰夫『神仏習合』岩波書店（岩波新書）（一九九六）。
＊2　奈良人権・部落解放研究所編（網野善彦他）『日本歴史の中の被差別民』七八頁、新人物往来社（二〇〇一）。
＊3　入間田宣夫『百姓申状と起請文の世界』三五頁、東京大学出版会（一九八六）。
＊4　東條操校訂『物類称呼』岩波書店（一九四五）。
＊5　入間田宣夫『百姓申状と起請文の世界』四二頁、東京大学出版会（一九八六）。
＊6　誉田慶信『中世奥羽の民衆と宗教』二三〇頁、吉川弘文館（二〇〇〇）。
＊7　黒板勝美編『日本書紀　下』三一〇頁、岩波書店（一九三九）。
＊8　宮下勝次「鎌倉時代における起請文の成立とその特質」『史淵』第三輯、七五頁、九州史学会（一九四〇）。
＊9　鎌倉遺文一一六一「鎌倉遺文第二巻建久三年正治二年周防国阿弥陀寺文書庁宣案在庁官人等」国立国会図書館蔵。
＊10　入間田宣夫『百姓申状と起請文の世界』五五頁、東京大学出版会（一九八六）。
＊11　誉田慶信『中世奥羽の民衆と宗教』二四四頁、吉川弘文館（二〇〇〇）。
＊12　鎌倉遺文二九二「年月未詳あるいは文治三年」国立国会図書館蔵。
＊13　誉田慶信『中世奥羽の民衆と宗教』二五一頁、吉川弘文館（二〇〇〇）。
＊14　金井清光『中世の癩者と差別』三五頁、岩田書店（二〇〇三）。
＊15　誉田慶信『中世奥羽の民衆と宗教』二五二頁、吉川弘文館（二〇〇〇）。
＊16　百瀬今朝雄、佐藤進一「庶民思想　掟書」『中世政治社会思想　下（日本思想大系二二）』一六六頁、岩波書店（一九八一）。
＊17　黒川弘子『ミミヲキリハナヲソギ』一五四頁、吉川弘文館（一九九五）。

＊18　和歌山県史　中世資料二、三〇「中南区有文書」六〇　栗栖川百姓等連署請文、和歌山県史編纂委員会（一九八三）。
＊19　笠松宏至、佐藤進一、百瀬今朝雄『中世政治社会思想　下（日本思想大系二二）』二四九頁、岩波書店（一九八一）。
＊20　成田勝『大分県地方史』第一三四号、一頁、大分県地方史研究会（一九八五）。
＊21　福井康順他監修『道教』一・二・三、平河出版社（一九八三）。
＊22　下出積興『道教と日本人』講談社現代新書（一九七五）。
＊23　入間田宣夫『百姓申状と起請文の世界』八二頁、東京大学出版会（一九八六）。
＊24　弘法大師著、加藤精神訳注『三教指帰』岩波書店（一九四八）。
＊25　野口鐵郎編集『選集　道教と日本　第二巻　古代文化の展開と道教』一一〇・一四五頁、雄山閣（一九九七）。
＊26　野口鐵郎編集『選集　道教と日本　第二巻　古代文化の展開と道教』二一五頁、雄山閣（一九九七）。
＊27　野口鐵郎編集『選集　道教と日本　第二巻　古代文化の展開と道教』二三八頁、雄山閣（一九九七）。
＊28　入間田宣夫『百姓申状と起請文の世界』六八頁、東京大学出版会（一九八六）。
＊29　繁田空山「第六番　本尊薬師如来」『四国霊験記（藤井佐兵衛）』（一八八六）。
＊30　『國技』大正六年四月号、日本相撲協会（一九一七）。
＊31　富士川游『日本医学史』一三三頁、日新書院（一九四一）。
＊32　服部敏良『鎌倉時代医学史の研究』一二九頁、吉川弘文館（一九七二）。
＊33　土井忠生『日葡辞書　Vocabvlario da Lingoa de Japan』四二頁（Biacurai）、一〇七頁（Cocurai）、岩波書店（一九六〇）。
＊34　金子武雄『延喜式祝詞講』武蔵野書院（一九五一）。
＊35　虎尾俊哉『日本歴史叢書　延喜式』吉川弘文館（一九六四）。
＊36　『河田光夫著作集：中世被差別民の装い』二六二頁、明石書店（一九九五）。
＊37　松尾剛次『中世の都市と非人』法藏館（一九九八）。
＊38　西田知己『血筋はそこからはじまった』研成社（二〇〇二）。

第Ⅲ章

中世のハンセン病観
その二　東海和尚一休の自戒集および狂雲集
法罰としてのハンセン病

はじめに――東海和尚一休の生い立ちと思想

東海和尚一休、あるいは、一休宗純といっても馴染みが薄いが、「とんち咄で有名な小僧[*11]」といえば誰でもすぐ「一休さん」を思い浮かべるに違いない。しかし、では、「一休とは、どのような人物だったのか」と問われると、その実像を答えられる人は多くはないと思われる。

梅原猛[*1]によれば、「一休は、後小松天皇の皇子である。一休の母は南朝の高官の娘であったが、彼女はいつも剣を忍ばせて（北朝の）天皇をねらっていると讒言されたため、宮廷を出て一休を出産した。六歳のときに出家し、建仁寺で五山文学の第一人者と言われる古林清茂《くりんせいむ》の門流の慕哲龍攀《ぼてつりゅうはん》から詩を学び、二二歳のとき近江の堅田の華叟宗曇《かそうそうどん》の弟子となった。華叟は大徳寺の開山大燈国師《だいとうこくし》（宗峰妙超《しゅうほうみょうちょう》）の流れをくむ禅僧で、質素な生活をしながら厳しい禅の修行をし、大徳寺の住持に請われたが、住しなかった。華叟は世を捨てた聖僧であったが、彼の弟子の養叟宗頤《ようそうそうい》が大徳寺の住持になり、大徳寺運営に腕を振るった。

師、華叟の死後、一休はあちこち居を変えたが、晩年は、京都田辺の薪村《たきぎむら》に酬恩庵という庵を建てて住んだ。その後、応仁の乱などによって大徳寺が全焼したため、養叟亡き後、その再建の仕事が八一歳になっていた一休に依頼された。一休は、住持の職は引き受けたものの、師華叟と同じく大徳寺に住しないまま、大徳寺再興を成し遂げ、八八歳で死んだ。

大徳寺は、大燈国師による開山以来、質素な生活に耐えて修行を積むという精神を守ってきた。一休はここに真の禅があると主張し、当時衰えていた大徳寺再建のためとはいえ、厳しい禅の修行を緩め、在家の信者を増やし、金を集めている法兄養叟の行いを、禅を『名利《みょうり》の道具』にすることであるとして激しく非難した」という。

末木文美士《すえきふみひこ》*2によると、「室町時代の禅は、官寺制度の頂点に立つ五山を中心に展開し、五山の僧は、幕府の外交文書を作るなどのほか、さまざまな分野で最高の文化人として活躍した。しかし、五山がすべてではなく、曹洞宗と臨済宗に代表される五山以外の『林下』と称される禅宗も盛んであった。

曹洞宗は、宗祖道元から四代目の瑩山紹瑾《けいざんじょうきん》が密教を取り入れて民衆の布教に成功した。曹洞宗の特徴は、京都に本拠地がなく、北陸を拠点として発展したことで、後には各地の戦国大名の外護《げご》を得て勢力を伸ばした。

臨済宗大応派は、蘭渓道隆《らんけいどうりゅう》や宋の虚堂智愚《きどうちぐ》に学んだ大応国師南浦紹明《なんぽじょうみん》に始まる。はじめ太宰府を中心に教化したが、後に京都、鎌倉で活躍した。大徳寺を創建した大燈国師宗峰妙超は大応の弟子で、厳しい修行に基づく禅の確立に努めた。

大燈の弟子の関山慧玄《かんざんえげん》は妙心寺《みょうしんじ》を創建した。大応・大燈・関山と続く流れは『応・燈・関』と呼ばれ、一休もまたその系譜である。

室町時代には、大徳寺も妙心寺も、幕府の体制から外れて経営に苦労したが、その分、地方武士や新興商人などの教化を進め、五山の流れに新風を吹き込んでいった」という。

要するに、一休は、我が国の「林下」の禅の継承者のひとりとして、室町時代を代表する知識人・文化人であり、彼の禅の流れは、後代の禅風刷新の中心となり、さらに、その強烈な自我と勝れた詩才によって作られた漢詩は、時代を超えて多くの人々に読み継がれていったというのである。しかし、その一方で、「癩」という言葉を使って法兄養叟を罵倒・攻撃した一休の著書、自戒集には、困惑を露わにする人が少なくない。

室町時代という時代性のなかでは、禅僧が、同じ禅僧を非難・攻撃するための最たる悪口のひとつが、「法罰を受けた者のなれの果てとしての癩」であったと考えられるが、本稿は、この「法罰としての癩」という用語について焦点を絞って述べる。それにしても、いかに中世であったとはいえ、「癩」「癩人」「新癩」「癩児」と、(現代における差別用語を)なりふりかまわず、あたりかまわず、思い一杯に書きとめたものではある。

第一節　自戒集と癩

まず、一休和尚の著書である自戒集[註1]の中の癩、およびそれに関連した言葉を拾ってみることとする。

自戒集巻頭

寛正二年[註2]六月一六日大燈國師[註3]の頂相を本寺にかへして念仏宗となる。其の頌狂雲集にあり。その意趣は、我門弟に我が印可と云て年来久参たてをして、一休の後は我に佛法を問へと會裡の人々に申しあえり。これが大欲心大我慢大膽言なる事、をよそ世界にもかくれなきすぐれ者なり。長禄四年[註4]六月一一日にこのぬす人を衆僧に命じて擯出[註5]せしむ。総じて僧俗に印可をのぞむ者あまたあり。又印可となのる者もあまたあり。昔曹洞明峰和尚[註6]俗人を印可あり。其俗明峰の身後[註7]に知識をたて化をさかんにす。その児孫今にあり。彼和尚もその俗人をばさしたるものとはおぼしめさねども、結縁分[註8]に少分の御印可ありと明峰派の人々申さる。それより後は明峰派の尊宿たち俗人を印可なしと世間の人申す。

當代言外和尚[註9]の直弟の俗人あり。僧をちなり[註10]。我は言外の直参とやらん、又言外の直弟とやらん、其のへんくれないに申しなし、僧俗をたらしめて参学[註11]と号して古則話頭[註12]をしえけり。言外の入滅は七一年なれば[註13]年代久し。人これをしらずして信ずる者もあり。

又案内者[註14]は言外和尚の入滅は七一年のさき也。此俗人は年七四歳と申すなれば初生孩子[註15]より両三年の参禅に、しかも大得法すとなのる。これは又奇特の人也。今より後は末法なればぬす（盗）人なをあるべし。我が存生の時だにも純蔵主[註16]が印可となのる者あり。我身後にはいかなるぬす人がありて佛法にきずをかつけ、祖師の頭面に悪水をかそぎたてまつらんすらんとなげかしく存じて、起請文[註17]を以て申す。華叟和尚[註18]は言外和尚よりの印可なし。宗純又華叟よりの印可なし。もしこのこと虚言ならば、諸佛列祖の御罰あたりて眉鬚堕落の法をうくべき也。尚々申候、華叟和尚言外よりの印可の状は、御入滅の時江源院[註19]にて山崩てうせぬとも承及ぬ。純蔵主は華叟の印可なきは一定也。

寛正二年六月一六日

前徳禅塔主虚堂七世孫むかしは純一休

いまは禅僧法華衆たちの念佛衆の純阿弥也。

現代語訳：寛正二年六月一六日大燈国師の肖像画を大徳寺へ返して、私は浄土宗になる。その頌は、狂雲集にのせてある。この意味は、私の門弟で、多年にわたって修行をしていた者があった。その者は、修行を積んだがごとくして、私の印可を受けたなどと言っている。そして一休の死後、仏法については、自分に問えなどとだいそれたことを門人たちに言っている。こんな者は、およそこの世界にかくれもない大嘘つきだ。長禄四年六月一一日に弟子たちに命じて、この盗人をつまみださせた。つまらぬことだが、一般的にいって、出家者でも在家者でも印可をのぞむ者が多くある。また、印可を受けたと名のる者も多い。……中略。

私が生きているこのときさえ、純蔵主（一休）から印可があったと名のる者がある。私の死後には、いかなる盗人が、仏法に傷をつけ、祖師の頭面に悪水をそそぎたてまつるかと嘆かわしく思う。起請文をもって誓っていうが、華叟和尚は、その師の言外和尚からの印可を頂かなかった。私（宗純）もまた、師の華叟和尚からの印可を頂かなかった。もしこのことが虚言なら、諸仏列祖の御罰があたって、眉鬚堕落（癩の特徴的な症状）の法を受けるものとする。（平野宗浄訳『一休和尚全集　第三巻　自戒集・一休年譜』*4）

養叟が癩病の記[20]

長禄二年三月二三日より發病[21]。相常の病気にはあらず。眉鬚漸々に堕落す。同じ五月一六日より腰よりしもくさり死す[22]。その後全身ふちやうらんまんす[23]。或医師此病相をつたえきて、これは癩病也、後にはのどより膿血を吐却せん[24]とあり。同六月五日よりのどより膿血昼夜間断なく流出す。弟子めら此を癩病ともしらずして、寺中の僧達又は行力[25]なんどに雑談す。諸方の人々にものがたりす。さてこそ癩病には一定しける。同六月二七日死了也。しかるをその夜の夜半ばかりに、大用庵[26]の後園[27]にて火葬す。癩をやくこと無法なり。しかも大徳寺勅願の在所[28]也。これしかしながら天下の表事[29]也。

現代語訳：長禄二年三月二三日より病が再発した。症状は普通の病気の様ではなかった。徐々に眉《まゆ》や鬚《ひげ》が脱落した。同五月一六日から、腰から下が腐爛して壊死になった。その後、全身が汚物まみれになった。ある医者がこの病状を伝え聞いて、「その病状から考えると癩病だろう。後になると、喉から膿まじりの血を吐くだろう」と言ったという。同六月五日以後、喉から昼夜間断なく膿まじりの血が流れ出た。養叟の弟子たちは、師の病気が癩病とも知らず、寺中の僧や、法要の準備や寺内の用務をする人々などと雑談したり、あちこちの人々と話していた。そうしている内に、癩病とはっきり診断された。同六月二七日に亡くなった。ところが、その夜の夜半に、大用庵の後方にある庭で、亡くなった養叟を火葬した。癩を焼くことは無法である。しかも、大徳寺は天皇の勅願道場である。しかし、このような重大事が、世間に知れてしまったのである。

靈山和尚之法語

靈山和尚[30]示世上榮衒之徒之法語云。凡有身無不着、有口無不食。若知比理、豈衒於世哉、豈諛於官家哉。如是之徒、三生六十劫、入餓鬼入畜生、可無出期。或生人間、受癩病苦、不聞佛法名字、可懼々々云々。或曰、以佛法為度世之謀、豈免法罰哉。

現代語訳：霊山和尚（徹翁義亨）は「世間の虚栄を求める人々に示す法語」に曰く、「およそ身体があって衣服を着ないということはなく、口があって食べないということはない。もしこの理が解っていれば、世にてらったり、世に媚びへつらったりすることはない。この虚栄を求め不浄な生き方をする徒は、来世には、餓鬼に入り、畜生のなかにあって人間として生まれることはない。あるいは、もし、人間に生まれても、癩病の苦を受け、仏法の名字を聞くことはない。懼《おそ》るべきことだ」と。霊山和尚は、さらに「仏法をもって生活の方便としている者は必ず法罰を受けるだろう」と言われた。（市川白弦訳『一休　乱世に生きた禅者』*6）

一休下の僧と養叟下の僧と癩病についての問答

養叟下の僧の云、癩病之事は故人にも其の例あり。中にも天衣の懐[註31]は癩病にて死す。一休下の僧の云、相似て別なり。天衣の弟子佛日才禅師[註32]天衣をいさめて云、和尚癩病を受くべし。しからば諸人の誹謗あらんとて天衣を伴って佛日山に居す。しかうして三年[註33]に天衣遷化す。人これを子弟ともに神通奇特の事といふ。大恵禅師の筆[註34]にも如此あり。養叟が癩病は一休和尚の無住榜に、法罰あたりて癩病をうけんとありしが、果たして三年めに癩病をうけて死す。天下の人これを神通奇特之事といふ。大恵の筆にも天衣を法罰とは記せられず。一休の筆に養叟を法罰と記す。公家の記録にも養叟が癩病を法罰と記せらる。養叟が一期のふるまいは異高唱門士大ぬす人のわざ、天下の見聞にあらわれぬ。これによって法罰と天下のもちい[註35]あり。……略。

現代語訳：養叟の弟子の僧が、「癩病のことは昔の人にも例がある。中でも、天衣義懐は癩病で亡くなられた」という。

一休の弟子の僧が、「その例は似て異なる話である。天衣の弟子の仏日才禅師が、天衣和尚は癩病になるだろうと言い、もし天衣が癩病になれば、諸人の誤解によって誹謗されると考え、天衣を伴って仏日山に居住したところ、三年後に天衣は亡くなった。人々は、これを子弟ともに神通奇特の事と言っている。大恵禅師がこのことについて記している。

養叟の癩病は一休和尚の無住榜に、法罰にあたって癩病になるとあったが、果たして三年後に癩病になって亡くなった。天下の人々はこれを神通奇特の事といっている。大恵禅師も、天衣の病を法罰とは記しておられない。一休和尚は、養叟を法罰と記しておられる。また、公家の記録にも、養叟が法罰を受けて癩病になったと記している。養叟が生前のふるまいは、金儲けを唱える大盗人のわざであることは、天下に知られた事実である。このことから、法罰と公認されている。

……略……」。

養叟が癩病の記

（自戒集のはじめに記された「養叟が癩病の記」に似ているが、一部異なっている）

長禄二年三月二三日より發病[註36]。々相常の病気にはあらず。眉鬚漸々に堕落す。人これをあやしむ。同き五月一六日より腰よりしも死て色かわる[註37]。そののち全身ふちやうらんまんして、世間のことわざに云やうにいきくさりというものになる[註38]。あるくすし此病相をつたえきいて申されけるは[註39]、後にはのどよりうみながれいづべしとなれば[註40]、同六月五日より、口よりのどより膿血昼夜間断なくながれいづ。弟子どもはこれを癩病としらず。諸方の雑談に云、人々にものがたりす。さてこそ癩病には一定しけれ。これも法罰の一也。

自戒集巻末の文

（自戒集巻頭の文と内容が相似しているが、一部異なっている）

曹洞明峰和尚俗人を印可あり。其俗明峰身後に知識をたて化をさかんにす。その児孫今にあり。彼和尚もその俗人をばさしたるものとはおぼしめさねども、結縁分に少分の御印可ありと世間の人申也。當代言外和尚の直弟の俗人あり。僧をちも也。我は言外の直参とやらん、又言外の直弟とやらん、其のへんくれないに申なし、僧俗をたらして参学と号して古則話頭をしえけり。言外の入滅は七一年なれば年代久し。人これをしらずして信ずる者もあり。又案内者は言外和尚の入滅は七一、二年のさき也。此俗人は年七四歳と申すなれば、初生孩子より両三年の参禅にしかも大得法すとなのる。これ又奇特の人也。ただし我総じて人印可したることはなし。華叟は言外よりの印可なし。我又華叟よりの印可なし。人々皆存知の事也。今目の前にてだにも純蔵主が印可と云者あまたあり。今より後は末法なればぬす人はなをあるべし。かようにことをわけて申せども、我門弟子我を得法の者とをもえり。我衆に對して云、今世間の得法者欲心ししゃうして種々に人を魔魅す。我も亦さようにかあるらんとてはづかしさ申すばかりなければども、さればとてとをもいなぐさみ、又もし我が身後に純蔵主が印可と云者あらば、官に訴て盗賊の罪科にをこなうべし。さるあいだ起請文を以て衆中え申。我華叟和尚よりの印可なし。ありと云は虚説なり。人を印可したる事も僧俗に一人なし。此こともし虚言ならば、諸佛列祖の御罰たちまちあたりて眉鬚堕落の法をうくべき者也。

寛正二年六月一六日

禅僧法華衆たちの念佛衆の純阿弥　印

七言絶句

養叟新癩五橋東　養叟の新癩[註41]は五条橋の東、[註42]
忽見法罰厚深中　忽ち見る法罰《ほうばつ》[註43]厚く深き中。
竊脱黄衣換柿帷　窃《ひそ》かに黄衣を脱いで柿帷《かきかたびら》[註44]に換え、
廳吏之下恩波洪　庁吏《ちょうり》の下、恩波《おんぱ》洪きなり。
　徹翁和尚示榮衒徒法語云、三生六十劫癩病ノ苦ヲ受ケントアルハ、養叟ガコトクナルイタカ（異高）ノ事也。
（平野宗浄訳『一休和尚全集　第三巻　自戒集・一休年譜』[*4]）

洒水不傷癩蛙面[註45]　水を洒げども傷《やぶ》れず、癩蛙《らいかえる》の面《つら》、
妄称尊大井本中　妄りに尊大と称す、井本《いのもと》[註46]の中。
看来放鼻糞不足　看来れば、鼻糞を飛ばすに足らず、
然餘手似金子洪　然れども手に余る、金子洪き[註47]に似たり。
（平野宗浄訳『一休和尚全集　第三巻　自戒集・一休年譜』[*4]）

入室餘稠禅裸狗　入室の余稠《よちゅう》[註48]、禅裸《だんら》の狗《いぬ》[註49]
竹篦摑打自行手　竹篦《しっぺい》の摑打《もんだ》、自行《じぎょう》[註50]の手。
法罰養叟成癩人　法罰の養叟は癩人と成り、
此程洛中有子取　此の程、洛中に子取り有り。[註51]
（平野宗浄訳『一休和尚全集　第三巻　自戒集・一休年譜』[*4]）

直饒水上泛鉄船
不休養叟異高禅
養叟門弟我旁輩
悪銭莫嫌癩體銭

直饒水上に鉄船を泛べるも、[註52]
休まず、養叟が異高の禅。[註53]
養叟が門弟は我が旁輩、[註54]
悪銭[註55]は嫌うなかれ、癩體の銭。[註56]

（平野宗浄訳『一休和尚全集　第三巻　自戒集・一休年譜』[＊4]）

流罪大用[註57]何島船
人来無問一句禅
養叟心外無別法[註58]
満月青山[註59]満目銭[註60]

流罪の大用、何れの島の船ならん、
人来って問うこと無し、一句の禅。
養叟、心の外に別法無く、
満目の青山、満目の銭。

サスガニ紫野佛法[註61]ハ正法ナルニ、如是イタカ[註62]（異高）メラ祖師ヲケガシ（汚し）申間、法罰ノアタラン事ヒサシカラジ。
癩病ニアラズンバ流罪ハ一定[註63]ト存候。流罪ノ送行[註64]ニ三首（内の一首）。
（平野宗浄訳『一休和尚全集　第三巻　自戒集・一休年譜』[＊4]）

第二節　狂雲集と癩

狂雲集の中で癩を用いた漢詩を以下に記す。

牢關一句費工夫
百煉精金再入爐
話到當来々劫暁
只愁枕上夢魂無
凡参禅学道之輩
須日用清浄
不可日用不浄
所謂日用清浄者
究明一則因縁
到無理會田地
晝夜工夫不怠
時々截断根源
佛魔難窺處分明坐断
往々埋名藏跡
山林樹下擧揚一則因縁
時無雑純一矣
謂之日用清浄人也
然而稱吾善知識
擎杖拂集衆説法
魔魅人家男女

牢《ろう》関の一句工夫を費やす
百煉《ひゃくれん》の精金再び炉に入る
話《かた》って当来々劫《ごう》の暁に到る
只《ただ》愁《うれ》ふ枕上《ちんじょう》に夢魂《ぼうこん》無きことを
凡《およ》そ参禅学道の　輩《ともがら》
須《すべか》らく日用　清浄《しょうじょう》なるべし
日用不浄なるべからず
所謂《いわゆる》日用清浄と者《いっぱ》
一則の因縁を究明して
無理会《え》の田地に到って
昼夜工夫して怠らず
時々に根源を截断《せつだん》して
仏魔窺ひ難き処《ところ》分明《みょう》に坐《ざ》断す
往々に名を埋《うず》み跡を蔵《かく》す
山林樹下に一則因縁を挙揚して
時に無雑純一矣《なり》
之《これ》を日用清浄の人と謂うふ也
然《しこふ》して吾は善知識と称して
杖払を擎《ささ》げ衆を集めて法を説いて
人家の男女を魔魅して

心好名利
招学者於室中
道悟玄旨使
参者相似模様閑言語
使教者片个情也
這般輩非人也
寔日用不浄者也
以佛法為度世之謀
是世上栄衒之徒也
凡有身無不着
有口無不食
若知此理豈衒於世哉
豈言叟於官家哉
如是之徒三生六十劫
入餓鬼入畜生
可無出期
或生人間
受癩病苦
不聞佛法名字
可活懼々々

心に名利を好んで
学者を室中に招いて
玄旨を悟しめんと道《い》ふ
参ぜ使《し》むる者は相似模様の閑言語
教へ使《し》むる者は片个《こ》の情也
這《こ》れ般《つら》の輩《ともがら》は非人也
寔《まこと》に日用不浄の者也
仏法を以て度世の 謀《はかりごと》と為す
是《これ》世上栄衒《げん》の徒也
凡《およ》そ身《み》有れば着ざること無く
口有れば食せざる無し
若し此の理を知らば豈《あに》世に衒《てら》わん哉
豈《あに》官家に言叟（へつら）わん哉《かな》
是《かく》の如きの徒は三生六十劫《ごう》
餓鬼に入り畜生に入って
出期《ご》無かる可《べ》し
或は人間に生まれて
癩病の苦を受けて
仏法の名を聞かず
懼《おそ》る可し懼る可し

右靈山徹翁和尚
示榮衒徒法語
其後曰
工夫不是涅槃堂
名利輝前心念忙
信道人間食籍定
羊糜一椀橘皮湯

右靈山《りょうぜん》徹翁《てっとう》和尚《おしょう》
榮衒の徒に示す法語
其の後に題して曰《いは》ふ
工夫は是涅槃《ねはん》堂にあらず
名利前に輝いて心念忙はし
道《い》ふことを信ず人間食籍《じき》の定まれることを
羊糜《び》一椀橘《わんきつ》皮湯

現代語訳：座禅や仏法を修行する者は、日々の生活が不浄であってはいけない。日々の生きざまが清浄であるということは、禅道をよく明らかにして、仏道の本質に深くはいり、日夜工夫を怠らず、煩悩や迷いを断ちきって、名利にとらわれず、雑念雑行をまじえないで、禅道を究めることである。だが、われは高徳の僧であると称して、拄杖《しゅじょう》や払子《ほっす》をさげ、人々を集めて法を説いてたぶらかしたり、修行者を室中に招いて奥深い仏教の教えを悟らせようという。これでは参ずる者は無駄な言葉を使うだけであり、教えるものは真実の心で対していないのである。これは不浄のことである。このように仏法をもって生活の方便としているのは、虚栄を求めて世にてらう徒である。身のあるものは着ないということはない。また口あって食べないということはない。この理がわかっていれば、世にてらい官家にこびへつらう必要はない。不浄な生きざまをする徒であれば、来世には餓鬼や畜生のなかにあって、人間として生まれることはない。もし人間に生まれることがあったとしても、癩病のような病気になって苦しみ、仏法を聞くことができない。恐ろしいことである。これは霊山《りょうぜん》徹翁和尚《てつおうおしょう》の法語である。（二橋進訳『一休　狂雲集』*8）

七言絶句

一、人家男女魔魅禅　室内招徒使悟玄　近代癩人頤養叟　弥天罪過天然

現代語訳：室内に信徒を招いて、修行もしていないのに、禅の深いところを悟らせようとする。これは在家の男女をばかにしていることなのだ。そのように禅を堕落させた罪過は天いっぱいに満ちている。これをさせた養叟は、もともと癩病であった。（二橋進訳『一休　狂雲集』[*8]）

二、癩児牽供出人前　魔魅人家常説禅　竜宝対彊幸滅却　霊山記別瞎炉辺

現代語訳：癩病やみの児春浦が、いつも禅を説いているが、これは人々をだますものである。そんなだいそれたことをしていては、大徳寺の門流は衰えていく。心眼を開いた者でないとそれが解らないだろう。だから徹翁和尚が、「栄衒の徒に示す」語録をもって、未来に受ける果報を予言されたのではないか。（二橋進訳『一休　狂雲集』[*8]）

第三節　法罰としてのハンセン病

癩の文字を用いて法兄養叟を激しく攻撃した東海和尚一休宗純の自戒集（および狂雲集）を紹介してきたが、我が国がようやく到達した今日の人権思想をもってこれに目を通すと、その内容は目を覆うばかりともいえる。

平野宗浄[*4]は、自戒集中の癩や穢多という差別用語に注目し、これらは現代の人権思想からすればとうてい認めることができないものであるが、その差別思想の源は、法華経普賢菩薩勧発品による仏教・劫罰思想にかかわっているという。金井清光[*5]は、癩者差別をするのは怪しからぬと非難するのは現代人の人権意識に基づく批判であり、中世の仏教思想によれば癩者は仏罰を蒙ったなれの果てであるから、高僧といえども癩者を忌避し、嫌悪し、侮蔑する意識を持っていたのだと論述している。

それでは一休自身はどうだったのであろうか。自戒集の至るところに、大徳寺再建のためとはいえ、厳しい修行を省いた臨済禅を説く養叟への罵倒の表現としての、癩、癩人、新癩、癩児、癩蛙面、癩體、いきくさり（生き腐り）などという用語を見る限り、一休にとって、癩とは（仏）法罰を受けた存在以外の何ものでもなかったことは間違いない。また、「……起請文を以て衆中え申。我華叟和尚よりの印可なし。ありと云は虚説なり。人を印可したる事も僧俗に一人なし。此こともし虚言ならば、諸佛列祖の御罰たちまちあたりて眉鬚堕落の法をうくべき者也……」という自戒集巻末の文章は、読みようによっては、華叟からの印可をいただいたと公言していた養叟の眉鬚堕落を、起請文をもって祈願したようにも受けとれるのである。

いうまでもなく、「眉鬚堕落」とは、ハンセン病特有の病状のひとつであるが、単なる栄養失調で起こることもある。自戒集中に記された養叟の末期の病状は、ハンセン病の主症状である四肢末梢知覚神経障害に起因する顔や四肢の症状・後遺症の描写が欠落しているために、現代のハンセン病医学からみると、養叟が実際にハンセン病に罹患していたかどうかは疑わしいものがある。

その故かどうか、一休は、自戒集を公表するつもりはなく、ごく親しい人々に内々に見せていただけであると伝えられている。一休の死後数百年余り、自戒集は、永く酬恩庵に秘蔵されて人の目に触れることはなかったが、敗戦直後の昭和二一年（一九四六）ころからようやく一部に公表され、一休研究者たちによって、徐々に、難解なその和字・和文混じりの漢詩文の全容が明らかになっていった。

先にも記したが、本稿の趣旨は、一休の宗教的あるいは文学的業績を考察するものではなく、主として、自戒集中に記された「法罰としての癩」という概念が、当時、どのような人々に広がり、どのような影響を与えたかを考察することである。

一休の交際範囲は広く、[*3]能楽師の金春禅竹《こんぱるぜんちく》（一四〇五〜一四七〇）、わび茶の祖と言われる村田珠光《むらたじゅこう》（一四二三〜一五〇二）、画家の兵部墨渓《ひょうぶぼっけい》（不詳〜一四七三）や曾我蛇足《そがじゃそく》（生没年不詳）、連歌師の柴屋軒宗長《さいおくけんそうちょう》（一四四八〜一五三二）と杉原宗伊《すぎはらそうい》（生没年不詳）、俳諧師の山崎宗鑑（生没年不詳）、堺の商人尾和四郎左右衛門宗臨《そうりん》（不詳〜一五〇一）、一休の漢詩に影響を与えた相国寺僧南江宗沅《なんこうそうげん》（一三八七〜一四六三）、一休の弟子で実子とされる岐翁紹禎《ぎおうしょうてい》（生没年不詳）など、一芸に秀でた芸能者たちが酬恩庵に出入りしていたとされている。連歌の宗長とわび茶の珠光との交流は確かめられているが、その他は、それぞれが一休と関係を持ち、それぞれが独自に訪れていたのであり、なにか集団的な芸術運動を起こした形跡はないという。一休は、時々に、これらの人々と、さまざまな話題について対話したのであろう。

一方、一休は、風狂を重ね、森女という女性との恋愛詩を書くなど、当時としては異端の文化人・知識人であったが、[*10]厳しい修行を重ねた臨済宗大応派の高僧であった。地方武士や商人をはじめとする大衆に人気があり、皇室からの信任も厚く、後小松天皇（一三七七〜一四三三）、後花園天皇（一四一九〜一四七〇）、後土御門天皇（一四四二〜一五〇〇）などの尊崇を受け、大徳寺を再建する実力もあった。また、足利幕府との折り合いも悪くはなかった。

先に述べた、絵画、能、茶道、華道、連歌などを生業とする芸能者たちは、なぜ、このように一休に強く引きつけられたのであろうか。

松丘新兵は、[*3]芸能者に対する一休の肯定的姿勢が、それまで彼らが負っていた、「自分たちの職業が狂言奇語の戯れ（道理にあわないことばと巧みに飾ったことば。小説・物語や歌舞音曲を指していう）」にすぎず、「下手をすると妄語戒（嘘をつくことに対する戒め）を犯して地獄へ堕ちるという不安」を払拭し、さらに、新しい（おそらくは芸術家としての）アイデンティティーを芽生えさせたからだという。

その一方で、一休は、法兄養叟を、「癩・生き腐り」と断じて、一片の同情心もなく激しく非難している。一休にとって、癩は、「この世で最も重い病気・(仏)法罰を受けた者のなれの果て」であり、養叟を非難する用語としての言葉でしかなかったようにみえる。

中世におけるハンセン病は、実際、生きながら腐ってゆくものであり、そして、この「生き腐り」は決して治癒せず、死に至るまで腐り続けていった。街々に群れ、たむろする乞食や、河原に倒れ伏す病人たちに混ったその悲惨な有様を目にしていた人々にとって、ハンセン病は単なる観念上の問題ではなく、現実に裏打ちされたリアルで身近なものであった。にもかかわらず、一休にあっては、時代を前後して生きた法然上人や一遍上人が、これら病者に投げかけた悲しげな眼差しは微塵もない。

これについて市川白弦[*6]は、「中世の社会の底辺に生きた人びと、いわゆる人外、非人、河原者などの賤民が、『官』または支配者に近づいて成り上がる道がないではなかった。それは何か身にとりえのある者が、法外者（身分社会のワク外のもの）のかたち、いいかえるならば、仏教的な脱身分的形式をかりる方法であり、例えば女性なら、遊君白拍子として歌舞、歌謡の才をもって権力者に近づく方法である。男性の場合は、造園、挿花、猿楽、能楽などの自己の持つ芸能を介して『阿弥』号をとって成り上がる道である。一休はこのような人々の『官』への接近を非難しなかったようである。いわゆる『禅文化』と『官文化』の接近のひとつがここにみられるであろう。

いまひとつの接点は、もちろん五山の官寺を中心とする禅僧と幕府および朝廷とのそれである。

賤民と支配者集団との関係は、これだけではなかった。一休壮年期以後の京都、奈良、坂本などの先進地域は、一方では遊女（や乞食、ハンセン病患者など）が群居する場所であり、他方では『下克上』の最悪形態ともいうべき一揆暴動の頻発地域でもあった。かつて大燈国師が生活を共にしたと伝えられる河原者たちは、この時代、牢人、悪党、庶民たちの一揆に加わって放火、殺人、略奪の乱暴狼藉をくりかえしており……巨視的には新しい時代の暁暗をつくりつつあった。あえて割り切っていうならば、われわれはここに河原者の両極分解をみるのである。禅文化は、もちろん悪党、牢人（および乞食やハンセン病など）のがわではなく、『阿弥』のがわにあった」と解説している。

こうしてみると、激しい修行によって何ものにもとらわれない境地を大悟し、稀にみる勝れた禅僧であるとされた一休もまた時代の子であり、市川白弦[*6]のいう歴史的被拘束性から逃れられず、その時代の概念をもって癩の文字を用い、結果として、「(仏)法罰としての癩」という中世的概念を補強していったものと考えられた。

しかしながら、なお、一休が、養叟批判の文章を、「自らを戒める文集・自戒集」と名付け、その公開を潔しとしなかったことどもについては、一休の禅的かつ広大な思想がうかがわれて、心深く恐れるものである。

［参考資料］

「癩」の文字が入った狂雲集中の七言絶句[*7・9]

訪養叟的子熙長老癩病

毒虫也窟託洛陽東　癩病深懼享徹翁
紹熙養叟正伝子　学得天衣仏日風

賀熙長老鷲尾新造時　以訪癩病

癩病脚跟毒気生　殿堂新造勢崢嶸
鋤頭畊破鷲峰頂　荒草山前無一茎
鷲峰建立大伽藍　普請崩山又砕巌

五臓敗壊成膿血　黄衣癩肉臭汁衫
引伴集徒幾癩児　面門眼上総無眉
法中姦党自了漢　伝授無師話有私

［註］

註1　自戒集は、「一休年譜」の康正《こうしょう》元年（一四五五）に、「師六二歳、正月泉南調偈　伝達於京都。師次其韻者二百余首、編作一巻、題自戒」の記述あり。
註2　寛正二年＝西暦一四六一年。
註3　大燈國師＝宗峰妙超（一二八二〜一三三七）。大徳寺の開山。花園天皇の帰依を受けた。大徳寺は南禅寺と並び、五山第一位に列せられた。
註4　長禄四年＝西暦一四六〇年。
註5　擯出＝規矩・罪を犯した者を会下から追放すること。
註6　曹洞名峰和尚＝曹洞宗道元派下の明峰素哲（一二七六〜一三五〇）。
註7　身後＝亡くなった後。
註8　結縁分＝仏縁を結んだということで、の意。
註9　言外和尚＝大徳寺七世言外宗忠（一三一五〜一三九〇）。
註10　僧をち＝僧くずれ。
註11　参学＝師に参じて仏法を学ぶこと。
註12　古則話頭＝仏祖の悟りを開いた機縁、逸話、問答など。
註13　言外の入滅は七一年なれば＝言外和尚の入滅（一三九〇）から七一年経っているので、の意。
註14　案内者＝手引きする人。先導者。

註15　初生孩子＝生まれて間もない赤ん坊。新生児。
註16　純蔵主＝一休の自称。
註17　起請文＝「神仏」の前に何事かを宣誓して、それがもし不実ならば神罰・冥罰を我が身に蒙るべしと記した請文。
註18　華叟和尚＝華叟宗曇（一三五二〜一四二八）大徳寺一世の徹翁義亨の弟子で、大徳寺三世。一休や一休の法兄養叟宗頤の師。祥瑞寺の開山。一休という名を与えた。
註19　江源院＝高源院。
註20　養叟＝養叟宗頤（一三七六〜一四五八）大徳寺四世。一休の法兄。大徳寺再建に力を振るった。一休から嫌われ、強烈な罵倒を受けたが、いっさい、抗議も言い訳もしていない。
註21　發病＝再発。
註22　腰よりしもくさり死す＝腰から下が腐爛して壊死になった。
註23　全身ふちやうらんまんす＝全身不浄濫漫す。全身が汚物まみれになった。
註24　のどより膿血を吐却せん＝喉から膿混じりの血を吐くだろう。
註25　行力＝行者や力者。禅宗の寺院で法要の準備や寺内の用務を行う人々。
註26　大用庵＝「龍宝山大徳禅寺志」によれば、大徳寺二四塔頭のひとつ。開祖は華叟宗曇および養叟宗頤。
註27　後園＝建物の後方にある庭園や畑。
註28　大徳寺勅願の在所＝正中二年（一三二五）二月二九日、花園天皇が勅願道場とし、同年七月一日には、後醍醐天皇が勅願道場とする綸旨を出している。
註29　表事＝世間で明らかになっていること。
註30　靈山和尚＝徹翁義亨のこと。
註31　天衣の懐＝天衣義懐（九九三〜一〇六四）雲門宗。病を得て佛日智才の住する仏日山で療養した。癩であったかどうかは明らかでない。
註32　佛日才禅師＝仏日智才。雲門宗。南宋代の人。天衣義懐に参じて法を継いだ。
註33　三年に＝三年後に。

註34　大恵禅師の筆＝大恵宗杲の語録の意だが、しかし、出典が明らかでない。
註35　もちい＝公認、の意。
註36　發病＝再発。
註37　腰よりしも死て＝腰から下が壊死になって、の意。
註38　いきくさり＝生き腐り。
註39　くすし＝医師。
註40　のどよりうみながれいづべし＝喉より膿流れ出るだろう。
註41　養叟の新癩＝新しく癩になった養叟、の意。
註42　五条橋の東＝五条の橋の東の清水坂を指す。中世の癩は非人身分とされ、癩に罹患した人の多くは、それまでの身分から転落して家を出なければならなかった。京の都では、これらの人々は、清水坂の非人宿に住み、長（庁）吏の下に支配された。
註43　法罰＝現代とは時代性が異なり、室町期の僧侶（および民衆）の常識は、癩は仏罰を受けた人のなれの果て、すなわち法罰を受けた人である、と考えられていた。
註44　柿帷＝当時の絵には、非人宿の長吏、犬神人、癩患者の着る衣の色は柿色系統に限られ、また白の覆面をしている姿に描かれている。「柿の衣」は、非人や乞食、癩患者の色であったと考えられている。
註45　洒水不傷癩蛙面＝他人に何を言われても何とも思わない厚顔無恥だ、との揶揄。
註46　井本の中＝前後の文章から、井の中の蛙、の意味。
註47　金子洪き＝沢山の金子を持っている。
註48　余稠＝綿密な手ほどき。
註49　禅裸の狗＝勃起したまら。
註50　自行＝手淫。
註51　子取り有り＝子供の誘拐があった。子供たちは人身売買されたと言われる。
註52　水上に鉄船を泛べるも＝水上に鉄の船を浮かべるという奇蹟をなし得たとしても。
註53　異高の禅＝金儲けの禅。

註54　旁輩＝仲間。同門の対等の地位にある仲間。
註55　悪銭＝不正な金。
註56　癩體の銭＝癩患者の身体に付けた金。
註57　大用＝大用庵の養叟。
註58　心外無別法＝「唯心偈」では、あらゆる存在は心の中の現象にすぎないことから、「心外無別法」とされるが、ここでは、単に、心の外には何もない、の意。
註59　満目青山＝見渡す限りの青山があるばかり。
註60　満目銭＝見渡す限り銭ばかり。
註61　紫野佛法＝大徳寺仏法。
註62　如是イタカ＝このような売僧。
註63　一定＝必定。
註64　流罪ノ送行＝（養叟）が流罪にされる送別。

［引用文献］

＊1　梅原猛「一休　謎に満ちた風狂の禅詩人（梅原猛の新「授業・仏教」第二〇講）」『風狂を生きる　一休（週刊朝日百科　仏教を歩く二〇）』二六頁、朝日新聞社（二〇〇四年三月七日号）。
＊2　末木文美士「一休　教えの広がり　地方武士や新興商人に広がった『林下』の禅」『風狂を生きる　一休（週刊朝日百科　仏教を歩く二〇）』一一頁、朝日新聞社（二〇〇四年三月七日号）。
＊3　松丘新兵「一休ネットワーク　芸道を支えた一休の禅」『風狂を生きる　一休（週刊朝日百科　仏教を歩く二〇）』八頁、朝日新聞社（二〇〇四年三月七日号）。
＊4　平野宗浄監修『一休和尚全集　自戒集・一休年譜』第三巻、春秋社（二〇〇三）。
＊5　金井清光『中世の癩者と差別』三五頁、岩田書院（二〇〇三）。
＊6　市川白弦『一休　乱世に生きた禅者』（ＮＨＫブックス）二〇四・二一二頁、日本放送出版協会（一九七〇）。

＊7　中本環『狂雲集・狂雲詩集・自戒集』（新日本古典文庫）現代思潮社（一九七六）。
＊8　二橋進『一休　狂雲集』徳間書店（一九七四）。
＊9　市川白弦「狂雲集（一休宗純）」『中世禅家の思想（日本思想大系一六）』二七三頁、岩波書店（一九七二）。
＊10　市川白弦「狂雲集（一休とその思想）」『中世禅家の思想（日本思想大系一六）』五三六頁、岩波書店（一九七二）。
＊11　安藤英男『一休　物語百話』日貿出版社（一九七六）。

第Ⅳ章

中世から近世初期の民衆とハンセン病

説経節「人の嫌ひし病」の再生と救済

はじめに——幼いころの思いで

私が生まれ育った村は、春夏秋冬の季節が濃厚に生活に反映する福島県会津の山奥にあった。昭和二〇年代には、村から一番近い国鉄の駅へ行くには、およそ二里の距離を徒歩で歩かなくてはならなかった。冬になると、しばしば、途中のいくつかの峠は雪で埋まって不通になり、また雪崩で行方不明者が出ても、雪解けまで捜索を中断しなければならないという難所の峠もあった。昭和三〇年代になるとバスが走るようになったが、自家用車を持つ家庭はまだ多くはなかった。

山あいの隠れ里のような村にあった実家は、終戦まで界隈の村々の戸長をしていた農家で、祖父母、私の父母と弟、会津桐の出荷をしていた叔父（父の弟）夫婦とその子供たち三人、そして、伯父の使用人数人が一緒に住むという大家族だった。これらの家族は、奥座敷、中間、浄土宗の仏間、居間、大広間、莚の土間、板間、物見櫓のついた二階の隠れ部屋、そして、かつては座敷牢だったと思われる窓のない真っ暗な部屋などに、それぞれ家族単位で住んでいたが、三度の食事は揃って一緒に食べるのが習わしだった。

私たち姉弟のみならず、子供たちは皆、村の経験のある婦人の手で取りあげられて生まれ、乳のでない母親を持った子供は、同じころに子供を産んだ村の女性から貰い乳をしたり、山羊の乳を与えられたりして育てられた。村には分教場があり、子供たちの教育は熱心に行われていた。それぞれの家が、日々の必需品である米や野菜、味噌や醤油などを作り、豆腐や蝋燭《ろうそく》など、品物によっては分業が行われ、村全体が一家族のようにして自給自足していた。

今でも、すっぽり村中が雪に包まれた冬の夜長に、石童丸や山椒太夫、百合若大臣などといった物語を紙芝居で語っている祖母（私たちの実の祖母の従妹）を懐かしく思い出すことがある。私たち幼い子供たちは、それらの物語を、暗い電気の下で炬燵にあたりながら聞いたものであった。

法然上人の高弟の苅萱《かるかや》上人から、訪ねる父はすでに死んだと知らされて、泣く泣く高野山から母の待つ宿に帰って行く石童丸物語や、ひたいに焼きごてをあてられた安寿姫と厨子王丸がお守りのお地蔵様にお祈りすると、ふたりの傷が消えて、代わりに、お地蔵様のひたいに焼きごての傷が現れる山椒太夫物語では、はらはらしたり、胸をなでおろしたり、また、思わず涙がこぼれたりした。信太《しのだ》の森の母狐の話では、意味も分からないままに、「恋しくばたずねきてみよ　いずみなる　しのだの森の　うらみ葛の葉」という和歌を暗誦したりもした。

今から六〇年以上も前、とうに亡くなった祖母から聞かされていたこれらの物語は、幼い日の良い思いでとして、ずっと忘れることなく、私の記憶に残っていた。しかし、その紙芝居が何を意味していたのか、いったい、どういう経路で祖母がこれらの紙芝居を入手しえたのか、それらの紙芝居を見ている子供たちを、家の大人たちがどのような気持ちで眺めていたのかなどについて深く考えることはなかった。また、「お岩木様一代記」で語られる、津軽の岩木山の山神の「あんじゅ姫」の身の上話が、山椒太夫物語のあらすじに似ていることについても、その当時はまったく知る由もなかった。私は、いつの間にか成長し、村を出て、中学、高校、大学へと進み、雪深い会津に帰ることは間遠になっていった。

ところが、七〇歳を過ぎた今、仕事の合間をぬってハンセン病の歴史を調べているうちに、江戸初期の放浪芸人が往来の人の群衆する所や、門付け芸（門説経）として語ったという「説経節」に出合い、突然、幼いころの私の脳裏に刻まれたこれらの記憶が鮮やかによみがえり、ゆっくりと謎が解けてゆく思いがあった。石童丸や安寿姫と厨子王丸、そして阿部清明の父の安名の物語は、皆、主として江戸時代初期の街中で語られた説経節に含まれる物語だったのである。

本稿では、まず説経節について概説し、次に代表的な説経節である「信徳丸」「小栗判官」「苅萱」の粗筋を記し、最後に、この三説経節とハンセン病とのかかわりについて述べてみたい。

なお、文中、文献を引用した著書（著者）の用語をそのまま使用したため、現代の視点からみると問題のある用語があることを予めお断りしておく。

第一節　説経節について

これまで、説経節あるいは説経集に関する書物は数多く出版されているが、なかでも興味深いのは、

黒木勘蔵著『近世日本藝能記』青磁社（一九四三）
和辻哲郎著『日本芸術史研究　第一巻　歌舞伎と操り浄瑠璃』岩波書店（一九五五）
横山重・藤原弘校訂『説経節正本集第一・第二』大岡山書店（一九三六）
荒木繁・山本吉左右編注『説経節　山椒太夫・小栗判官他』平凡社（一九七三）
荒木繁著「説経節の語り物の形成過程をめぐる問題」『文学』第四二巻、一八頁、岩波書店（一九七四）
室木弥太郎著「せっきゃう研究の展望」『文学』第四二巻、三三頁、岩波書店（一九七四）
増田勝美・松田修編『日本の説話　五　近世』東京美術（一九七五）
室木弥太郎校注『新潮日本古典集成　説経集』新潮社（一九七七）
佐々木八郎著『語り物の系譜』笠間書院（一九七七）
黒木勘蔵解説「摂州合邦辻」『国立劇場上演資料集　二六六　摂州合邦辻・親子仕立両面鑑』三八頁、国立劇場芸能調査室編集（一九八七）
戸板康二鑑賞「摂州合邦辻」『国立劇場上演資料集　二六六　摂州合邦辻・親子仕立両面鑑』四二頁、国立劇場芸

能調査室編集（一九八七）
梅原猛著『小栗判官』新潮社（一九九一）
などであろう。

このように昭和一一年（一九三六）の横山重・藤原弘校訂の説経節正本集の公刊、昭和一八年（一九四三）の黒木勘蔵の先駆的研究[*1]などを経て、昭和五〇年代ころまでは、説経節の研究が盛んに行われた。しかし、近年は、能や狂言、浄瑠璃、歌舞伎については溢れるほどの情報があるにもかかわらず、こと説経節に関する限り、あたかも忘れ去られてしまったかのような感があり、新たな研究報告や刊行物について聞くことはほとんどない。あるいは、研究報告があるにしても、専門誌上での議論にとどまっているのであろうか。ところが平成八年（一九九六）の「らい予防法廃止」、および平成一三年（二〇〇一）の「らい予防法違憲国家賠償請求事件」の結審以降、いわゆる五説経（苅萱、山椒太夫、信徳丸、小栗、愛護の若）と呼称されるもののうち、物語の背景にハンセン病（癩）を扱っている小栗判官や信徳丸の物語が、にわかに脚光を浴びることになった。

黒木勘蔵[*1]は、「……室町の初期には、既に簓《ささら》をすって謡う説経師があって、これが能の題材となったと見るべく、能の『自然居士』はやがてその一傍証を提供して居る……」と考えていたようである。武智鉄二[*7]は、説経とは、元来、放下僧や願人坊主が「ささら」をすりながら唄ったものであり、無伴奏の語りに近いものであったという。

室木弥太郎[*6・8]によると、今日知られている説経節が盛んに行われたのは江戸時代の初期（一七世紀）であり、後に、浄瑠璃にやや遅れて劇場に進出し、その正本も刊行されていっそう著名になった。都市の発展に伴い、大勢の人を一度に収容し、その入場料で経営する芝居（劇場）が生まれた。伴奏に三味線を使い、説経の語りを操り人形で演出して、お客を退屈させないようにした。しかし、説経が最も説経らしく、その特色を発揮したのは一五世紀末の屋外芸能の時代であった。起源をたどれば、室町時代から安土桃山時代（一三九二～一六〇〇）まで遡ることができるが、古い時代の資料がほとんどないために、慶長五年（一六〇〇）前後が説経の時代として考えられている。

説経を語る人々は、ささらすり・ささら乞食と言われた戸籍外の遊民である。ささらは「簓」と書き、竹の先を細かに割って作る。刻みを付けた細い棒「簓子」をこするとさらさらと音を立てる。説経はこれを伴奏にした。後には胡弓や三味線に替わったが、本来の説経は、ささらである。

説経節の登場人物は、表面は奥州・九州・関東などの大領主、京の公家、河内や大和の長者などと煌びやかな出自を述べるが、それは表面だけのもので、中身は乞食や奴隷・賤民といった人々の世界であり、実際に日常、経験したことのある人のみが描ける具体的な下層社会の描写が随所に見られている。

荒木繁[*4・5]によれば、説経節は、中世においてさまざまな語り物を生み出した唱導文学・唱導芸能の一種であり、これを語った者は、下級の宗教家というよりも、さらに下層の乞食・賤民の類である。説経節の語り物は、ほとんど例外なく虐げられた者や弱者の側から発想されており、身につまされ、涙してこれを聞いた人もまた、社会的に底辺、ないしそれに近いところにいる人々であった。

このささら説経という芸能は、おそらく世阿弥のころ、つまり室町時代の初期（一四世紀末〜一五世紀初め）にはすでに存在していたと考えられるが、当時の貴族の日記や記録に説経節についての記録がないことから、上流階級とはまったく接触のなかった乞食芸能として、浄瑠璃や舞などよりさらに底辺にあったものと推測されている。元禄五年（一六九二）刊の『諸国遊里好色由来揃』の「説経の出所」は、「もとは門説経とて、伊勢乞食ささらすりて言ひしさまよしを、大阪与七郎初めて操りにしたりしにより、世に広まりてもてあそびぬ」と記録している。

佐々木八郎[*9]によると、室町時代の初期に簓を伴奏に謡われた説経節が、江戸時代になると、三味線を楽器に、人形と結んで操り芝居として興行されるようになり、新しい民衆演芸になった。京都では、日暮小太夫・説経与八郎の説経座があり、大阪では生玉神社の境内に説経与七郎があり、また大阪二郎兵衛の座があった。名古屋では、日暮小太夫が興業をし、寛文五年（一六六五）のころには天満八太夫が、そして寛文八年（一六六八）には日暮市九郎・小九郎兄弟が興業をした。延宝元年（一六七三）に天満十太夫、天和二年（一六八二）に日暮卯源次、元禄八年（一六九五）

には天満十太夫が興業をしている。江戸では、佐渡七太夫、天満八太夫、江戸孫四郎、結城孫三郎、あづま新四郎、村山金太夫、大阪七郎太夫などがいて、万治（一六五八～一六六一）・寛文（一六六一～一六七三）年間から元禄元年（一六八八）にかけて説経節の全盛を呈し、多くの人々の共感を得ていた。

和辻哲郎[*2]は、説経節は、室町期の謡曲に由来し、やがて浄瑠璃[*1・2・9～11]の中に吸収されて、それ自身の存在を失っていったが、苅萱、俊（信）徳丸などの説経節特有の素朴な想像の世界は、忘れ去られるには惜しい特殊な美しさを持っていると述べている。また、服部幸雄[*17]は、説経節が江戸時代の初期歌舞伎の題材になり、中でも「おぐり」は頻繁に上演されていたという（近年もまた、梅原猛のスーパー歌舞伎脚本「小栗判官」[*12]が脚光を浴びた）。

横山重・藤原弘校訂の説経節正本集　第一・第二[*3]に収められた語り物は下記の通りである。

一、さんせう太夫（天下一説経与七郎正本）
二、せっきょうさんせう太夫（天下一説経佐渡七太夫正本）
三、さんせう太夫（寛文七年山本九兵衛板）
四、山庄太輔　外題さんせう太夫（佐渡七太夫豊孝正本）
五、せっきょうしんとく丸（天下無双佐渡七太夫正本）
六、しんとく丸　外題しんとく丸（佐渡七太夫正本）
七、熊野之御本地（宝永頃鱗形屋孫兵衛板）
八、ごすいでん（佐渡七太夫豊孝正本）
九、まつら長じゃ（寛文元年山本九兵衛板）
一〇、しゃかの御本地　外題しゃかの本地（天満八太夫正本）
一一、熊谷先陣問答　外題くまがゑ（天満八太夫正本）

一二、越前国永平寺開山記（結城孫三郎正本）
一三、成尾海州笠寺観音之本地（天満八太夫正本）
一四、大福神弁財天御本地（天満八太夫正本）
一五、せっきょうかるかや（寛永八年しゃうるりや喜衛門板）
一六、かるかや道心（寛文頃江戸板木屋彦右衛門板）
一七、おぐり判官（延宝三年正本屋五兵衛板）
一八、をくりの判官　外題おくりの判官（佐渡七太夫豊孝正本）
一九、あいごの若（万治四年山本九兵衛板）
二〇、あいこのわか　外題あいこの若（天満八太夫正本）
二一、目連記　外題目蓮記（万治頃八文字屋八左衛門板）
二二、目蓮記　外題もくれんそんしゃ（天満八太夫正本）
二三、ほう蔵びく　外題法蔵比丘（天満八太夫正本）
二四、ほうぞうびく　外題ほうざうびく（佐渡七太夫豊孝正本）
二五、ゆりわか大じん　外題ゆり若大臣（日くらし小太夫正本）
二六、わうしゃうぐん　外題王照君（ひくらし小太夫正本）
二七、ひょうごのつき嶋（石見掾正本）
二八、石山記（天下一石見掾藤原重信正本）

第二節 「信徳丸」「小栗判官」「苅萱」の粗筋

この節は、一九七七年公刊の『新潮日本古典集成 説経集』[*8]より、各説経の粗筋を要約した。

信徳丸

子のない信吉長者夫妻が清水寺の観音に強請して生まれた信徳丸は、観音を軽んじた言葉を吐いて命を失った母の後妻の呪詛によってハンセン病になり、視力を失ったあげく天王寺に捨てられる。その夜、枕上に立った清水寺の観音の言葉に従って、信徳丸は天王寺七村で袖乞い（乞食）を始めるが、数日たつと貰いがなくなってしまう。再び枕上に立った観音の、熊野の湯に入りに行けという言葉に従って、信徳丸は熊野への旅に出る。

途中、和泉の国の地蔵堂で休んでいると、またもや旅の僧侶の姿に身を変えた観音が現れて、近くの有徳人の布施を受けるように教える。その有徳人の家は、信徳丸のかつての恋人乙姫の館であったが、そこの家人の侮辱と嘲笑にあい、信徳丸は深く恥じて天王寺に引き返し、引声堂の縁の下にはいってしまう。そこへ父母と兄の許しを得て後を追ってきた乙姫が現れ、信徳丸と二人して清水寺の観音に病気平癒を祈る。すると夜半に観音が乙姫の枕上に立ち、「一の階」に病気を癒す力を持つ鳥箒があること、そして、その鳥箒の使い方を教える。乙姫が観音の言うように鳥箒を使うと、継母が都の神社に打った呪詛の釘のすべてが抜け、信徳丸の病が平癒し、視力も回復する。

その後、盲目になっていた父の信吉も鳥箒の力で目が見えるようになり、継母とその弟の首を刎ねて信徳丸の再生と復讐が完結する。

小栗判官

子に恵まれなかった三条大納言兼家夫妻が、京の鞍馬の毘沙門天に詣でて、子供が授かるように祈って生まれたのが後の小栗判官である。鞍馬の申し子として生まれた小栗は、聡明だったが、成人（一八歳）して妻を取る段になると、迎えた妻にあれこれと難癖を付け、七二人もの妻嫌いをした後、深泥池《みどろがいけ》の大蛇の化身である美しい姫を三条の屋敷に招いた。しかし、この姫君が大蛇であることが世間に知れ、困り果てた父兼家は、小栗を常陸国に流した。その常陸の国で、小栗は武蔵・相模郡代の横山殿の娘の照手姫に会い、その美しさに魅了され、父横山殿を無視して強引に婿入りしてしまう。

このことを知った横山殿は怒り、小栗を抹殺しようと計る。まず三男の三郎の策略をもって、人をも食い殺すという鬼鹿毛という馬に乗せて殺そうとするが、小栗は乗りこなして難を逃れる。そこで三郎は小栗に毒酒を飲ませる策略を立て、小栗とその家臣一〇人を毒殺してしまう。また、横山殿は、鬼王・鬼次兄弟に命じて、わが子の照手姫をも海に沈めて殺そうとするが、兄弟は牢輿の照手姫が乗った船を海に押し出すのみにして命を助けた。

ゆきとせが浦（むつが浦、あるいは、直江の浦とするものもある）に流れ着いた照手姫は、人買いに売られ売られて美濃の国青墓の宿の「よろづ屋」に買われる。そこで遊女になることを拒んだため、常陸小萩と名乗って水仕事の下女として働くことになった。

毒殺されて冥土に行った小栗とその家臣一〇人は、閻魔大王から、小栗は大悪人であるから悪修羅道におとし、家臣一〇人は善人なので娑婆へ戻そうと言われるが、家臣一〇人は、小栗ひとりを娑婆へ戻してくれと主張する。調べると、土葬だった小栗の身体だけが残っていたため、閻魔大王は、藤沢の時宗《じしゅう》の上人のめいとう聖《ひじり》の弟子として小栗を生き返らせることにし、生き返った後に熊野本宮湯の峰に入れば、浄土から薬の湯を湧きあげることを約束した自筆御判の書状を渡す。

すると、死んで三年経ったはずの小栗塚（墓）が割れて、ふわっとした髪、糸より細い手足、鞠を括ったように腫れた腹という風体の小栗が黄泉路帰りをする。それを藤沢の上人が見つけ、「餓鬼阿弥陀仏」と名付け、また、閻魔大王の自筆書状に、「この者を一引き引いたは千僧供養、二引き引いたは万僧供養」と書き添えて土車に乗せ、自らも大宮まで土車を引く。

一方、「よろづ屋」の下女として働いていた照手姫は、餓鬼阿弥陀仏が小栗とも知らず、宿の主の許しを得て、大津関寺近くの「たま屋」の門まで土車を引く。その後、小栗は大峰入りの山伏に担がれて熊野本宮湯の峰に入り、七日目に両目が明き、一四日目に耳が聞こえ、二一日目に話すことができるようになり、四九日目に元の身体に戻った。

身体が回復した小栗は、都の三条の右大臣の勘当を解いてもらい、また、帝から五畿内五ヶ国と美濃の国を永代与えるという薄墨御綸旨御判を賜る。その後、常陸小萩と名のっていた照手姫と再会した小栗は、恩になった人々に十分な報償を行う一方、毒殺を計った横山殿の三男の三郎を粗簀に巻いて西の海に投げ込み、照手姫を人買いに売った、ゆきとせが浦の姥の首を竹のこぎりで切って復讐を遂げる。

小栗は八三歳のときに大往生を遂げ、美濃の国安八郡墨俣、正八幡たるひおなことの御神体・荒人神として奉られ、照手姫は一八町下に契り結ぶの神として奉られた。

苅萱

筑後筑前、肥後肥前、大隅薩摩の六ヶ国の領主で筑前松浦党の総領繁氏は、春の宴の盃につぼみの桜が散り込んだのを見て老少不定《ろうしょうふじょう》を悟り、出家を決意する。そして一門の者や妊娠七ヶ月半の子供を身ごもっている北の方の反対を押し切り、北の方に対する永遠の愛と、生まれた子供が男児なら石童丸と名付けて出家させるように記した置き手紙をして家出をする。

都にのぼった繁氏は黒谷で、国元から親や妻子が訪ねて来ても決して還俗しないという大誓文を立てて、ようやく法然上人に剃髪してもらい、苅萱道心と命名される。その後の一途な修行で、苅萱は法然上人の一の弟子と呼ばれるようになったが、ある夜、一三歳になった石童丸が母親とともに黒谷へ来て、衣の裾にすがりつく夢を見る。苅萱は、この夢のことを法然上人にありのままに語り、妻子を避けるために女人禁制の高野山へ入る許しを得る。

苅萱の故郷では、繁氏が出奔した後に生まれた石童丸が一三歳になり、母に、父親のことを頻りに聞く。母は、父の繁氏（苅萱）は都の黒谷にいるのだが、便りを出しても返事が来ないことを教える。石童丸は父を訪ねて行こうと母にせがみ同意させる。姉の千代鶴は家に残ることになる。

都で、母と子は、父親が黒谷から高野山へ移ったことを知る。しかし母親は、女人禁制の高野山には登れない。石童丸一人が山に登ることになるが、目指す父親がなかなか見つからず、一日、二日、三日と、山を探し回る。七日目に、苅萱道心に巡り会った石童丸は、父親の居所を尋ねる。苅萱は石童丸が我が子だということを知るが、法然上人に立てた起請のことを思い、石童丸の父親は死んだと告げる。悄然として石童丸が山を下りて母の元に戻ると、病を得ていた母はすでに死んでいる。

石童丸は、様子を見に来た苅萱道心とともに母を葬った後、母の髪を持って故郷に帰るが、七日前に姉の千代鶴が死んだ事を知る。姉の骨や髪を持って再び高野山に登った石童丸に、苅萱道心は依然として父と名のらないまま出家を勧め、道念坊という名前を与えて剃髪させる。その後、善光寺に移った苅萱は八三歳で、六三歳の道念坊と同じ日に遷化する。後に、二人は信濃の国善光寺如来堂の弓手のわきの親子地蔵として奉られた。

第三節　説経節と「人の嫌ひし違例」

室町時代（中世）から、とくに、江戸時代（近世）初期に、社会の底辺の人々によって語られ、また聴かれた説経節の物語には、家から離れて、戸籍外の民として放浪せざるをえなかった「人の嫌ひし違例（病気）」としてのハンセン病の姿が見え隠れする。ハンセン病を病んで家から追放された人々は、昼となく夜となく清水坂や奈良阪、天王寺をはじめ、各地の寺社界隈で袖乞いをしていたと考えられ、またそうする以外に生き延びる手だてはなかった。

信徳丸では、継母が、信徳丸が氏子である清水へ詣でて、「（信徳丸を）人の嫌う違例（病気）を授けたまわれ」と深く起請し、縁日をかたどって、御前の生き木（立木）に一八本、祇園殿に七本、御霊殿に八本、七社に七本、今宮殿に一四本、北野社に二五本、東寺夜叉神に二一本、因幡堂では、信徳丸の両眼に打つということで一二本、余った釘を賀茂川・桂川の水神蹴立へと、計一三六本の釘を打ち込んだ結果、信徳丸は目が潰れ、違例の病者に転落する。このように、信徳丸の病はあくまでも継母の「呪詛」によるものである。

そもそも、人の嫌う違例といわれたハンセン病は、人々から蔑まれ、避けられていた。そこで、継母は、信徳丸を屋敷から追い出せと夫信吉に強請する。信吉は、「長者の身にて、あれほどの病者が、五人、一〇人あればとて、育みかねべきか（養えないはずがない）。ひとつ内にいやならば、別に屋形を建てさせ、育み申そう、しんとく丸を」と嘆くが、継母は、「それなら飽かぬ暇《いとま》を賜れ」と言い張る。このように継母が、信徳丸の放逐を主張し続けるため、やむを得ず信吉は信徳丸を家から出すことを決めるが、この記述から、当時、ハンセン病にかかった家人を屋敷内に匿っていた例があったことが解る。

一方、氏子である信徳丸の枕上に立った清水のご本尊が、「いかにしんとくよ。御身が違例、しんから起こりし違例でなし。人の呪いのことなえらば、町屋へそでごひし、命を継げ」と告げた言葉は、この時代に、放浪して生をつなぐハンセン病のありさまを、そのまま語っている。

江戸時代の人は、経験的に、ハンセン病が伝染性（感染性）を持っていることを知っていた節があるが、一般的には、「神罰仏罰としての病[*15・16]であり、その病は、家人に受け継がれていく」と認識されていた。「呪いであって、しんから起こったのではない」という言葉に込められたメッセージの意味がここにある。清水の観音は、「信徳丸の病は呪いによるものであって、親から子や孫へ、家族の一人から血縁の家族の一員へと発病者が出る遺伝病（のように見える発病の形式）によって起こったものではない」と言っているのである。

しかし、継母は、「それ弓取りの身内に、病者《やまふじや》のありければ、弓矢冥加七代尽きる」と、当時の「家意識」「家門意識」に結びつけて、「信徳丸を家に置けば、周囲の人々が彼のハンセン病が家に伝わる病と見るであろうから」、彼を家から放逐するように強弁する。

我が国において、「ハンセン病は遺伝する」という概念は、案外早い時期にあったと考えられ、鎌倉時代後期、すなわち、正和《しょうわ》二年（一三一三）から嘉暦《かりやく》二年（一三二七）ころの間に梶原性全が著作した医書・万安方に、「然亦有伝染者、又非自致此、則不謹之故、気血相伝、豈宿業縁會之所為也、……」と、ハンセン病が遺伝する如き説が記されている[*13]。富士川游[*14・15]は、その著書『日本医学史』に、万安方に用いられた「伝染」という用語について、「ここ（万安方）に伝染といふは、気血相伝して、病の親より子に移るを曰ふ、人より人へ直接伝染するの義にはあらず」と、「気血相伝」という用語を「遺伝」と関連させて説明している。

ただ、この場合の「遺伝」が、「単なる遺伝」を意味したのか、または、近年まで信じられてきた、ハンセン病に罹患しやすい「体質の遺伝」を言ったのかは判然としない。これについては、「気血相伝」の「気血」を、どう読み解くかにかかっていると思われる。

一方、信徳丸が違例の病になったことを知った乙姫が、「……まことや承ればしんとく丸……継母の母の呪いにて、人のきらひし病者《やまふじゃ》とおなりあり。天王寺にお捨てあったと承る」……「なう、いかに父上様。承ればしんとく殿、人のきらひし三病者とおなりあり、諸国修行と承る。お暇賜われ。夫の行方を尋ねうの……」と語る言葉も示唆に富んでいる。この場合、人の嫌ひし病者は、ハンセン病であり、「三病者」は、ハンセン病や知的障害者を指す言葉として「愛護の若」などにも使われており、当時の唱道仏教の（あるいは一般的に）用語として日常的に使われていたのであろう。

いずれにしても、このような背景を考えると、「呪いによるものであり、遺伝によるものではない」ために、清水の観音の御利益で継母による呪縛が解けると、たちまち、信徳丸の病が平癒するという大団円も、一応の合理性を持ったものとして聴衆に受け入れられたのだろう。

このほか、信徳丸正本は、「前世の因果」「信徳丸の母の前世は瀬田の唐橋の下に住む大蛇」「過去の因果は悪しくとも」「天王寺七村を袖乞ふ」「御身がようなる違例は、熊野の湯に入れ……」「天王寺引声堂《いんせいどう》の縁の下に取り入りて……」「盲目杖にとがはなし」「起請」「起誓」「埴生の宿（土間に莚を引いた貧しい小屋・非人小屋）」「御白州に引き出し、首切って捨てにける」などの言葉を随所にちりばめて、前世・現世の罪を清水の観音が救済するという唱導仏教の世界を展開する一方、社会の底辺に生きる人々の因果に縛られた意識と生活のありさまを直裁に叙述している。

「をぐり」の正本の世界もまた夢想的でありながら、その時代の人々の意識・価値観と日常の生活観を随所に綴っている。舅である横山殿に断りもなく、強引に照手姫の夫になった小栗とその一門の者一一人が、横山殿に振る舞われた毒酒の旨さについて、正本は、「九万九千の毛筋穴、四二双の折骨や、八〇双の番の骨までも、はなれてゆけとしむよさて」と記しているが、これは起請文に常套的に引用される「九万九千の毛筋穴」と同じ表現である。小栗が閻魔大王に許されて、小栗塚から生き返る際の表現は、「小栗塚が、四方へ割れてのき、卒塔婆は前へかっぱと転び、群烏笑ひける……あらいたわしや小栗殿、髪ははとして、足手は糸より細うして、腹はただ鞠をくくたようなもの、あなたこなたをはひ回る」と記され、この小栗の風体を見て、一遍上人ゆかりの藤沢のお上人は、ハンセン病の別名と言われる餓鬼阿弥陀仏と名付ける。

今日的視点から見れば、「(目が見えず)、髪ははとして、足手は細くして」というあたりは、ハンセン病の末梢知覚神経障害・末梢循環障害による、顔や四肢の筋肉萎縮および末梢視覚障害を思わせるが、腹が鞠をくたようにふくれたり耳が聞こえなかったりという症状は、必ずしもハンセン病に伴う症状ではない。

この後、閻魔大王が、「熊野本宮湯の峰に入れば、浄土から薬の湯を湧きあげること」を小栗に約束した自筆御判の書状に、藤沢のお上人が、「この(黄泉路帰りの餓鬼阿弥陀仏という者を)一引き引いたは千僧供養、二引き引いたは万僧供養」と書き添えて「土車」に乗せて引き、美濃の国青墓の宿からは、同じようにして照手姫もまた、「えいさらえい」と引いて、熊野本宮湯の峰近くまで運ぶのである。この辺りの描写は、唱導仏教そのものの世界と言えよう。

温泉に入って癩の病を治すいわゆる温泉療法は、群馬県の草津温泉、青森県の酸ヶ湯温泉や薬研温泉などをはじめとして古くから全国的に信奉されてきた。医学的に見ると、酸性泉にしても、アルカリ泉にしても、皮膚の表面の抗酸菌や雑菌を消毒する効果があるため、ハンセン病に対して、部分的治療効果があったことはよく知られた事実である。

「をぐり」正本もまた、上記の他に、「鞍馬の毘沙門天にお詣りあって申し子をされる」「深泥が池の大蛇の化身」「鞍馬の利生」「天竺にては大聖文殊、唐土にては善導和尚、我が朝にては弘法大師の御筆は、一字破れば仏一体、二字破れば仏二体。……弘法大師の二〇の指を食い裂き、引き破ったにさも似たり」「後の業は何になるべき」「これや冥土の道に聞こえたる、無間地獄の構えとも……」「念仏申してたまわれの」「観音の要文にかくばかり、五逆消滅、種々浄罪、一切衆生、即身成仏……」「悪修羅道」「六根かたは」「因果の車」「百生の縁」「因果の御縁」「父の御恩は七逆罪、母の御恩は五逆罪、一二逆罪を得ただにも……」「恩は恩、仇は仇で返すべき……」などの中世的・唱導仏教的・因果応報の描写が随所に見られるが、「信徳丸」ほど民衆の生活に密着していないのは、主人公が、世間に普通にいる男女ではなく、後に神として奉られる黄泉路帰りをした小栗判官と照手姫の物語であることによるのかもしれない。

一方、「苅萱」は、九州地方の豪族の遁世出家の物語であり、そこかしこに神仏に頼る人々の姿が叙述されているが、ここでは、起請文の世界が、当時の人々にどのように映っていたのかを知るヒントとして、繁氏（後の苅萱道心）が大誓文（起請文）を立てれば剃髪を許すと法然上人に言われた際の、ながながしい誓文を記してみることとする。

南無や筑紫の宇佐八幡。国元にありしその時は、弓矢の冥加、国を豊かにお守りあれと申したを、今日より引き換へて《変更して》、遁世者の末を遂げさせてたまはれと拝むなり。謹上散供《さんご》再拝、敬って申す。かのみを初め申すに《始めに申すと》、上には梵天帝釈、下は四大天王・閻魔法皇・五道の冥官、たいしんに秦山府君《たいさんぼく》、下界の地にて、伊勢は神明天照皇太神宮、外宮《げぐう》が四〇末社、内宮が八〇末社、両宮合はせ百二〇末社の御神、ただ今の誓文に降ろし奉る《誓文のために降ろし奉る》。

伊賀の国に一宮《いっきゅう》大明神、熊野に三つのお山、新宮は薬師、本宮は阿弥陀、那智は飛瀧《ひりょう》の権現、（那智の）滝本に千手観音、神《かん》の倉に龍蔵《りゅうぞう》権現、湯の峰に虚空蔵、天《てん》の川に弁才天、大峰に八大金剛、高野に弘法大師、吉野に蔵王権現・子守・勝手、三八社の大明神、多武《たふ》の峰に大織冠《たいしょくかん》、初瀬《はせ》に十一面観音、三輪の明神、布留は六社の牛頭天王、奈良は七堂の大伽藍、春日は四社の大明神、木津の天神、宇治に神明、藤の森の牛頭天王、八幡は正八幡大菩薩、愛宕は地蔵菩薩、ふもとに三国一の釈迦如来、梅の宮、松の尾の大明神、北野に天神、鞍馬に大悲多聞天、祇園は三社の牛頭天王、比叡の山の伝教大師、（根本）中堂に薬師、ふもと《坂本》に山王二一社、打下に白髭の大明神、海の上には《琵琶湖の上には》竹生島の弁才天、近江の国にはやらせたまふはお多賀の明神、美濃の国になかへの天王、尾張の国に津島の祇園、熱田の大明神、三河の国に矢作《やはぎ》の天王、遠江《とほたふみ》に牛頭天王、駿河の国に富士権現、信濃の国に諏訪の明神、戸隠の大明神、甲斐の国に一宮の大明神、伊豆の国に三島の権現、相模の国に箱根の権現、関東に鹿島・香取・浮洲の大明神、出羽の国に羽黒の権現、奥州に塩竃六社の大明神、越後の国に蔵王権現、越中に立山権現、能登に伊須流岐《ゆするぎ》の大明神、加賀に白山権現、越前に御霊《ごりょう》の宮、若狭に小浜の八幡、丹後に切戸《きれと》の文殊、あかりか明神、但馬《たじま》に一の宮の大明神、丹波に大原の八王子。津の国《摂津の》にひるかみの天神、西宮の若夷《わかえびす》、河内の国に恩地《おんち》・枚岡《ひらおか》の大明神、誉田《こんだ》の八幡、（摂津の）天王寺は聖徳太子、一五社の大明神、住吉四社の大明神、（和泉の）堺に三《みつ》の村の大明神、和泉の国に大鳥五社の大明神、紀伊の国に淡島権現、淡路島に千光寺《せんこうじ》は世の始まり、十一面観音、諭鶴羽《ゆづりは》の大明神。

四国に入りて、阿波につるが峰の大明神、土佐にみふねの大明神、伊予につばきの森の大明神、讃岐の国に志度の道場。

筑紫のをんしに入りて、宇佐・羅漢・くもひくひほ天王・阿蘇の御岳・志賀・宰府・鵜戸《うど》・霧島・高来の温泉《うんぜん》、勧請申す。

播磨の国に、一に神戸《かんべ》、二にやはた、三に酒見の法条寺、室の大明神、備中に吉備津宮、備前に吉備津宮、備後にも吉備津宮、三か国の守護神勧神請申す。伯耆《ほうき》に大山地蔵権現、出雲の国に大社《おおやしろ》、神の父は田中の御前《ごんぜん》。総じて山には樹神《こだま》、石には補天《ほてん》、海に八大竜王、川には水神、人の屋の内に入りて、七二社の宅《やけ》の御神、二五王の土居の竃《へつつひ》、道のはたの道陸神《だうらくしん》までも、ただ今の誓文に降ろし、勧請申す。

（誓文を破った時は）それがしがことは申すに及ばず、一家一門、一世の父母に至るまで、無間・三悪道に落とし、国元よりも親が尋ねて参る、妻子が尋ねて参るとも、再び見参《けんざう》申すまじ。ただ得心の者のことなれば《じぶんは十分え得心しておりますから》、ひらさら《是非》髪を剃って、出家にないてたまわれ、と大誓文をお立てあるは、身の毛もよだつばかりなり。


誓文（起請文）のなかには、もしその内容が事実と異なる場合は、来世では、無間地獄におち、現世では、神罰・仏罰としての「白癩黒癩」の御罰あたるべしと記したものがあり、そのことは広く世間に知られていたから、「……、と大誓文をお立てあるは、身の毛もよだつばかりなり」と仰々しく言われても、あながち大袈裟な表現とばかりは言えない。「さんせう太夫」にも、逃亡中の厨子王丸を匿《かくま》った国分寺の聖が、これと同じような大誓文を立てる行があり、説経節独特の表現である。

それにしても、これだけ、あれもこれもと寺社名を並べ立てられれば、聴衆は恐れおののき、また、たじろいだかもしれないが、しかしその一方で、感心もし、あきれもして、内心、おもしろおかしく聴いてもいたのではないか。

全盛時の説経節は、唱導仏教・教化という枠にとらわれることなく、社会の底辺の人々の日々の営みのすぐ傍らで、それらの人々の楽しみや喜び、苦悩や悲哀に寄り添うように存在していたに違いないと思われるのである。

第四節　説経節にみる再生と救済

黒木勘蔵は、昭和一八年（一九四三）に公刊された著書『近世日本藝能記』[*1]「Ⅱ 説経の研究」で、説経を、江戸時代以前（平安時代・鎌倉時代など）と江戸時代前期に分けて論じ、「説経は、長き伝統と変遷とを有する仏教文芸を戯曲化し、音藝化し、民衆化した頂点を示すものであると共に、他の同時代又は後に行われた演劇や文芸に及ぼした影響も頗る大きいものであるから、戯曲史上、文芸史上から見て興味あり、又、大切な一つの研究対象であるというべきである。それゆえ、私も先年来心掛けてきたが、文献資料の蒐集が思ふ様でないために、まだとても纏まった研究を発表する程度には進んで居ないのである。……」と、我が国の文芸や演劇等に、説経が多大の影響を及ぼしてきたことについて言及している。

その一方で、「……（説経は）昔より定めれる数ありて、いつも古きことのみを語りて、今の世の新しきことを作り出さず。……」という太宰春臺の文を引用しつつ、「説経が俄に衰えたのは、要するに時代遅れとなったからである。人形劇の創始時代に於て浄瑠璃の発達がいまだ幼稚であり、又は金平式の殺伐なものの行われた頃に於ては、作品の材題内容等に浄瑠璃よりは優越の地位にあり、又、曲節に於ても老幼婦女子などにも喜ばれやすい特色を持っていた説経は、十分に存立の余地があり、また歓迎されるのも当然のことであった。

しかし、説経が徒に旧を守っている間に、上方に於てはその題材・曲節共にこれが長所を取って、さらに一段の進歩を示し……浄瑠璃などが流行するに及んでは、説経は敗亡者とならないわけには行かなかった。また、江戸に於ても……遂に江戸半太夫も説経から浄瑠璃に転ずるような時代となって、……昔ながらの語口で語物も小栗・苅萱・しんとく丸というように一定している説経の喜ばれる筈はない。……」と、江戸時代中期における説経節のにわかな凋落の原因について解説を行っている。

説経節が語られた時代背景を見ると、室町幕府が崩壊し、戦国の世が収まると、新しい安土桃山文化が開花したが、しかし、豊臣政権も長くは続かず、関ケ原の戦い（一六〇〇）の後、徳川幕府へと移行した（一六〇三）。その後、大阪冬の陣、夏の陣という二度の内戦を経て豊臣家が滅び、敗戦の憂き目にあった人々の多くは、浪人・放浪者となって諸国に流れていった。

この境界の時代に、河原者芸能である出雲阿国歌舞伎が創始（一六〇三）され、人形浄瑠璃が勃興（江戸期）し、また、仮名草子が隆盛（江戸期）して、庶民の文芸・芸能は活気を呈した。しかし、やがて安定期に入ろうとする幕府は、阿国歌舞伎の流れである女歌舞伎禁止（一六二九）、若衆歌舞伎禁止（一六五二）、出版統制（一七二〇）、そして、心中物の出版・上演禁止（一七二三）などを断行する一方、社会・政治の分野でも、五人組制（一六二三頃）、関所・駅伝制（一六二五）、参勤交代制（一六三五）、奉書船以外の海外渡航禁止と海外渡航者の帰国禁止（一六三三）を定め、また、島原の乱（一六三七〜一六三八）以後は、鎖国（一六三九）および宗門改め（一六四〇）、田畠の永代売買禁止（一六四三）など、新たな政策を次々と策定していった。こうした徳川幕府による封建的締め付けは、浪人改め（一六五二）などとして、放浪者となった人々の身の上にも及んだ。

説経節は、結局のところ、これらの時代的な推移を濃厚に受けて盛衰したものである。

江戸時代初期の説経節最盛期には、説経者が語る「信徳丸」や「をぐり」などに共感した多くの聴衆が存在し、呪詛によって生じた「信徳丸」の人の嫌う違例や、「をぐり」における黄泉路帰りの餓鬼阿弥陀仏、さらには、「苅萱」や「さんせう太夫」で読み上げられる大起請文なども、矛盾なく巷間に流布・浸透していった。今日に伝わる、「信徳丸」や「をぐり」の正本に目を通すと、この当時のハンセン病は、人の嫌う違例の病であり、人々に忌み嫌われ、疎まれ、避けられ、捨てられている。ひとたびハンセン病になった人は、苦悩と絶望のうちに、家を離れて喜捨を乞いつつ放浪するか、非人宿に引き渡されるかしなければならず、また、人々に病を揶揄され、恥をかかされ、逃げまどい、悲嘆にくれ、「干死に」しようとさえするのである。

ただ、筆者にとって興味深いのは、説経節という物語上のハンセン病患者には、個有の、それも信徳丸などという美しい名前が付けられている上に、病に墜ちた主人公の苦しみと、その後の再生の物語が、恋人である女性の健気な行動とともに綿々と綴られていることである。

古代や中世の物語や説話では、ハンセン病は、法華経や法華経を奉る者を侮った者のなれの果てでしかなく、現世においては、名前が与えられることも、病からの再生もありえなかった。さらに、起請文の世界になると、ハンセン病は、現世で神罰・仏罰を蒙った者であり、来世では無間地獄に堕ちるべき存在として、救済の道は閉ざされていた。

しかし、説経「信徳丸」は、「継母の呪いによるものであって、しんから起こったのではない病」を主題にしているせいか、古代や中世の物語・説話、あるいは、起請文にかかわるハンセン病には与えられなかった「再生と救済」が、「末繁盛」とともに語られている。荒木繁[*4]は、これについて、「乞丐人（乞食）の間に、いかに癩者が多く、乞丐人といえば癩者をさすぐらいの状態だったのがわかる。信徳丸は事実天王寺で乞食をして歩くのであるが、この癩と盲目からの救済の物語の背景には、乞食芸能者であった説経の徒の願望と共感が織り込まれているものと思う」と述べている。

一方、「信徳丸」や「をぐり」に登場する乙姫や照手姫は、説経の徒、そして、説経を聴く徒の理想の女性として登場する。両親や、仕える主人等の思惑にもかかわらず、「しんとく取って肩にかけ」る乙姫や、餓鬼阿弥陀仏になった「をぐり」の土車を引く照手姫は、生命力に満ち溢れ、明らかな意志と目的を持って未来を切り開いていくのである。これらの女性は、不幸には涙しつつも、感傷に押し潰されることなく現実の混沌に向き合い、非条理の世界に墜ちた恋人や夫に寄り添って、彼らの再生のために惜しみなく力を注いでいる。物語の上では、末繁盛となるものの、現実の世界では、今まさに封建制の中に封じ込められ、時代に取り残されようとしている説経の徒が、願望と共感を織り込めて創造した理想の女性像が、諦めることを知らずに闘い続ける強《したた》かな女性であることは、誠に興味深く、身につまされる哀しさがある。

このように江戸時代初期の、いまだ十分に幕制が固まらず、これから近世特有の文化・芸能の爛熟が始まろうとするその直前に、チラリと歴史上に姿を見せた説経節は[*19]、やがて、より完成度の高い、人工的魅力に富んだ浄瑠璃などに取り込まれ、そして、取って代わられて、本願寺から「土民・下郎の類[*18]」と蔑まれた人々の支持をも失っていったのである。

しかしながら、つい近年まで、清水の観音や、鞍馬寺の毘沙門天、藤沢の時宗・遊行上人、信濃の国の善光寺などの寺社に対する人々の尊崇の念とその威光は大きなものがあったことは確かなことであるから、説経節が衰微した後も、これらの物語は、「忌わしい病としてのハンセン病」の記憶も含めて、それぞれの寺社の縁起物や仏話の類として、あるいは、近代の小説やお伽噺の題材にとられて人々に記憶されていった。また、中には、もともと岩木山の御神体にかかわる民間伝承としてあった「あんじゅ姫物語」のように、語り部（いたこ）たちによって語り継がれたものもあった[*20]。

〔引用文献〕

＊1　黒木勘蔵『近世日本藝能記』青磁社（一九四三）。
＊2　和辻哲郎『日本芸術史研究　第一巻　歌舞伎と操り浄瑠璃』岩波書店（一九五五）。
＊3　横山重、藤原弘『説経節正本集　第一・第二』大岡山書店（一九三七）。
＊4　荒木繁、山本吉左右『説経節　山椒太夫・小栗判官他』平凡社（一九七三）。
＊5　荒木繁「説経節の語り物の形成過程をめぐる問題」『文学』第四二巻、一八頁、岩波書店（一九七四）。
＊6　室木弥太郎「せっきゃう研究の展望」『文学』第四二巻、岩波書店（一九七四）。
＊7　益田勝美、松田修編『日本の説話　五　近世』三〇五頁、東京美術（一九七五）。
＊8　室木弥太郎『新潮日本古典集成　説経集』新潮社（一九七七）。
＊9　佐々木八郎『語り物の系譜』笠間書院（一九七七）。
＊10　黒木勘蔵「摂州合邦辻」『国立劇場上演資料集 二六六　摂州合邦辻・親子仕立両面鑑』三八頁、国立劇場芸能調査室編集（一九八七）。
＊11　戸板康二「摂州合邦辻」『国立劇場上演資料集 二六六　摂州合邦辻・親子仕立両面鑑』四二頁、国立劇場芸能調査室編集（一九八七）。

＊12　梅原猛『小栗判官』新潮社（一九九一）。
＊13　服部敏良『鎌倉時代医学誌の研究』一三三頁、吉川弘文館（一九六四）。
＊14　富士川游『日本医学史』一三六頁、日新書院（一九四一）。
＊15　富士川游、小川鼎三『日本医学史綱要 二』一六三頁、平凡社（一九七四）。
＊16　福西征子「ハンセン病と起請文」『セミナー医療と社会』第二九巻、四二頁（二〇〇六）。
＊17　服部幸雄「舞台の芸の説話的背景」『日本の説話　五　近世』三四〇頁、東京美術（一九七五）。
＊18　室木弥太郎『新潮日本古典集成　説経集』三九九頁、新潮社（一九七七）。
＊19　室木弥太郎『新潮日本古典集成　説経集』四〇六頁、新潮社（一九七七）。
＊20　荒木繁、山本吉左右『説経節　山椒太夫・小栗判官他』三四〇頁、平凡社（一九七三）。

第V章

近世中期から幕末におけるハンセン病観

外国人医師の手記に見るハンセン病

はじめに

筆者はこれまで、ハンセン病への差別・蔑視・偏見がどのようにして日本人の心に浸透したかを考察する一助として、古代仏教および説話、中世における起請文、臨済宗東海和尚一休、近世初期の説経節などについて報告してきた。その結果、古代のハンセン病は、主として「現報」としての現世罰であったが、中世に入ると、起請文に記されている「現世悪病・来世無間地獄底」の如く、現世から来世に及ぶ因果応報観となり、さらに、それまで個人の範囲に留まっていたものが、次第に、一家・一門に受け継がれる悪病と見なされるようになっていったことがわかってきた。

これらの時代、ハンセン病患者は、日常生活の多くの面で差別されるべき対象と見なされ、患者は、追放されて放浪するか、棄てられて放置されるか、あるいは密かに匿われるかなど、いずれにしても、市井における普通の生活は望むべくもなかった。一方、ハンセン病患者が出た「家」は、一族の婚姻や交際など、あらゆる意味で不利益を蒙ったから、隠せるものであれば、その事実を、ひた隠しにするのが常であった。

本稿では、江戸時代中期から幕末にかけて来日した外国人、とくに医師の書いた書物の中から、ハンセン病とその周辺にかかわる記事を抜き書きしてみたい。これらの著者は、鎖国の薄闇のなかで物事を見るのではなく、より早く近代を迎えたドイツやイギリス等から来日した者として、明晰、かつ、理性的な目で当時の我が国の市街や郊外で見かけたハンセン病患者とその周辺の人々を、ありのまま、見た通りに記述していると思われ、また、その内容は、明治以後の我が国のハンセン病対策によって患者が辿ったその後の運命を予見しているようにも考えられるのである。

第一節　外国人医師が見たハンセン病とその周辺

ベルンハルドゥス・ヴァレニウス『日本伝聞記』

第二八章　病気と葬式について

われわれヨーロッパ人がかかるたいていの病気には日本人もかかるが、もちろんわれわれほど頻雑ではない。その理由は、ほとんどの人が健康で永続的な力を老年期まで持ち続けるからである。しかし、この国は、醜いハンゼン氏病で非常に有名である。これは風土病であり、象皮病ともよばれる。ハーヘナールは次のように言っている。われわれは日本で、両手両足が腐ってしまったハンゼン氏病患者を大勢見かけて驚いた。そのうちの数人は顔かたちまで醜くなっていた。彼らは一般の人たちから隔離され、町や村の小さい小屋で、細々と生活している。*1 ……。

ベルンハルドゥス・ヴァレニウス（Bernhard Varen 一六二二・元和八年～一六五〇・慶安三年。ドイツ語読みではベルンハルト・ヴァーレン）はドイツ人の医師で、来日したことはなく、当時のヨーロッパの文献考察によって、『日本伝聞記』を書いた。彼は、ヘンドリック・ハーヘナール（Hendrick Hagenaer）著の「東インドのほとんどの地方を巡った旅行についての報告――一六三一年（寛永八）に出航して一六三八年（寛永一五）に帰国した（オランダ語）」をもとに、我が国にハンセン病が非常に多いという記事を引用している。ハンセン病と象皮病を混同しているが、当事の日本にハンセン病が多かったことは事実と考えられる。

エンゲルベルト・ケンペル『新版　改訂・増補　日本誌――日本の歴史と紀行』

第五分冊　第四巻　長崎および外国人の対日貿易の歴史に関する一般的記述

第一〇章　制札　旅行手形　御朱印状。

Ⅷ　起請文　長崎の町年寄の許で行う誓約。その様式は、町年寄の所に備えつけられてある書式大全、すなわち式目（しきもくSikkimoku）にでている。

出島および出島関係事項を監督する立場にある諸役人は、すべて当該任務に赴く前に、方式通りの誓約をなし、神明に誓って次の事項を守らなければならない。……。

なお、必要に応じて、あれこれこの種の条項をも書き足し、これに一般の起請文句を書き添え、誓約者の名前を書き、血判する。この一般の起請文句は、ある官職を引き受ける場合の常套文句であり、あるいは、ある事が本当であることを立証したり、身の潔白を主張したり、個人誓約を確認したり、あるいは、その他何らかの事柄について、自分の言うことに間違いがないことを確言する場合の決まり文句なのであるが、誓約には欠かせないものとなっている。その文言は次の通りである。

Bonden Taisaku Si Dai Tenno, Soosite Nippon Gokusju, Rokkosiu Josjuno, Daisiono Singi, Kotoniwa, Idzu Fakone, Rioosiono Gongin, Missima Dai Mioosin, Fatzman Daibosatz, Tenman Dai Sisai Tensin, Burui Kensok Sinbatz Mioobatz ono ono makari, komo urubeki, Mononari, d. i.（梵天帝釈、四大天王、惣じて日本国中六十余州の大小の神祇、殊には伊豆箱根両所の権現、三島大明神、八幡大菩薩、天満大自在天神、部類眷属、神罰冥罰各々罷り蒙るべきものなり。仍って起請件の如し）。

この文言の大意は次の通り。

私が以上に列挙した諸条項のすべてを一つ一つ堅く守らなかった場合には、無限宇宙の守護神である四大天王、日本全国（六六州）の神々、大小の神祇、悪には厳しい伊豆・箱根両所の神々、三島の大明神、八幡大菩薩、天満大天神の憤りと怒りが私の上へ落下し、私の家族一門、友人に至るまで神々の方正な怒りと処罰がどのように重いものであるかを体験することになるだろう。以上のように起請する。……。

第六分冊　第五巻　著者が二回にわたり長崎から江戸へ参府旅行したときの記述

第五章　毎日往来する人々、ならびにそれらの旅人を相手に生計を立てる人々。

……多くの他の乞食は、ある者は病気をしており、あるものは健康だが物乞いをし、歌を謡い、胡弓を弾き、琵琶を奏で、あるいは駄洒落を飛ばして戯け話をしたり曲芸を演じたりして……。

第一三章　江戸から長崎までの帰り旅および途上の出来事。

……天竜（てんりゅう Tenrju）村を経て天竜川まで行き、平底船でその大河を渡り、ふたたび駕籠に乗って夕刻少し前に浜松の町まで進んだ。

口坂の手前でわれわれのところに寄って来て物乞いした乞食は、裸にただ短い藁の腰簑を纏っているだけの素足の男であったが、手には多くの紙片を下げた槍を持ち、胸の前に多数の聖賢や英雄の画像を治めた龕を吊し下げていた。見付けの手前の小さい傍町には浮かれ女が大勢いたが、その手前に驟雨にずぶ濡れになり、瀕死の坊主が野天にうつ俯せに倒れ、まだ生きている証拠に呻き声を立てているのが聞こえた。だから屍体とは思われず、誰もがひどい扱いをしたくないことは当然であり、こんな光景に接したら、それが石でも憐れを催しそうなものだが、日本人はまるで無関心であるかのように見受けられた。見付の宿の主人は鄭重な男で、山の下り路の町外れまで見送りに来て、われわれにもう一度敬意を表そうとし、雨でぬれた地面に両手をつき、傘を傍らに置き、頭からずぶ濡れになって挨拶した。*2……。

エンゲルベルト・ケンペル（Verfasst von Engelbert Kaempfer 一六五一・慶安四年〜一七一六・享保元年。ドイツ語読みでは、エンゲルベアト・ケンプファー）は、ドイツ北部レムゴー出身で、ダンチヒ、クラカウ、ケーニヒスベルグ、ウプサラの諸大学で博物学および医学を学んだ。はじめスウェーデン使節の書記官として、ロシアおよびペルシャに赴任。その後、オランダ東インド会社付き医官となり、ジャワ、シャムを経て、一六九〇年（元禄三）来日、二年間出島に滞在した。一六九一年（元禄四）と一六九二年（元禄五）の二度にわたってオランダ商館長に随行して江戸参府を果たし、徳川綱吉にも謁見した。一六九二年に離日してオランダのライデン大学で学んだ後に著述した『日本誌』は、彼の死後一一年を経て、一七二七年（享保一二）に出版された。

文中記載のように長崎の町年寄の許で、起請文をもって誓約が行われたとすると、当時は、隠れキリシタンに対して、踏み絵および天罰起請文を強制していたから、「神罰冥罰」は、ハンセン病を指している。また、「胡弓弾き」は説経衆である可能性がある。

「瀕死の坊主が野天にうつ俯せに倒れ、まだ生きている証拠に呻き声を立てているのが聞こえた。……こんな光景に接したら、それが石でも憐れを催しそうなものだが、日本人はまるで無関心であるかのように見受けられた」という記述は、まだ戦国時代の余韻が残っていた江戸時代中期の人々の、棄てられた者に対する冷淡な振る舞いをよく伝えている。

シーボルト『日本』

第二巻　第四編　一八二六年（文政九）の江戸参府紀行（一）原題　陸路および海上旅行。

一八二六年の江戸参府旅行

第一章……使節団が江戸で将軍に拝謁を済ませてしまう前には、一行は大阪や京都で町を歩くことも、奉行を訪問することも許されない。それゆえ往路はこれらの町では本当に監禁されたようにして日を過ごすのである。……。

しかし、内々ではあるが、知人やその他好奇心のある二、三の人と対面することは許されていて、ときどきは身分の高い人もみえるが、日誌には例外なく大代官 Oho dai kwan（あるいは御代官か）と書いておく。来客はほとんどが医師に会うのが目当で、医師は盲人、身体の不自由な人や癩病患者に囲まれ、辛抱して医術を施すことも少なくない。……。

第三章……（大村湾を見渡すすばらしい眺めを楽しみ……）……この注連縄は近所で流行している天然痘を防ぐために張られていた。大村藩ではこの病気の伝染に対処して非常にきびしい処置がとられていて、そのおかげでこの地方では一〇年間にわたってこの病気におかされずに済んでいる。この伝染病が周辺の地域に蔓延すると、ここではきびしい隔離を実施し、ある部落に天然痘が発生すると、病気にかかっているものはみんな人の来ない山岳地帯に連れてゆかれ、完全に治癒するまで看護をうける。……長崎付近を散策した折りに、私は一度こういう回復期の病人がふたたび故郷に帰ってゆく行列に出会ったことがある。この人たちの中にはこれまでにこの病気にかかったことのある数人の年寄りがいた。彼らはみな病んで憂いに沈んでいる様子だったし、家族の大部分の者をなくしていた。……。

……（小倉の）郊外では、裕福な暮らしというのは当てはまらないようにみえる。それゆえ私の助けを求めてやって来た沢山の患者は、たいてい慢性の皮膚病や眼病であるが、その痼疾の古い疾患に基因する彼らの病状を知ってみると、我々がこの町にはいって来た時に驚いたこぎれいな住まいは、ただ貧困をかくしているにすぎないことがわかった。

第三巻　第四編　一八二六年（文政九）の江戸参府紀行（二）原題　陸路および海上旅行
第六章……われわれはマバ（馬場か）、金剛山、浦部、河内の貧しいけれど、こぎれいな村々を通って行った。ある村の入口の制札（立札の一種）に、この村はたいへん貧しいので乞食の立ち入りを禁ずる旨の、藩主の命令が公示してあった。ここにはもっぱら皮の加工に従事するエタが沢山住んでいる。この人たちは一般にきらわれていて、非常に低い一種独特の階層に属し、普通は隔離された地区に住み、他の村人とは庶民としての共同体をつくらず、これらの村人の住まいに立ち入ることさえ許されていない。彼らの由来や素性に関しては、はっきりしない点が多い。非常に古い時代まではわからないが、おそらくその昔隣国朝鮮と戦った時の捕虜で、日本に連れて来られた後に赦された人たちであって……。

そのほか、もっと身分の低い見捨てられた階層は、日本では非人あるいは一般に乞食といわれるものである。彼らは住む家もなく物乞いして街道のそばに寝起きし、頭を下げて通行人に施しを求めるのだが、その際に彼らは自分の不具であることや病気であることを、嫌悪を覚えるようなやりかたで見せびらかすのである。

あらゆる困苦・欠乏にさいなまれたあげく、自由な自然の中で生きる楽しみをいっぱいに享けている動物よりも、もっと低い程度に成り下がり、自己の罪過や偏見によって人間社会から追い払われ、いじけて野生化したこうした人間の皮膚や毛髪の色、さらにその他の身体的な相違を観察し、また気候的な影響や、このようにいちじるしい相違を短期間のうちに作り出し有機的な生活に作用を及ぼした他のいろいろな力を考察すると、つまるところ長い流浪の自然の道程における民族の無限の相違というものは、さまざまな気候的風土的な影響のもとでの生活方式や独特な習慣によって解明されるのである。こうしてこれら非人のうちの若干のものは、しばしば赤みや銅色を帯びた黒ずんだ皮膚の色、褐色で色あせてところどころ赤褐色の毛髪と粗暴な容貌をしていて、われわれに新世界の北部の住民を思い出させる。また別の非人は腕や脚の筋肉がほとんど発達せず、外貌はいじけ、顔の表情はぼんやりして……そのうえこの不仕合わせな人たちは寒気から身を守るために、冬には寺の本堂の床下や潜り込むことのできる建物の下で、毛の長い野犬といっしょに暮らすことを余儀なくされるという話を聞くと、人道主義者は最初どんな気持ちになることであろうか……。

……(藩侯の侍医が)……彼とともに数人の医者と沢山の患者がやって来て、深夜まで私を取り囲んでいた。その侍医はたいへん気の良い男だったし、私の友人山口行斉を通じて私が使う薬剤をすでに知っていた。患者の中に痼疾となっている梅毒の非常に思わしくない症例をまたしても見つけた。私は日本でこんなに深く根を下ろしたこの病気の型や、水銀剤の適正な用法について説明をした。この薬剤は日本ではときにまったく誤って用いられ、病気を治すどころかむしろ悪くしているのである。

第九章……私は今日子供の天然痘について説明するようにせがまれたので、この機会を利用してこの偉大な恩恵を日本に導入する計画を述べた。私は、将軍の命令があれば牛痘漿をバタヴィアから取り寄せて、日本で種痘の手ほどきをすることに同意した。……。

……私は今日ひとりの新生児の兎唇を手術し、三人の子供に種痘を行った。しかし、種痘の方は薬が古いので、ただそのやり方を見せるだけが目的であった。……（翌日）ふたたび二人の子供に種痘する。*3……。

フィリップ・フランツ・フォン・シーボルト（Ph. F. von Siebold 一七九六・寛政八年〜一八六六・慶応二年）は、ドイツ医学界の名門の出自。一八二〇年（文政三）、ヴェルツヴルグ大学を卒業して医学博士の学位を取得後、ハイデイングスフェルトで医院を開業した。一八二一年（文政四）、オランダ東インド会社陸軍病院外科医少佐となり、一八二三年（文政六）から一八三〇年（天保元）まで日本に滞在した。一八二四年（文政七）に長崎出島に鳴滝塾を開き、高野長英、伊東玄朴等に医学を講義した。また、日本の地理、気候、天文、植物などの研究にも力を注いだ。一八五九年（安政六）に再来日したが、一八六二年（文久二）に再び離日した。

文中に記載されているように、「（夜の）来客はほとんどが医師に会うのが目当てで、医師は盲人、身体の不自由な人や癩病患者に囲まれ、辛抱して医術を施すことも少なくない」となると、やはり、当時はハンセン病患者が多く、そのなかでも経済的に恵まれた階層の患者が、シーボルトを受診したと思われる。

天然痘の流行と、罹患した人々を隔離した大村藩の試みも興味深く書かれ、さらに、小倉では、当時多かったとされる皮膚病（ハンセン病も含まれていたと考えても良いだろう）と眼病の患者について記している。この「眼病が多かった」理由として、ビタミン不足、家屋内の煤煙、汚れた水、性病の蔓延などが考えられている。

「……彼らは住む家もなく物乞いして街道のそばに寝起きし、頭を下げて通行人に施しを求めるのだが、その際に彼らは自分の不具であることや病気であることを……見せびらかすのである。……腕や脚の筋肉がほとんど発達せず、外貌はいじけ、顔の表情はぼんやりして……そのうえこの不仕合わせな人たちは寒気から身を守るために、冬には寺の本堂の床下や潜り込むことのできる建物の下で、毛の長い野犬といっしょに暮らすことを余儀なくされる……」、という叙述は、ハンセン病患者を含めた障害者を意識して書いたのであろう。また、梅毒の蔓延およびその治療の不備、種痘の試みについても記している。

ポンペ『日本滞在見聞記――日本における五年間』

第二章……早くも私の救いを求める病人がたくさん現れたが、それは必ず身分の高い役人ばかりで、貧困階級からのものは一名もなかった。……事情を調べてみると、私が差し伸べた救護の手は上層階級、とくに役人たちの特権のように解釈されていたことがわかった。そこで当然のことながら、私は、いったいいかなる権利で私のすることを勝手に自分たちで決めて良いのかと質問した。しかし、私のこの質問に対する回答は簡単だった。私は小さい家や小屋を訪問することはできない。それは私の体面を損なうというのであった。すべて社会の上層に属する私の学生にすらこのような偏見があるのに私は気づいた。……。

一八五九年（安政六）の夏にあまり喜ばしくないお客様のコレラがまたやって来た。そのためこの年も多数の犠牲者が出た。市民は先年の一八五八年（安政五）に米艦ミシシッピー号がシナからコレラを持ち込んだ時よりいっそうわき立った。一八三二年（天保三）にヨーロッパで見られた情景とおなじ情景がまたここでも見られた。市民は外国人が故意に毒物を投じたのが原因だとして我々を責め、医師は病人が治らぬ方が自分の利益になるので、ことさらに病人を治さないのだと責め立てた。奉行所はその行っている衛生処置が不適当でかえって病気を蔓延させるだけだと非難を浴び、とくに私個人に対する攻撃は激しいものがあった。……（一八二二・文政五年から）四〇年来、市民はこのコレラについてかって聞いたこともなかったが、今やひき続いて二年も流行を経験したのである。しかもそれがちょうど、今度ヨーロッパ人が自由に日本に入国することを許したのと、このコレラの蔓延が時を同じくしたので、彼らの外国人に対する興奮もまたいくらか恕すべきであろう。……。

日本では胸部疾患すなわち肺病、気管支疾患、および心臓病が断然多い。肺結核は実にいろいろの症状を呈している。気管支疾患またしかり。一日のうちに気温の上下が大きいこと、首や胸を露出した不合理な衣服がこのような胸部疾患の多い原因である。遺伝的因子も大きい役割を演じている。また日本では父親の罪業が子孫に現れてくることもしばしば考えられる。それについて痛ましい例をあげよというならば、いつでもお目にかけることができる。……。

眼病もまた日本にはきわめて多い。世界のどこの国をとっても、日本ほど盲目の人の多いところはない。その理由は、眼病の治療法をまったく知らないことにその大半の原因がある。そのために、はじめによく処置すればまもなく全快するような病気が、結局失明に終わってしまうこともきわめて多いのである。……。

種痘法……日本人は今日までたびたび、また恐ろしいまでに天然痘に悩まされてきた。……どこの国でも、日本のように天然痘の痕跡のある人の多い国はない。住民の三分の一は顔に痘痕を持っているといってさしつかえない。なぜ日本でそんなに天然痘が猛威をたくましくしているかという理由は、種痘法がおよそ四〇年も前に日本に導入されていたのに、長い間それが閑却されていたため効果があまりあがっていないこと。したがって、ちょうど前世紀にヨーロッパ諸国に見られたと同じように、日本では依然として猛威を振るい続けていることを考えるならば了解できることであろう。一八二四年（文政七）であったか二五年（文政八）であったか、初めて種痘を日本に伝え、種痘を実施した名誉は確かにドクトル・フイリップ・フランツ・フォン・シーボルト Dr. Ph. F. von Siebold に帰せねばならないことは疑いのないところである。……。

一八四九年（嘉永二）に軍医将校ドクトル・モーニケ Dr. O. Mohnike がふたたびこの種痘を取り上げて、長崎に規則正しい種痘業務を組織し、厳重な管理を行った。彼は絶えず良い痘苗が入手できるように痘苗のストックに注意し、また痘苗を日本の他の地方にも送り得るように注意を払った。……彼が帰国してからもすべては規則的に管理された。……。

……日本の道楽家連中のいうには、われわれには今日組織的な公認の遊女屋がある。それなのに法律で許され、また社会が許していることをそのほかのところでこっそり犯すということは、いわば最大限の道徳の堕落を示すものであると。隠し売女の方は、獣の皮はぎ屋または穢多 Jetas よりさらに身分が下である。彼女たちはふつうの町並に住むことも許されず、ことさらに市外に居をさだめなければならぬが、そこでもインドのパーリア Paria（インド南部に住む最下層民）のような扱いを受けるのである。

遊女屋に対しては厳重な医学的監督が必要である。ところが、そのような施設は日本にはまったく見られない。……その他の点ではあんなに美しい島国であるのに、その国では詳しく調べてみると日本人全体がすでに著しい頽廃の特徴を示しているのである。政府の怠慢のために、この最も恐るべき不健康の状態が怱々ながらますます深刻に拡大しつつある。*4

ポンペ・ファン・メーデルフォールト（Johannes Lijdius Catharinus Pompe van Meerdervoort 一八二九・文政一二年～一九〇八・明治四一年）は、オランダの旧家の出自だが、ベルギーのブリュッセルで生まれた。一八四九年（嘉永二）、二〇歳でユトレヒト大学を卒業して海軍に入り、海軍軍医三等士官として東インドに赴任、スマトラ、モルッカ、ニューギニア等に勤務した。一八五七年（安政四）に海軍軍医二等士官として来日し、長崎出島で、日本人医学生に医学伝習を行い、また、「洋式病院長崎養生所」の設立に尽力した。一八六二年（文久二）に帰国。

この見聞記では、一八五八年（安政五）、一八五九年（安政六）の二度にわたって、外国船が来航するたびにコレラが流行り、ポンペ自身が困った立場に立ったことについて記している。また、胸部疾患（結核も含む）や眼病および天然痘が多いこと、シーボルトやモーニケが種痘を行ったこと、および、シーボルト同様、当時の性病の流行を憂えている。

ポンペはハンセン病患者は診ていない可能性がある。

オイレンブルク『日本遠征記　下巻』

第一〇章　アルコーナ号とテーティス号の横浜から長崎への航海　長崎での滞在

一八六一（文久元）年一月三一日から二月二三日まで

病気と人体解剖……町の中とその周辺には開業医がいないわけではなかった。結核と瘰癧はよく見られ、医師はそれらを栄養不良のせいにしていた。チフスはときおり見かけるくらいだが、眼病は非常に多かった。この病院（洋式病院長崎養生所）には、化学実験室と解剖室が付属するはずであった。われわれの滞在期間中、やっと二つの人体解剖がなされた。この点がオランダ人医師にとって最大の難関なのである。ポンペは仕事を始めるに際して日本当局に、人体解剖なしにうまく講義することはできないことを理解させようと努め、この要求を執拗に重ねた。しかし屍体に触れるのは日本人にとって不浄なことなのであり、ことに家族間の愛情が屍体のいかなる解剖にも反対したのである。当局はこの点で民族感情を損なうことをあえてせず、長く考えたすえ、つぎのような解決策を見出した。すなわち長崎の燈明祭には、死者の霊は肉親によって墓地から迎えられ、最後の夜には、あらゆる墓地に灯が点じられる。しかし、灯は、今日まで処刑者の墓地には点ずることが禁じられていた。しかしこの禁令は、親類縁者にとってはいつも心苦しいことに違いなかった。そこで幕府は、犯罪人の墓地に燈明を立てることを許すことの代わりに、屍体を解剖に附すために医学校に送らせたのであった。[*5]……。

フリードリッヒ・アルブレヒト・グラフ・ツー・オイレンブルグ（Friedrich Albrecht Graf zu Eulenburg 一八一五・文化一二年〜一八八一・明治一四年）は、プロシャ貴族で、ケーニヒスベルクとベルリンで法律学、政治学を学び、一八三五年（天保六）に司法官となり、各地に転勤。一八四四年（弘化元）、行政官となり、大蔵省や内務省に勤め、一八五二年（嘉永五）以降外交官に転じ、一八五九年（安政六）、ワルシャワ総領事となった。その後、一八六〇年（万延元）五月、東アジア遠征隊の全権公使に起用され、同年九月に品川に到着、江戸でアメリカ公使ハリスの斡旋で、H・ヒュースケンを通訳として、一八六一年（文久元）一月、日普（日本プロシャ）修好通商条約を締結した。一八六二年（文久二）には清国とも条約を締結し、同年に帰国した。

オイレンブルクは法学・政治学を修めた伯爵であったから、遠征記には、病気にかかわる記述はほとんどない。ただし、結核や瘰癧および眼病がよく見られること、ときおりチフスも見られること、また、ポンペが洋式病院長崎養生所に人体解剖を認めさせた経緯などについて記している。

ウィリアム・ウィリス『英国公使館員の維新戦争見聞記』

負傷者に治療を施すよう日本政府からの要請にこたえて江戸から高田に旅行したW・ウイリスの報告（同封文書二）

「土地の住民」……大きな村や町には、売春宿があるのが普通であった。そして売春宿のないところでは、御茶屋の女が売春婦をつとめていた。民衆のあいだにはっきりと梅毒がひろく流行していた。その病気の知識や治療法が不足していたので、身体の健康がひどく損なわれることを考えないわけにはいかない。

……旅の途中で癩病にかかった二名の人を見た。これは一般化したものでなく、この病気のことはだれもが非常な嫌悪感をあらわに示して話すのである。その癩病にかかった人は、乞食になって遠い地方に行くのだそうである。

ある村で、私は流行性赤痢が蔓延し、多数の人々がその病気で死んだことがわかった。気候不順がその原因であったが、一地方の範囲にかぎられていた。多くの村には家並みの中央を小川（下水）が流れている。ある村ではそれを部分的にふさいでいるものの、別の村では全然蓋でおおっていない。いたるところの水はきたならしく、不潔で、家々から放出された汚水がよどんでいるかのようにみえた。

私が見たところから判断すれば、空気にも、水にも、日本人はきわめて無関心だといえるだろう。[*6] ……。

ウィリアム・ウィリス（William Willis 一八三七・天保八年〜一八九四・明治二七年）は、エジンバラ大学で医学を修めた。一八六一年（文久元）に、イギリス公使館付医官として来日。一八六九年（明治二）からは、東京医学校兼大病院に勤務し、一八七〇年（明治三）から鹿児島医学校に赴任。一八七七年（明治一〇）まで日本に滞在した。一八八四年（明治一七）、アーネスト・サトウがシャム（タイ国）駐在総領事として赴任した時、ウィリスは、イギリス公使館付医官としてバンコクに赴任した。

『維新戦争見聞記』は、戊辰戦争の際、ウィリスが明治新政府の征討軍軍医として、一八六八年（慶応四）八月に江戸を出発し、本庄、高崎、上田、善光寺、高田（九日間滞在）、柏崎（八日間滞在）、新潟（八日間滞在）、新発田を経て、会津若松（一一月二〇日から一二月二日まで一三日間滞在）へ向かった時の記録の抜粋である。この後、征討軍の許可を得て、さらに一ヶ月滞在を延ばし、江戸帰着は一二月二九日になった。

会津人が小柄な体格であること、会津藩政が過酷であったこと、負傷した会津藩士の治療が行われていないこと、梅毒の流行などを医師らしい目で記録している。また、ハンセン病患者については、皆から嫌われていること、乞食になって遠い地方へ行くことなどの具体的な記述が見られる。

この従軍中、ウィリスが自ら治療した負傷者は六〇〇人、その他千人の患者の手当についての処方を示し、多くの日本人医師に応急の医学教育を行った。

第二節　外国人医師の見たハンセン病患者たち

富士川游著の『日本医学史』は、ルイス・デ・アルメイダ（Luis de Almeida ポルトガル人の医師・宣教師。一五二五・大永五年～一五八三・天正一一年）の二度目の来日の一五五五年（戦国時代・弘治元）を、我が国に西洋医学がもたらされた時としている。[*7・8] アルメイダは、リスボンで、新キリスト教徒（ユダヤ人あるいはイスラム教徒からキリスト教徒に改宗した人々）の家庭に生まれた。一五五二年（天文二一）に初めて来日し、その後、一五五五年に再び来日。大分県大分市に私財を投じて乳児院を建て、一五五七年（弘治三）には、大友宗麟から貰い受けた土地に、外科、内科、ハンセン病科を備えた総合病院を建てた。これが日本初の病院であり、西洋医学が初めて導入された場所とされる。一五五八年（永禄元）には、医学教育も開始し、医師の養成を行った。しかし、アルメイダに代表される当時のキリスト教宣教と「南蛮医療」は、ヨーロッパ列強、とくにポルトガルやスペインの日本侵略を恐れる豊臣政権や徳川幕府に受け入れられるものではなく、後には宣教師追放、切支丹弾圧につながっていった。

本稿は、近世中期から幕末期を対象にしているため、アルメイダには触れず、ヴァレニウス（ドイツ人／医師）、ケンペル（ドイツ人／医師）、シーボルト（ドイツ人／医師）、ポンペ（オランダ人／ベルギー生まれ／医師）、オイレンブルク（プロシャ貴族／法学・政治学専攻）、ウィリス（イギリス人／医師）の六人の著作から、ハンセン病とその周辺の記事を抜き書きした。文中には、病人の悲惨な描写もあり、誤解を招きかねないことも考えたが、当時の状況を理解するためにあえて削除しなかった。

この六人のうち、ヴァレニウスは来日したことがなく、当時のヨーロッパにおける文献考察のみで日本伝聞記を著作したものである。オイレンブルクは医師ではなく、法学・政治学が専門のプロシャ貴族である。他の四人のうち、イギリス公使館付行医官であったウィリスを除く三人は、オランダ東インド会社経由で来日し、主として長崎出島で医療に携わった。

まず、元禄年間に来日したケンペルは、大著『日本誌』の中で、ハンセン病に関係深い起請文を詳細に記述している。それだけではなく、道ばたの物乞いに関する記事の中に「説経」の人々が混じっているのを目撃しているようにも思われる。いまだ中世的世界を残した徳川幕府爛熟期の庶民・下層階級の姿を、見たままに、活き活きと叙述しているのが興味深い。

しかし、幕末期に来日して長崎の出島に鳴滝塾を開き、維新前後に活躍する多くの日本人医師を育成したシーボルトの著書『日本』には、ケンペルのような明るさはなく、天然痘、眼病、そしてとくに、梅毒の流行について深刻に憂えている。江戸への道中の途次、盲人やハンセン病の患者を診察したことが記されているが、これとは別に、第四編第六章の、当時の道の端で窮乏した生活を余儀なくされている人々に関する克明な叙述は、医師としてのみではなく、人間シーボルトの気概がうかがえて心打たれるものがある。また、天然痘の流行に対して、種痘法のデモを行ったことを記している。

ポンペは、『日本滞在見聞記』に、コレラ、肺病、気管支喘息、肺結核、心臓病、眼病、天然痘の流行について詳しい記事を残し、とくに、性病の蔓延を憂慮して、その対策を立てるべきであると述べている。彼の見聞記で見落とせないのは、「極く上流階級の人々しかポンペの病院を受診しなかった」という記載である。ポンペ自身が幕府の高官としての待遇を受けていたにしても、当時の日本において「医療を受ける」ことは、いわば特権的行為に属することであったことを考慮しなければならない。

ポンペが帰国すると、一八六二年（文久二）にアントニウス・ボードウィン[*9]（Anthonius Franciscus Bauduin オランダ人の医師。在日期間一八六二・文久二年〜一八六六・慶応二年、一八六七・慶応三年、一八六九・明治二年〜一八七〇・明治三年）が長崎養生所の教頭になり、ボードウィン帰国後は、マンスフェルト[*10]（C. G. Mansvert オランダ人の医師。在日期間一八六六・慶応二年〜一八七九・明治一二年）が後任となって、幕末から明治にかけての我が国の洋式医学伝習に貢献した。

ウィリアム・ウィリスの著作は、維新政府軍軍医としての『維新戦争見聞記』である。そのせいかどうか、政府に最後まで抵抗した会津藩の藩士、会津界隈の自然、政治、経済などを冷静な目で観察し、会津人の体格がよくないこと、あちこちに売春宿があること、梅毒が蔓延しているにもかかわらずその治療が行われていないこと、下水が不潔であること、赤痢の流行、会津の医師たちがあまり知的好奇心を示さないこと、さらに、ハンセン病については、「誰からも嫌われており」、「乞食になって遠い地方に行くという二名の癩患者」を目撃したことなどについて容赦なく記録している。

維新前夜および直後に書かれたこれらの書物には、コレラ、結核、梅毒、天然痘、眼病、流行性赤痢、チフスなどの蔓延や、ハンセン病が多いこと、多くの病人が治療を施されることなく放置されていること、病気にまつわる迷信などが、率直に記録されている。

こうして当時の我が国の若者たちは、諸外国の干渉を恐れつつも、徳川幕府によって細々と続けられた西洋医学伝習によって、医学はもとより多方面の新知識を学んだ。これらの若者たちの活躍に支えられて、植民地化されることなく維新をなしとげ、さらに、中央集権化を押し進めた明治政府は、以後、紆余曲折しながらも、猛烈な意欲とスピードで、西洋医学、それもドイツ医学を中心とした知識と技術を取り入れていくのである。[*11]

明治元年西洋医学採用、横浜吉原町に我が国初めての駆黴病院を設立。明治三年全国各府県・僻地まで種痘所を設置。明治四年政府、地方官に売女黴毒除害の方法を施設せしむ。明治五年文部省に医務課（後に局に昇格）創設、大阪松島中ノ町に駆黴病院を設け検黴・治療に当たる。明治六年文部省「医制」制定、東京市内に六箇所の検黴会所が設けられ毎月三回検黴を実施、各港に入港検疫方法を定む。明治七年種痘規則制定（種痘は免許医師に限定、小児生後七〇日より満一年までとし、以後七年ごとに種痘実施を規定）、兵庫・長崎に黴毒病院設立。明治八年東京府隠売女取締規則を定め、風俗取締りから性病予防へ乗出す。明治九年医師開業医試験の実施を各府県に通達、娼妓黴毒検査規則制定、各府県に検黴を実施せしむ、天然痘予防規則制定。明治一〇年コレラ予防心得書を各府県に配布（この年、コレラ大流行、罹病者一万三八一五人、内死亡者八〇二七人）。明治一一年ジフテリア予防心得書を配布（この年、東京、山梨、愛知、長崎などにジフテリア流行）。明治一二年コレラ予防仮規制・検疫停船規則制定（この年、コレラ大流行、罹病者一六万人、内死亡者一〇万人）。明治一三年伝染病予防規則制定および伝染病予防心得書を附し、清潔、衛生、隔離、消毒の四項の方法を示す。明治一五年医学校通則および薬学校通則制定（この年、コレラ大流行、罹病者五万七六八人、内死亡者三万三七八五人）。明治一六年医師免許規則制定。明治一八年種痘規則制定。明治一九年日本薬局方制定。明治三〇年伝染病予防法制定。明治三一年学校医を配置。明治三二年精神病者監護法制定、官立伝染病研究所設立。明治三三年食物其の他の物品取締りに関する法律制定（前年の明治三二年に大阪・神戸でペスト流行）。明治三七年肺結核予防協会制定。明治四〇年癩予防に関する法律制定。明治四二年種痘法制定。[*11]

本稿で報告した六人の外国人医師たちが活躍した時代は、顕微鏡の発明に伴い、一八七〇年（明治三）ころから興った細菌学の発展によって病原菌同定の技術が整備される以前、すなわち、らい菌の発見（一八七三・明治六年）、結核菌の発見（一八八二・明治一五年）など、各種伝染病（感染症）の病原菌が次々に明らかにされた一八八〇年代のいわゆる「細菌の時代」より以前のことである。しかしながら、この近世封建体制末期に準備・蓄積された医学的知見が、新時代を迎えた我が国の防疫体制の整備に大きな影響を与えたと考えられ、E・H・カーの、「歴史とは過去と現在との対話であり、過去の諸事件と次第に現れてくる未来の諸目的との対話である」という言葉を改めて思うものである。[*12]

〔引用文献〕
＊1　ベルンハルドゥス・ヴァレニウス著、宮内芳明訳『日本伝聞記』一八九頁、大明堂（一九七五）。
＊2　エンゲルベルト・ケンペル著、今井正編訳『新版　改訂・増補　日本誌――日本の歴史と紀行』第五分冊　六九四頁、第六分冊七六六・九五六頁、霞ケ関出版（二〇〇一）。
＊3　シーボルト著、岩生成一監修『シーボルト「日本」』第二巻　一三五・二二五・二六二頁、第三巻　六・一六・七二頁、雄松堂書店（一九七八）。
＊4　ポンペ著、沼田次郎・荒瀬進共訳『ポンペ日本滞在見聞記――日本における五年間』二八五・二八六・三一〇・三二九・三四五頁、雄松堂書店（一九六八）。
＊5　オイレンブルク著、中井晶夫訳『オイレンブルク日本遠征記　下巻』一二一頁、雄松堂書店（一九六九）。
＊6　ローレンス・オリファント、ウィリアム・ウィリス著、中須賀哲朗訳『英国公使館員の維新戦争見聞記』七一・七二頁、校倉書房（一九七四）。
＊7　富士川游『日本医学史』二六〇頁、日新書院（一九四一）。
＊8　吉良枝郎『日本の西洋医学の生い立ち』一八頁、築地書館（二〇〇〇）。
＊9　富士川游『日本医学史』五六一・六〇四・七三一・七三五・七四〇頁、日新書院（一九四一）。

＊10　富士川游『日本医学史』六〇四・七三二頁、日新書院（一九四一）。
＊11　国公立所蔵史料刊行会編集『本に見る日本近世医学史――日本医学の夜明け』四二五頁、日本世論調査研究所（一九七八）。
＊12　E・H・カー著、清水幾太郎訳『歴史とは何か』一八四頁、岩波新書（二〇〇四）。

【参考文献】

＊　合衆国海軍省編、大羽綾子訳『合衆国海軍編　ペリー提督日本遠征記』法政大学出版局（一九五三）。
＊　アーネスト・サトウ著、坂田精一訳『一外交官の見た明治維新』上・下、岩波書店（一九七三）。
＊　長岡祥三、A・Bミットフォード共訳『英国外交官の見た幕末維新　リーズデイル卿回想録』講談社学術文庫（一九九八）。
＊　立川昭二『近世　病草紙　江戸時代の病気と医療』平凡社選書六三（一九七九）。
＊　立川昭二『江戸　病草紙　近世の病気と医療』ちくま学芸文庫（一九九八）。
＊　吉良枝郎『幕末から廃藩置県までの西洋医学』築地書店（二〇〇五）。
＊　山脇悌二郎『近世日本の医薬文化』平凡社選書一五五（一九九五）。
＊　厚生省医務局『医制八十年史』東京印刷局朝陽会（一九九五）。
＊　厚生省医務局『医制一〇〇年史資料編』財団法人印刷局朝陽会（一九七六）。
＊　厚生省医務局国立療養所課内国立療養所史研究会『国立療養所史（総括編）』財団法人厚生問題研究会（一九七五）。

第Ⅵ章

近世幕藩体制下におけるハンセン病

会津・三春・弘前・加賀藩のハンセン病対策

はじめに

古代から、非人は、ハンセン病患者をその集団に取り込んで、一般の人々から引き離すことをひとつの任務として持っていた。[*1〜3] そして、非人集団に取り込まれた患者は非人として扱われ、社会的に厳しい差別にさらされて生きなければならなかった。身分としての非人と、病者としてのハンセン病患者は、近代に至るまで同一視され、分かちがたいものがあった。

中世世界になると、「神仏へ虚偽を申し述べた場合は、現世においては白癩黒癩になり、来世では無間地獄に堕つべし」と記す起請文が出現し、ハンセン病は、来世の無間地獄と対比される最も恐ろしい病気とみなされた。[*4〜6] すなわち、鎌倉時代以降、ハンセン病は罪業に由来する病気、親から子に病が伝わる遺伝病（気血相伝）、不治の業病、死病であるという考え方が広まり、[*8] 古代の文書に見られる人から人へ伝染する病という概念は希薄になっていった。[*7]

群雄割拠の戦国時代を経て、圧倒的な武力を背景に幕藩封建体制を確立した徳川幕府は、士農工商身分と、それらに含まれない被差別民を区別した身分制によって人々を支配した。[*2・3・9・10] 本稿では、この近世幕藩体制下の会津藩、三春藩、弘前藩、加賀藩において、遺伝する業病とみなされたハンセン病患者が、どのような手段をもって差別され、どのような運命をたどったかについて考察してみたい。

第一節　会津藩のハンセン病

家人に介抱されるハンセン病

享和三年（一八〇三）に編纂が始まり、文化六年（一八〇九）に完成したとされる『新編会津風土記』に目を通すと、会津藩では、享保一九年（一七三四）から安永七年（一七七八）の間に、夫がハンセン病であるにもかかわらず「再嫁」しないで介抱を続けた八人の農夫の妻が褒賞されたことが記されている。これらの資料を見ると、そのころの会津藩では、ハンセン病が伝染する病気であるとは考えられていなかったこと、したがって、面倒を見る家人がいる限り、ハンセン病を発病した病人でも家に留まれたことがわかる。

一方、当時の『女大学』は、「癩病などの悪しき病あれば去る」と教えており、[*11] これは、普通、妻自身、あるいは、妻の家族や親族がハンセン病を発症した場合、妻が婚家から去る（離縁される）べきことを説いていると解釈されている。しかし、『新編会津風土記』中に記録されているのは、すべて、ハンセン病を発症した夫に貞節を尽くした妻達の言行である。

同じ『女大学』に、「女は一度嫁入して、その家を出されて仮令再び富貴なる夫に嫁すとも、女の道に違ひて大いなる辱なり」[*11] とあり、また時代は下がって明治半ばの『福翁百話』にも、「貞女は二夫に見えず」とあるから、[*59] 藩の褒賞は、誰もが嫌う厭わしいハンセン病を患った夫に末永く貞節を尽くし通した妻を評価したものであったのだろう。ただ、この八人の経緯を記した文章を読む限り、同じような境遇の、とくに、子供の養育という差し迫った問題を抱えた妻たちには、婚家に残るか、実家に帰るか、再婚するかの選択の余地があったようにも思われ、実際問題としては、妻や家人に去られて寄る辺をなくした患者も少なくなかったのではないかと推察される。以下に、褒賞を受けた八人の妻たちに関する『新編会津風土記』の記載内容を記す。

一、愛宕町　褒善　才右衛門妻トヨ
夫癩疾ニ沈シヲヨク養ヒ扶ケ、又老タル祖母ノ痛ク嘆シヲ色々ニ云慰メ、十年アマリ身ヒトツニテ人ノ衣ヲ洗ヒ或ハ篩地ヲ織リテ営トシ、ヨク孝養ヲ尽セルニヨリ、安永七年（一七七八）米ヲ与テ賞ス（巻一八　陸奥国若松之四）[*12]

二、中横町　褒善　金右衛門妻トリ
老母ト独ノ幼キ子アリテ夫婦四人ノ生計ナリシカ、夫癩疾ヲ患テ窮苦ニ迫レルヲ、トリ一人ノ営ニテ姑夫ノ心ヲ慰メ懇ニ取扱ヒケリ、金右衛門妻ノ年若シテ空ク老朽ンコトヲ憐ミ、改嫁センコトヲ謀レトモ肯ハス、忠ヤカニ姑夫ニ事ヘ二心ナキヲ賞シ、安永七年（一七七八）米ヲ与テ賞ス（巻二一　陸奥国若松之七）[*13]

三、湯川端通　褒善　和右衛門妻ミヨ
七歳ノ男児アリ、夫ハ前ヨリ癩病ヲ煩ヒ渡世ノ営モ成カタク飢渇ニ及ントセシカ、ミヨ心ヲ尽シテ介抱シ、常ニ縫針ノ業ヲナシ其賃ヲトリ、親子三人辛ウシテ生計ヲナセリ、朝夕ノ食物モ己ハ悪キヲ食ヒ身ニハ破レタル衣ヲ纏ヒ……或時和右衛門ミヨニ向テ……子ヲ具シテ何方ヘモ嫁スヘシト云、……遂出去ルヘキ心ナシトテ、貞節ヲ尽セシトソ、延享三年（一七四六）褒賞シテ米ヲ与フ（巻二一　陸奥国若松之七）[*14]

四、西麻生村端村古屋敷　褒善　平助妻ツナ
平助ハコノ村ノ農民安左衛門カ子ナリ、安左衛門モトハ肝煎役ヲモ努メシカ、不幸ノコトツツキ家困窮シ九年サキニ役ヲ辞シ、夫婦トモニ病身トナリ、平助モ一二、三年前ヨリ心狂シ、加ルニ癩病トナリ、平助カ子モ幼少ナレハ、ツナ一人耕作ノコトニ心ヲ尽クシケレト、思フママナラスイヨイヨ困窮ニ及ケルカ、能舅姑ニ事ヘ夫ヲ介抱シテ何事モ其意ニ逆ハス、……殊ニ平助カモノクルハシク、近キ頃ハ肌破レ膿血流出ルヲ厭ハス、手足ナト冷ルトキハ自ラ暖メケリ、

……安左衛門モ見ルニ忍ス、平助ハトテモ悪疾ニ染ヌレバ医薬ノ及フヘキニアラス、何方ニモ再嫁シテ身ヲタテハ、幼キモノノ為ニモヨカラント懇ニ諭シケレトモ、ツナ肯ハス……享保一九年（一七三四）ツナ及び安左衛門ヲ賞シテ共ニ米ヲ与フ（巻三一　奥会津郡之六）*15

五、山潟村　褒善　平七妻ヨシ

端村上戸ノ農民ナリ、家極テ貧ク、夫平七六年前ヨリ悪疾ニ罹リシヲ深ク歎キ、心ヲ尽シ療養ヲ加エ、遙ナル山路ヲコエ医薬ヲ求メ進レトモ、年ヲ遂テ其サマ見苦敷ナリユケリ、平七妻ニ暇ヲ与シニ、大ニ驚キ重病ノ夫ヲ棄テ何クヘ行ヘキトテ泣ハカリニ聞エケレハ、其事トトマリヌ、常ニ昼夜ノ看病心ヲ尽スノミナラス、田畠ノコトマテ骨折テ貢物滞ルコトナケレハ、一村ノ者深クコレヲ憐ミ高役ナト云モノヲ免シケリ、後平七遂ニウセシカ、貧シキ中ニモ葬送ノ事ヨクトトノヘ、タクイ稀ナル行ナレハ、安永三年（一七七四）米ヲ与テ賞ス（巻五〇　陸奥国耶麻郡之三）*16

六、木地小屋村　褒善　総次郎妻セキ

一五年前ヨリ夫癩疾に罹リ、見苦敷サマナリシカハ、妻ニ向ヒ女子ヲ具シテ親里ニ帰リ再嫁セヨト痩イケレトモ、イカテサルコトアルヘキ、如何ナル苦アリトモ娘ニ婿トリテ世ヲ渡ントテ其言ニ従ハス、其上女一人ノ身ニテ力ヲ尽シ年貢役銭滞ナク、一家三人コノセキカ力ニテ年月ヲ送ル、……延享二年（一七四五）米ヲ与テ賞ス（巻五一　陸奥国耶麻郡之三）*17

七、雄国新田村獅子沢　褒善　伊三郎妻ハツ

伊三郎ハ獅子沢ノ農民ナリ、年久ク悪疾ヲ患テ農事ノ勤モナシ難ク、朝夕ノ煙タエナントセシニ、ハツ聊厭ハシケナル心ナク夫ヲ養ヒ娘ヲ育ミケリ、……有時伊三郎妻ニ向テ吾疾日ニソヒテ重リ行キ快癒ノ期ナシ、汝親里ニカヘリ何方ニモヨルヘヲ求ムヘシトイヒシニ、妻固ク其意ニ従ハス、……夫身マカリシ後モ娘ト共ニ寡居シケリ、明和四年（一七六七）褒賞シテ米ヲ与フ（巻五七　陸奥国耶麻郡之六）*18

八、東尾岐村　褒善　善右衛門妻トラ

父ハ新右衛門トテ小名関根ノ農民ナリ、男子ナク善右衛門ヲ婿養子トセリ、善右衛門九年前ヨリ癩疾ニ罹リ見苦敷サマ

ナレト、トラ其穢ハシキヲ厭ハス、朝夕ノ食事ニハ禁スヘキト羞ムヘキヲ撰ヒ好ミヲ遂サセ、善労ハリテ昼夜快カランコトヲ願フ、又親ニモ孝アリテ、……或時親ヲ始親シキ者トラニ云シハ、善右衛門ガ病癒ル期モ有マシ、離別セハ互ヒノ為ニモ然ルヘシト云イケレト……夫ノ命有ン程ハ介抱セントテ従ハス、後妹ニ婿ヲ取テ家ヲ譲リ、己夫婦ハ別屋ニ住テ貞節ヲ尽せり、元文三年（一七三八）米ヲ与テ褒賞ス（巻七八　陸奥国大沼郡之七）[*19]

癩人小屋に居住する癩人

会津藩には、家人に介抱されて自宅に居住するハンセン病患者とは別に、若松城下にあった癩人小屋に「癩人」と称された人々が住んでいた。[*20] これらの癩人は非人として扱われ、そのほとんどは寄る辺がなくなった会津領内出身者であった。普通は、物乞いをして日々の糧を得たが、癩人小屋の構えの中にあった、牢死した諸罪人を仮埋葬する場所の見張りなどの役もしたという。

以下に、『新編会津風土記』の癩人小屋の記載（穢多町に関するものも含む）を記す。

一、イタカ町　略

二、穢多町　此町イツノ頃置ト云コトヲ詳ニセサレトモ、蒲生氏ノ時既ニアリシト云、七日町四谷ト薬師堂河原ノ間ニアリ、東西二町一三間余、幅五間、家数七一軒、ミナ穢多ノ居ナリ、革細工ヲ業トス、又往古ヨリ毎年正月福ヨシ、蚕種算ナトイフ事ヲ唄ヒ、府下ノ家々及村里ヲ巡テ米銭ヲ乞若松ノ城下ニ照見ルヘシ、町末ヲ黒川流ル

三、癩人小屋　此町（穢多町）ヨリ少シ離テ西ニアリ、イツノ頃置ト云事ヲ詳ニセス癩疾ニカカリテ寄辺ナキ者ハ凡テ此小屋ニ入、乞丐シテ身ヲ終ワシム、此小屋ノ構ノ内ニ仮埋葬場トテ諸罪人ノ牢死セル者ヲ仮ニ埋オク所アリ、癩人ヲシテ守ラシム、又蒲生家ノ時ヨリ預リシト云鉄釜二口アリ、罪人ヲ煮タル釜ナリト云（巻二八　陸奥国若松之十）[*20]

第二節　三春藩のハンセン病

癩人小屋に居住する癩人

三春藩のハンセン病については、大内寛隆の著書『福島地方史の展開』「第一四章　近世における被差別身分の実態——三春藩とその周辺」[*21・22]等があるが、本稿は、主として、『三春町史　第八巻　近世資料一（資料編二）』および『三春町史　第九巻　近世資料二（資料編三）』[*23・24]によって論を展開する。これらに目を通すと、ハンセン病患者たちが、差別的な（見方によっては保護的な）三春藩法（「定」「覚」）によって厳しい取り締りを受けていたことがわかる。

まずはじめに、天明三年（一七八三）の「三春藩天明三年凶作一件帳」を記す。

一、三春藩天明三年凶作一件帳[*25]

一鎌田小屋船引村小屋常葉村小屋広瀬村小屋　右小屋之者共及渇命難儀仕候段右四カ所ヨリ願候旨毛皮屋与蔵源衛門方
ヨリ申出候間　書付上申候処　御戻シ被成候事

一弐貫文鎌田小屋　三貫文船引村常葉村広瀬村小屋江　安永八亥年被下置候
以上　与蔵　原衛門申出候事

覚

一鎌田小屋　家内七人弟子弐人〆九人

一船引小屋　家内八人弟子壱人〆九人

一常葉小屋　家内六人弟子壱人〆七人
一広瀬村小屋家内　　　　　　〆七人
　　総〆人数三二人　右之通ニ御座候　以上
　　　一一月一八日
　　　　　　革屋　与蔵　原衛門
　　　　　　　　御町御役所様

さらに、安政五年（一八五八）五月の「穢多癩人宗旨改帳」には以下のように記載されている。

二、穢多癩人宗旨改帳*26
　鎌田小屋癩人
　　長阿弥　姥
　　松阿弥　姥
　　男子　仙阿弥
　　作阿弥　由阿弥
　　三阿弥　本阿弥
　〆一〇人　内男八人　女二人
右之者共　代々時宗ニ而当寺旦那ニ紛無御座候　若御法度之切支丹ト申者御座候ハハ拙僧何方迄茂罷出　急度申訳可仕
候　為後證仍如件
　　安政五年五月

三春町時宗　専修寺
橋本四郎平殿
春山新左衛門殿
川又孫左衛門殿

すなわち、鎌田小屋、船引小屋、常葉小屋、広瀬村小屋とは、癩人小屋であり、鎌田小屋だけでなく他の小屋住人も、時宗を宗旨として阿弥号を名乗っていたことが考えられる。

阿弥号を名乗るのは、承応二年（一六五三）、延宝七年（一六七九）の北山非人に関する文書にも見られ、北山非人もまた癩人を含んだ集団であったと理解されている。[*27]

こうした風習は、ハンセン病になった人々は、癩人小屋へ入ったそのときから死んだ者として扱われたことを意味し、時宗の道心者になることも、「臨命終時」の宗旨が、死病にかかって「生ける屍」となった癩人に相応しいとされたからであろうといわれている。[*28]

癩人小屋住人の様相

享保八年（一七二三）の癩人小屋の住人数は、鎌田小屋七人（男六、女一）、船引小屋四人（男三、女一）、常葉小屋五人（男四、女一）、広瀬村小屋四人（男三、女一）、計二〇人（男一六、女四）である。[*30]

天明三年（一七八三）になると、住人数は、男女別は不明であるが、鎌田小屋九人、船引小屋九人、常葉小屋七人、広瀬村小屋七人、計三二人であり、[*25]安政五年（一八五八）には、鎌田小屋に一〇人（男八、女二）が住んでいた。[*26]

ハンセン病の発症は男性より女性が少ないにしても、それぞれの小屋に女性収容者がわずか一人ずつということは、女性の小屋入りが制限されていたのであろう。

これらのことから、小屋内での出産が零か、ごくわずかであったとすると、常に、小屋外から新患者が補充されていたことが考えられる。

享保八年(一七二三)に、三春藩癩人小屋で生活していた二〇人の出身地を調べたものによると、他国出身者が八人(下野六、下総一、出羽一)、他領出身者一〇人(棚倉二、二本松二、白川二、岩城二、福島二)、領内出身者二人(移村一、相沢村一)であった。[*29]

他国者の大部分は下野(栃木県)出身であり、何らかの理由で陸奥国内に流入してきたものと考えられ、三春藩が、これらの人々の受け入れ地域となっていたと考えられた。[*29]

一方、三春領内出身者が少ないのは、見方を変えると、領内出身者のハンセン病患者は、家に匿《かくま》い、介抱する者がいれば、会津藩と同様、それぞれの家庭に留まれたことが推測されたが、地元(家)を密かに離れて見知らぬ他国を放浪する運命を受け入れざるをえなかった人々もいたであろうことも併せて考えなくてはならない。

領内出身の身寄りのあるハンセン病患者

三春領内の「癩マケ」[*31]と称された屋敷はわずかであったとされるが、病人が寄る辺なくならない限りは、そのまま家屋敷内に住み続けることができたと考えられる。

家筋や血筋への厳しい差別や蔑視があったにしても、家に住むハンセン病患者は、癩人小屋に居住する癩人とは異なり、非人としての扱いを受けていたという記載は見られない。

以下に、元禄一六年(一七〇三)の、「穢多共ニ可申付覚」を記す。

一、穢多共ニ可申付覚[*32]

一左ノ通町在郷共ニ癩人之支配可仕候事

一役皮之馬皮　古来之通癩人共方ヨリ請取可申候事

一役皮之外ニ癩人共ヨリ買候馬皮之値段　御領内一同ニ壱枚ニ付百廿文宛ニ可仕事　附牛皮ハ相対ヲ以買取可申事

一穢多小屋ハ不及申ニ　癩人小屋江モ他所者一夜成共留置申間敷候　尤切支丹ノ類博奕之者欠落人乞食イタスラ者等之宿堅為被仕間敷候事

一癩人共在郷ヲ廻リ候節　ネタリ事申押餬ヲ不仕様ニ　穢多共折節相廻り可申付事右之通相守癩人方へモ無油断可申付事

癩人ハ古来ヨリ穢多共支配之所ニ　先年ツヨク痛メ候事有之　他所ト六ケ敷義出来　其頃之町奉行ヨリ支配取上候書付ヲ渡置　売皮之儀モ広瀬村癩人者壱枚ニ付弐百文宛ニ穢多方江売候様ニト　郷村役人衆ヨリ広瀬癩人ニ書付被相渡置候所ニ　船引　常葉並百廿文ニ仕度旨数年穢多共願ニ付　今日於会所何茂御列座ニ申達　癩人之支配並広瀬癩人馬皮直段モ一同ニ壱枚ニ付百廿文可申付旨相叶　先年双方江被渡候書付ヲ此度取上ケ令火中候　自今以後ハ御用念ヲ入無滞仕上御家中之用事モ随分精ヲ出可致旨　若此以後我儘成事致候カ又ハ癩人ヲツヨク痛メ　或ハ横逆ヲ申掛候ハハ　又候其段申達支配取上候間　右之旨急度穢多共ニ可申渡候

以上

元禄一六年四月二五日

町奉行共

武田弥五右衛門殿

橋本　伝兵衛殿

これによると、癩人小屋に住する癩人は、「町在郷共」と「穢多」から、二重の取り締り・支配を受けていた。癩人は、馬の皮剥を、穢多は、役馬皮およびその他の皮を癩人から購入して革細工を行うよう、両者の生業が区分けされて定められていた。穢多小屋や癩人小屋には、余所者を泊めてはならず、まして、切支丹、博徒、駆け落ち者、乞食などに宿を貸してはならなかった。

次に、正徳二年（一七一二）の「癩人共へ可申渡覚」と、享保四年（一七一九）の「乞食札渡」を記す。

二、癩人共へ可申渡覚[*33]

一其方共事至頃日　町在郷勧進ニ廻候節　殊之他ネタレ事ヲ申在郷抔江出候而ハ　就中女斗居候所ニ而我ケ儘ヲ申候由此度郷村方御役人中廻郷之時分　所々ニ而訴申候段於会所被申達　何モ不届ニ被思召候　向後少成共我儘出申ニハ在郷ニ而モ鉄砲ニ而打殺候様ニ急度被仰渡候事

一御家中並町方ニ而モ祝儀事　或愁之時分門前門内ニ立フサカリ　或市日抔ニ商人ニ問ネタレ事ヲ申物モライ候由　言語同断不届ニ候　向後一言タリ共ネタレ事申候ハ　穢多共ニ急度下知致候様ニ申付候事

一在郷ニ而牛馬之皮ヲハキ取候テモ　年寄他方江売候而　穢多共方へハ渡シ不申候由相聞候御用之細工モ被仰付候手支罷成候　此以後壱枚タリ共他方江隠売候段相聞候ハ　穢多共此方へ訴ニ不及候間　打殺候様ニ申付候　勿論在郷之癩人共ヲモ今明日中召呼　此段急度可申聞候

右之趣癩人共召呼急度可被申渡候　以上

正徳二年一〇月

町奉行　郡司沢右衛門殿

月番　川又　彦四郎殿

三、乞食札渡[*34]

一先達而申渡候乞食札出来候間　御代官所ヨリ請取腰ニ付候様ニ可申付候　尤札不付乞食諸勧進一切不可入　札付乞食癩人等不儀之義候致候カ　又ハネタリ候者有之候ハハ　不及訴於其場所ニ打殺可申候　右之通百姓共江可被申渡候　以上

享保四年四月二八日
郡奉行

これら二つの「覚」は、物乞い・勧進などの際に、定められた分限を超えて「ねだり事」などをした癩人は、鉄砲で撃ち殺してもよいこと、また、牛馬の皮を穢多へ売らずに他方へ売った癩人は、役所へ訴えずに打ち殺してよいという、癩人の差別された悲惨な身分をあからさまに記したものである。

この他にも、「癩人への縄掛け」元禄一一年(一六九八)、[*35]「勘太郎　与蔵方へ穢多取締　穢多共ニ可申渡覚」正徳二年(一七一二)、[*36]「癩人勧進の次第」享保一一年(一七二六)、[*37]「癩人共物貰歩行定」安永三年(一七七四)[*38]などによって、服装、髪型、手札、物貰いの日取りなど、日常生活の細部にいたるまで事細かに、差別に差別を重ねた「定」や「覚」による癩人取り締りが行われた。

なお、享保一一年の「癩人勧進の仕方および癩人共領内物貰の定　穢多共江申渡次第」は、寛延三年(一七五〇)に再度、「覚」によって確認されている。

さらに、物乞いなどをする際、他の身分の人々と区別することを目的として、癩人小屋に住む癩人の髪型や着物に制限を加え、元禄二年(一六八九)に、木綿かたびらの着用を通達し、[*39]享保四年(一七一九)以後は、「癩人共乞食共札」を所持させた。「非」の焼き印を押した鑑札は町奉行所が交付した。

東北諸藩の癩人小屋居住の癩人の髪型は、二本松、白河、福島などが癩人髪立、相馬が坊主頭に頭巾かむり、守山、高田、岩城などが、癩人髪立および茶筅髪、そして、三春が、最初は坊主頭で、後(享保九年・一七二四)に茶筅髪とした。[*39]

第三節　弘前藩のハンセン病

癩人小屋

弘前藩については、佐藤耕次郎著の『黒石地方誌』[*40・41]等にその記述が見える。以下に、その全文を記す。

一、弘前藩日記[*40・41]

一御領分穢多乞食非人袖乞癩人御穿鑿の次第

和徳町端　穢多乞食一軒

　非人一軒

西浜通岩木川端　乞食一軒

嘉田街道岩木川端　乞食一軒

　袖乞一軒

嘉田村端　乞食一軒

大光寺村端　癩人一軒

藤崎村端　癩人一軒

石川村端　癩人一軒

浪岡村端　穢多乞食一軒

袖乞一軒
右七軒同居所へ引越被仰下候也
同五月
青森町端　穢多一軒
乞食一軒
黒石町端　穢多乞食一軒浪岡出生権三郎
袖乞一軒同町出生源四郎
鯵ケ沢町　穢多乞食一軒
袖乞一軒
右六軒之其所々ニ差置候様被仰付之
寛永二年五月
新藤庄兵衛殿

以上は、寛永二年（一六二五）の資料によるといわれる。近在の弘前から黒石城下への街道沿いの商業・交通の要所であった、大光寺村端、藤崎村端、石川村端に、それぞれ一軒ずつ、計三軒の癩人小屋の記載があるが、港町の青森・鯵ケ沢には見当たらない。大光寺村端、藤崎村端、黒石町端の現在地は不明である。

右記の各小屋は、穢多乞食、非人、乞食、袖乞、癩人に分けて記されていることから、これらの小屋には、記載されたように呼ばれた人々が住んでいたのであろう。街道沿いの要所であった地域にこれらの小屋があったということは、物乞いなどに便利だったこと、および、何らかの役を担わされていたことなどが考えられるが、詳細は不明である。

癩人小屋については、その規模、住した癩人の人数、性別、出身地、その生業などの詳細は明らかではない。ただ、会津藩や三春藩の例から考えると、これらの小屋に居住した癩人は、身寄りのない人々であった可能性が高い。また、津軽地方にもハンセン病患者を出した家やその家人を指す「癩マキ」という言葉が残っている。

第四節　加賀藩のハンセン病

部落一巻　乾・坤

安政三年丙辰一二月写之藤内頭并廻藤内非人頭勤方　革多かったい一巻
但改方役所留帳簿内旧簿類聚五三冊之内ト有乾坤二冊之内ヲ抜書

加賀藩のハンセン病が掲載されている資料として、田中喜男著の『加賀藩被差別部落史研究』[*42]および『定本 加賀藩被差別部落関係史料集成』[*43]があるが、その内容はほぼ同じであり、元本は、加賀藩の藤内・穢多・物吉・かったい・舞々等、および、非人小屋・御救小屋・御助小屋・乞食・座頭・貧窮人等に関する諸資料[*44]である。他藩の断片的なものとは異なり、これには加賀藩における士農工商身分に含まれない被差別身分に関する定めや覚え書きが網羅されている。

以下に、元禄六年（一六九三）、天明五年（一七八五）、および、文政七年（一八二四）の藤内・穢多・物吉などの被差別身分の区別を述べた「藤内穢多物吉之差別之事」についての抜粋を記す。

一、藤内穢多物吉之差別之事[*45]
一藤内穢多同類ニ而ハ無御座筋違申候、穢多ハ藤内ヨリ下輩之者ニ而、藤内モ縁与（組）等不申合由申候、藤内頭ハ才川

下ニ罷在、仁蔵、三右衛門与申者御分国中藤内支配仕候、附、先祖ヨリ藤内与申目子細ハ不奉在存由申候
一穢多之義ハ御当国能州御両国分、浅野川下浅野領罷在候、甚太郎、九郎兵衛与申者支配仕候、越中ハ彼地戸出領罷在候孫右衛門与申者支配仕候
一穢多ハ牛馬之皮ヲ剥、滑皮ナト仕候、藤内ハ牛馬之皮剥滑皮ナト仕義ハ無御座候、先年御鷹之餌犬打申時分ハ、右犬之革剥置、穢多方へ売払申候
一穢多共之義、毎日諸方欠廻、牛馬共ニ死申ヲ革ヲ剥申候、自然先々ヨリ牛馬等死申義為知申義モ御座候、左様之ニハ少々充物ヲモ遣由御座候
一藤内ハ公事場へ相詰、拷問殺害人等之裁許并掃除ナト仕、且又磔獄門さらし者、町中渡者御追放者等之刻モ罷出相勤候、火事之時分ハ仁蔵、三右衛門御当地之藤内共召連　公事場へ罷出申候、穢多ハ右之役義相勤不申候
一乞食ノ義ハ、藤内穢多之筋ニ而ハ無御座候、然トモ藤内頭仁蔵、三右衛門支配仕候、札ヲ相渡為致乞食申ニ付、小頭ヲ抱置為致裁許申候
一物よしハ乞食与違申候、則物よしノ内七兵衛与申者、先祖ヨリ代々支配仕申候、五節句并御家中町方共ニ、祝義ケ間敷義ニ祝義ヲ申請ニ而、常々乞食不仕候ニ付、人多ニ罷成候へハ渡世仕兼申候故、子孫等無病成者共ハ、物よし方ニ罷在、領カラ朝夕乞食仕候ニ付、左様之者ハ仁蔵、三右衛門方ヨリ札ヲ渡支配仕候
右藤内頭穢多頭ニ相尋申趣如斯御座候　以上
元禄六年五月六日
和田小右衛門

これは、はじめに加賀藩における藤内、穢多などの支配、身分の上下、居住地、家業の区別等について述べているが、後段では、ハンセン病を意味したとされる物吉について具体的に説明している。

すなわち、ここでいう物吉とは、先祖代々、七兵衛という者が支配しており、五節句や、家中・町方に祝い事がある際に「祝言」を申しに出かける者であって、いつも物乞いをしている乞食ではない。しかし、人数が多くなって生活し難くなると、ハンセン病を発病していない子孫は、物吉の村に居ながら朝夕乞食に出る者もおり、これらの人々には、藤内頭の仁蔵、三右衛門が乞食札を与えて支配しているといった内容である。

この短い文章から、加賀藩の物吉には普通の乞食とは違った作法があったこと、物吉の村落にはハンセン病を発病した者と発病しない者とが混在しており、発病しない者は、村在住のまま藤内頭から乞食札を貰って物乞いをすることが許される境涯であったことなどがうかがわれる。

二、藤内并物吉等之儀、藤内頭仁蔵、三右衛門ヨリ調出シ候書付[*46]

乍恐御尋ニ付申上候

〇〇〇〇〇〇〇〇〇〇〇〇

〇〇〇〇〇〇〇〇〇〇〇〇〇

一物吉ト申者ハ、石川郡広岡村領ニ家数拾五、六軒計居申候、此者共則広岡村百姓肝煎ヨリ支配仕候、此者とも為役儀、イツレ而モ御当地之内乞食ニ癩病人居申候ヘハ引取看病仕候、尤イツレニ而モ癩病人死仕候ヘハ死骸引取向寄之三昧ヘ埋置申候、御施行御座候ヘハ、右物吉トモ私共同時ニ罷出、御施行御用相勤申候、然ハ御施行米之内被下候、此外御用ニハ一向相立不申者ニ御座候、右為助力御当地武士様方并町中イツレニ而モ御祝儀御座候時分、為御祝鳥目頂戴仕候、剰籠屋、非人頭ヨリハ過分受納仕候者ニ御座候、家業ニハ竹ノ子皮ソウリ、足駄緒等仕候者共ニ御座候

一穢多ト申者〇〇〇〇〇〇〇〇〇右穢多共家業ニ者、惣而畜生之死骸取扱仕候者共ニ御座候、右物吉、穢多等ハ私共支配下之者共ニ御座候ニ付、様子得ト相知レ不申候

〇〇〇〇〇〇〇〇〇〇〇〇〇

天明五年五月二五日
藤内頭　三右衛門
同　　仁　　蔵

これによると、物吉は、石川郡広岡村に、家数が一五、六件ばかりあり、広岡村百姓肝煎りと藤内頭の二重支配を受け、ハンセン病の乞食があると引き取って看病した。また、ハンセン病患者が死亡した場合は、近くの三昧に埋葬した。藩主からの御施行米があるときは、藤内と共にその米を配り、自らもその一部を得た。また、家中・町方に祝儀がましいことがあるときは、「物吉の祝言」をし、駕籠屋や非人頭よりも過分な布施を受ける一方、家業の一つとして、竹の子皮草履や足駄緒なども作っていた。

三、藤内・非人・かったい・穢多・舞々の区別[*47]

覚

藤内　陰坊　駕籠屋

右藤内与申ハ身分之本名ニ御座候、隠亡与申義ハ町家等之死去人ヲ埋葬時之名目ニ御座候、但藤内ニ不限、惣而死人ヲ葬申者ヲ隠亡与唱申由、駕籠屋与申ハ御武士家町方等ニ御吉事在之、御祝罷出候様并五節句嘉日之勧進方仕候砌、駕籠屋与相唱候事

非人頭　乞食

右非人頭与申ハ御当地七人罷在、身分本名非人ニ而、御当地川下橋下等ニ乞食仕候者、死骸取またしいたし候、依而右ハ与御武士家町方等ニ吉事在之砌者、非人頭与相唱御祝ニ罷出鳥目等申請候、乞食与申ハ本名非人ニ而、町方等江乞食ニ罷出候時之名目ニ御座候、但非人頭御郡方江勧進方ニ罷出候砌ハ、ヨカレ左右衛門与相唱候事、右藤内、非人頭、非

人者藤内頭支配ニ支候事

かったい　物吉

右かったい与申ハ本名ニ御座候　但無宿類之者癩病相煩、乞食ニ罷成候得者、藤内頭ヨリ乞食札相渡、かったい共方江相渡候得者、彼等垣内ニ指置申候、且川下橋下等癩病相果候得者、死骸かったい共方江引取候義前々ヨリ之所作ニ御座候、依而右与ハ御武士家町方等御吉事等之砌、物吉与相唱御祝罷出鳥目等申請、其外之内嘉日ニモ右名目ヲ以勧進仕候事

穢多　皮多

右両名者同時ニ御座候、所作ハ牛馬等之皮剥仕候、但町方等江罷出勧進ハ不仕候事

舞々

右之者三郎太夫与申而、御武士家町等ニ而舞々イタシ勧進仕候、以前ハ折違町、池ノ小路ニ罷在候得共、当時ハ何方江罷在候哉、舞々之所作相止候故、住所相知不申候、右代リハ石川郡藤江村百姓中之内ニ而舞々与相唱、町家等江罷出、手之内勧進仕候由ニ相聞江候へ共、右者藤内頭才許不仕事故、実否相知兼候事

右かったい、穢多、舞々ハ藤内頭支配不仕候事

右御尋ニ付申上候、以上

文政七年五月

藤内頭

文政年間になると、物吉と「かったい」とが同じ項に並ぶようになる。ここには、当地の無宿者がハンセン病を発病して乞食をしているときは、藤内頭が乞食札を渡し、かったい方へ引き渡すこと、川下や橋下などでハンセン病患者が死亡した場合は、かったいは、以前からの作法通りにその死骸を引き取ること、武家や町方に祝い事があるとき、あるいは、その他の嘉日の「物吉の祝言」には、施与をすることなどが記されている。

こうして見ると、加賀藩では、江戸時代のいつのころからか（寛政末期ともいわれる）、行政権を握っていた人々によって、「物吉・かったい」をはじめとする、すべての被差別民を封建的身分制の最下層に組み込むための細々とした区分けが行われ、それらが次第に村々に住む一般の民衆に浸透していったと考えられる。*48

加賀藩のこのような差別政策は、会津藩や三春藩と同様、保護的側面があるようでもある。すでに、天明三年（一七八三）の「非人小屋裁許勤方帳」*49は、「癩病人其外筋悪敷者、御小屋江入不申候、乍然、大病至極ニ而不得立退候者、其支配仕者江申遣為引取申候事」*50と記し、また、寛政七年（一七九五）の「新川郡御小屋入御救人帳」*51にも、「猶以、渇癩ハ先年ヨリ入不申格ニ候故、以後モ尤其通ニ候、為念申達候」*52と記され、再起不能なハンセン病患者と見なされた場合は、加賀藩のいわゆる「お助け小屋」入りは許されず、「其支配仕者江申遣為引取申候事」として「物吉村送り」が定められていた。

第五節　諸藩におけるハンセン病対策

本稿では、『新編会津風土記』『三春町史・近世資料』『黒石地方誌』および『定本 加賀藩被差別部落関係史料集成』に記されたハンセン病に関係ある箇所を検討し、近世封建体制下における会津、三春、弘前、加賀の諸藩におけるハンセン病対策のまとめと考察を試みたい。

まず、当時の一般的なハンセン病の概念は、伝染する病気（感染症）ではなく、遺伝する業病・不治の死病と考えられていた。

したがって患者の居住の形は、寄る辺のない者は癩人小屋入りをして非人として扱われたが、介抱する家人がいる場合は家庭にいることができた。

会津藩の癩人小屋には、自領出身者がほとんどで、他国・他領出身の癩人は少なかったが、三春藩では、三春領内出身者は少なく、ほとんどが他国・他領出身者で占められていた。これは、地理的条件の差に加えて、他国者の処遇に対する藩政の方針の違いによるものであろう。

加賀藩の物吉村の村人は、領内・領外出身を問わず、川下・橋下、寺社周辺にたむろしている浮浪者、乞食・行き倒れのなかにハンセン病患者があると、引き取って介抱することを役としていた。

癩人小屋（加賀藩は物吉村）住人の家業は以下の通りである。

会津藩では、罪人の埋葬、牢屋御用、ハンセン病患者の世話、物乞い、正月福よしなどを行った。三春藩では、斃馬・病馬の皮剥ぎ、他領から来た物乞いの移送、ハンセン病患者の移送・世話・埋葬、牢屋御用、さらし首、番太、火災防犯巡視、病犬の始末、予め定められた吉日・嘉日の物乞いなどであった。弘前藩は、物乞いなどの他に何らかの役があったと考えられるが詳細は不明である。加賀藩は、ハンセン病患者の移送・世話・埋葬、布施米の配布、吉日・嘉日の物吉（祝言）、竹の子皮草履や足駄緒の製作などが行われた。

いずれも、人の厭う仕事ばかりであり、また、番太のように、差別民と被差別民の相互の感情に、憎悪を塗り重ねるような仕事もあった。

以下、いくつか気付いたことを、各藩ごとに考案する。

会津藩

定住型ハンセン病（癩人小屋の癩人および家庭にいるハンセン病患者）

『新編会津風土記』には、家庭にあって、ハンセン病に罹患した夫の看病を続け、再嫁を拒んだ八人の妻たちに藩が褒賞を与えたことについて、つまびらかに記されている。また、家にあって看病を受けているハンセン病患者は非人扱いをされていない。

「夫がハンセン病であっても家を去らず、二夫にまみえず」という健気な妻を貞女と讃えていることは、いかにも儒教思想が行き渡っていた会津藩らしい仕置きである。しかし、ハンセン病をはじめとする難病人を抱えていた家は多数あったはずであるから、これらの褒賞には、悲惨な境涯の人々をも土地と身分に縛って離散や流人化を防ぎ、士農工商の身分制を堅持したい藩の周到な政治的配慮が見え隠れしている。

一方、それでも寄る辺ない身の上になった患者は、会津若松城下の七日町四谷と薬師堂河原のあいだの穢多町から少し離れた場所（現在地は不明）にあった癩人小屋に非人として収容され、普通の人が嫌がる穢れた仕事を請け負わされ、物乞いをして生活の糧を得ていた。

癩人小屋数、収容者数、病状、癩人の出自、詳しい出身地などは不明とされている。

一方、ハンセン病が遺伝病ではなく、化学療法によって治癒する感染症であるという現代の医学的知見があるにもかかわらず、会津では今もなお、「癩マケ」と称し、かつてハンセン病を出した家および家人を「ハンセン病の遺伝を引きずる家筋」と見なして差別する根深い偏見が残っている。このことは、近代に隣り合わせた近世封建時代のハンセン病対策が、現代の差別意識に脈々と影響を与えていることが考えられる。

移動型ハンセン病（**放浪癩**）

幕末戊辰戦争時、幕府軍軍医として従軍したウィリアム・ウィリスの著書『英国公使館員の維新戦争見聞記』*53に、「癩病にかかった二名の人を見た。…この病気のことはだれもが非常な嫌悪感をあらわに示して話すのである。その癩病にかかった人は、乞食になって遠い地方に行くのだそうである」という記述がある。

会津藩は、海のない内陸部に位置し、冬は豪雪に難儀する閉鎖的土地柄である。その上、藩政は過酷であったと言われ、領民、および、他領・他国の人々の出入りを厳しく取り締った。にもかかわらず、幕末から明治にかけての流動期ではあるが、後に「放浪癩」と言われる移動型ハンセン病の姿を外国人（英国人）であるウィリアム・ウィリスが垣間見ていることは、少なくないハンセン病患者が会津藩領内に存在していた証しと考えられる。

三春藩

非人[*54]としての癩人小屋の癩人

『三春町史・近世資料』によると、癩人小屋の住人は、

- 主として、馬の皮剥や牢屋御用を役とし、
- 時宗を宗旨として、阿弥号を名乗り、
- 小屋に他所者《よそもの》、切支丹、博徒、駆け落ち者、乞食などを泊めてはならず、
- 物乞いをする場合は、定められた日に、特有の髪型で、木綿かたびらを着用し、非人札を持つ義務があり、
- 役皮の売買に不正があったり、分限を超えた物乞いをしたときは、鉄砲で撃ち殺してもよい、

などの厳しい差別を受けなければならなかった。

享保八年（一七二三）の調べによると、癩人小屋住人二〇人の出身地は、三春領内出身がわずか二人でしかなく、残り一八人は、他国・他領から流入した移動型ハンセン病が収容されたものである。このことから、三春藩は、会津藩と同じく、領内出身のハンセン病患者はそれぞれの家庭に匿われて、家人に看病されており、寄る辺のない患者が癩人小屋入りをしていたことが推測される。

しかし、いずれにしても、いったん癩人小屋入りをすると、例外なく非人（非人）として藩によって規制され、厳しい差別に耐えなければならなかった。

放浪から定住へ

地理的に、関東から三春を見ると、白河より先にあるが、会津のように深く内陸部に入らずに、福島より手前の奥羽街道上に位置する。そのため、関東をはじめとして、街道沿いの白河、棚倉、二本松、福島地方などからの人々が往来しえたと思われる。

三春藩の癩人小屋に、他国・他領出身者が多かった理由として、会津藩などよりも他国者の流入に寛容であったこと、また、他藩・他領において穢多の役とされていた「斃馬・病馬の皮剥」の役が、癩人小屋住人に任されていたために、比較的生活しやすかったことなどが考えられている。

「少成共我儘出申ニハ在郷ニ而モ鉄砲ニ而打殺候様」「不及訴於其場所ニ打殺可申候」

正徳二年（一七一二）の「癩人共へ可申渡覚」は、「（三春藩癩人小屋の癩人が）勧進の時に、少しでも我が儘なねだり事をした」ときは、「在郷の人々が鉄砲で撃ち殺してもよい」とし、また享保四年（一七一九）の「乞食札渡」は、「癩人小屋入りしている札付き乞食が、分限を超えた振る舞いをした」ときは、「（支配方へ）訴えに及ばず、その場で打ち殺してもよい」と「百姓共江可被申渡」している。

この時代は、武士身分による「切り捨て御免」という不条理が許されていた時代でもあった。したがって、一度死んだ者として時宗の阿弥号を名乗るほどの業病・死病を患った癩人が無礼を働いた節は、その場で打ち殺して良いとしたこれらの「覚」を、当時の在郷村人はそれほど理不尽と思うこともなく受け入れていたと思われる。

加賀藩

物吉村と癩

『定本　加賀藩被差別部落関係史料集成』を見ると、加賀藩がいかに被差別民全般の統治に力を注いでいたかがわかるが、ここでは主に、ハンセン病に関連した「物吉・かったい」について考察する。

江戸時代、加賀藩の物吉は、ハンセン病患者を引き取って世話をする役を担っていたため、「かったい」とも言われて石川郡広岡村に住んだ。家数は十数件あったという。

元禄六年（一六九三）の「藤内穢多物吉之差別之事」の覚は、「ハンセン病にならなかった物吉村の子孫は、村にいながら穢多頭から乞食札を貰って乞食をしてもよい」と記している。*55

現在では、ハンセン病は、「らい菌を病原菌とする慢性感染症であるが、一般的に、人々はらい菌に対する抵抗力（免疫力）を有しているため、保菌者である患者と濃厚に接触しても発病する者はきわめて稀で、仮に発病しても治療によって治癒する病気」と理解されている。また、感染から発病までの潜伏期間が数年から十数年と長いこと、および、病状の進行がきわめて緩徐であることから、平均寿命が短かった往時は、発病以前、あるいは、病状が顕在化する前に死亡する人々が少なくなかったと考えられる。

これらのことから、広岡村の「物吉・かったい」と言われた人々は、すべてがハンセン病患者ではなく、ハンセン病発病までの潜伏期にある人、らい菌に感染したが、抵抗力・抗体があったために発病を免れた人なども含めて、ハンセン病を発病していない人もいたのであろう。

しかし、往時は、ハンセン病は遺伝病とされていたから、広岡村の村人は、病状のあるなしに関係なく、すべて「物吉・かったい」、すなわち、ハンセン病患者と扱われていた。また、病気が顕在化したハンセン病患者は、「お助け小屋」への収容は困難であった。

加賀藩の「お助け小屋」は、身寄りのある、一時的な病気・病弱者を収容し、快復した者は帰村させることを旨としており、快復が見込めない死病であるハンセン病患者や生来乞食などには救済の手は差し伸べられていなかった。

一方、天保七年（一八三六）の「物吉・非人頭への祝儀」という留め書きには、

一物吉、非人頭等祝年中定り祝十七度之事、とらせ方[*56]
　物吉江壱升五合
　非人頭江壱升
　かこや（駕籠屋）五合
　三太夫五合

と、非人頭や駕籠屋よりも物吉の取り分を多くしており、周到な加賀藩の非人統治の方針の一端が垣間見える。

もちろん、これら「物吉・かったい」に取り込まれたハンセン病患者が加賀藩のハンセン病のすべてではなく、家庭に匿われ、家人に介抱されたハンセン病患者が存在していたことは、会津藩や三春藩と同様であったと思われる。

散非人と癩

地理的に、加賀は寺社参りをする病人や放浪する芸人などが利用しやすい山陰の街道筋にあったため、藩は、非人（頭）などを動員して、他国・他領から流入してきた放浪者の領外追放に努めた。しかし、領内に居座るものも少なくなく、これらは石川郡笠舞村非人小屋に散非人（笠舞村非人）として収容・定住させ[*57]、藩内の農作業従事者とした。散非人や行路病人・行き倒れのなかにハンセン病患者が発見されると、同郡広岡村に引き取らせることを常としていた。

おわりに

このような状態が、おおむね明治維新前後、または、明治政府によって廃藩置県が断行されるまで続いたと考えられる。もちろん、これらは、会津、三春、弘前、加賀に限ったことではなく、伊達藩の『東藩史稿』などにも「癩人」の記載が見られる。[*58] 仙台では、ハンセン病患者が死亡すると、「或る村」に埋葬したといわれ、人々は、今でも「その村」からは嫁を貰うなと言い伝えているという。

近世において、遺伝病・業病・死病としてのハンセン病を患った患者たちは、癩人小屋や物吉村に住んで非人として扱われた。その惨めな境遇は、疾病の悲惨さと相まって、近代以後に至るまで、ハンセン病に対する抜き差しならない偏見と差別と嫌悪という悪癖を引きずる一因になった。また、家庭に留まって家人に看病された患者の家族も、「癩マキ」「癩マケ」などと称され、家ごと、あるいは、一族・一門ごと、激しい差別と蔑視に晒された。

こうして論を進めてみると、我が国におけるハンセン病観は、つい最近まで、近代に隣り合わせた近世幕藩体制下のハンセン病対策の影響を濃厚に受けていたことが理解されるのである。

〔引用文献〕

＊1　部落解放研究所『新編部落の歴史』三三頁、部落解放研究所（一九九三）。

＊2　部落問題研究所『部落の歴史近畿編』一七・一六二頁、部落問題研究所（一九八二）。

＊3　寺木伸明『被差別部落の起源とは何か』一九頁、明石書店（一九九二）。

＊4　鎌倉遺文一　一六一「鎌倉遺文第二巻建久三年正治二年周防国阿弥陀寺文書庁宣案在庁官人等」国立国会図書館蔵。

＊5 誉田慶信『中世奥羽の民衆と宗教』二四四頁、吉川弘文館（二〇〇〇）。
＊6 福西征子「ハンセン病と起請文」『セミナー医療と社会』第二九号、三五頁（二〇〇六）。
＊7 黒坂勝美、国史大系編修会『国史大系　令義解』九三頁、吉川弘文館（一九七四）。
＊8 富士川游『日本医学史』一三五頁、日新書院（一九四一）。
＊9 部落問題研究所『部落の歴史と解放運動　前近代篇』一一〇頁、部落問題研究所（一九八五）。
＊10 井上清『部落問題の研究　その歴史と解放理論』二八頁、部落問題研究所（一九五九）。
＊11 『女大学』江戸時代（文化文政時代）中期ころから女性の教育に用いられた教訓書をいう。貝原益軒作ともいわれる（貝原益軒『女大学宝箱』大阪・柏原清右衛門　文化四年・文政一二年）。
されば婦人に七去とて悪しきこと七つあり。一つは、舅姑に従わざる女は去るべし。二つは、子なきは去るべし。しかれども婦人の心正しく、行儀よくして、妬む心なくば、去らずして同性の子を養うべし。三つには、淫乱なれば去るべし。四つには、悋気深ければ去るべし。五つには、癩病などの悪しき病あれば去る。六つには、多言にて物言い過すは、親類とも仲悪しくなり、家乱るるものなれば去るべし。七つには、物を盗む心あれば去るべし。この七去は皆聖人の教えなり。女は一度嫁入して、その家を出されて仮令再び富貴なる夫に嫁すとも、女の道に違ひて大いなる辱なり。
＊12 阿部隆一（発行責任者）『新編会津風土記　第一巻　巻一八　陸奥国若松之四』二六六頁、歴史春秋出版（一九九九）。
＊13 阿部隆一（発行責任者）『新編会津風土記　第一巻　巻二一　陸奥国若松之七』三〇五頁、歴史春秋出版（一九九九）。
＊14 阿部隆一（発行責任者）『新編会津風土記　第一巻　巻二一　陸奥国若松之七』三〇八頁、歴史春秋出版（一九九九）。
＊15 阿部隆一（発行責任者）『新編会津風土記　第二巻　巻三一　奥会津郡之六』九七頁、歴史春秋出版（二〇〇〇）。
＊16 阿部隆一（発行責任者）『新編会津風土記　第二巻　巻五〇　陸奥国耶麻郡之三』三四四頁、歴史春秋出版（二〇〇〇）。
＊17 阿部隆一（発行責任者）『新編会津風土記　第三巻　巻五一　陸奥国耶麻郡之三』一六頁、歴史春秋出版（二〇〇一）。
＊18 阿部隆一（発行責任者）『新編会津風土記　第三巻　巻五七　陸奥国耶麻郡之六』一一三頁、歴史春秋出版（二〇〇一）。
＊19 阿部隆一（発行責任者）『新編会津風土記　第四巻　巻七八　陸奥国大沼郡之七』六九頁、歴史春秋出版（二〇〇二）。
＊20 阿部隆一（発行責任者）『新編会津風土記　第一巻　巻二八　陸奥国若松之十』三三九頁、歴史春秋出版（一九九九）。
＊21 大内寛隆「第一四章　近世における被差別身分の実態――三春藩とその周辺」『福島地方史の展開』小林清治先生還暦記念会編

（一九八五）。
＊22　大内寛隆『東日本の近世部落の具体像　近世における被差別身分の実態――三春藩とその周辺』東日本部落解放研究所編（一九九二）。
＊23　『三春町史　第八巻　近世資料一（資料編二）』三春町（一九七八）。
＊24　『三春町史　第九巻　近世資料二（資料編三）』三春町（一九八一）。
＊25　『三春町史　第九巻　近世資料二（資料編三）』四一三頁、三春町（一九八一）。
＊26　『三春町史　第九巻　近世資料二（資料編三）』二六〇頁、三春町（一九八一）。
＊27　部落問題研究所『部落の歴史近畿編』一一一頁、部落問題研究所（一九八二）。
＊28　大内寛隆「第一四章　近世における被差別身分の実態――三春藩とその周辺」『福島地方史の展開』三九九頁、小林清治先生還暦記念会編（一九八五）。
＊29　大内寛隆「第一四章　近世における被差別身分の実態――三春藩とその周辺」『福島地方史の展開』四〇四頁、小林清治先生還暦記念会編（一九八五）。
＊30　大内寛隆「第一四章　近世における被差別身分の実態――三春藩とその周辺」『福島地方史の展開』四〇二頁、小林清治先生還暦記念会編（一九八五）。
＊31　大内寛隆「第一四章　近世における被差別身分の実態――三春藩とその周辺」『福島地方史の展開』四〇五頁、小林清治先生還暦記念会編（一九八五）。
＊32　『三春町史　第八巻　近世資料一（資料編二）』五八四頁、三春町（一九七八）。
＊33　『三春町史　第八巻　近世資料一（資料編二）』五九一頁、三春町（一九七八）。
＊34　『三春町史　第八巻　近世資料一（資料編二）』五九七頁、三春町（一九七八）。
＊35　『三春町史　第八巻　近世資料一（資料編二）』五七七頁、三春町（一九七八）。
＊36　『三春町史　第八巻　近世資料一（資料編二）』五九〇頁、三春町（一九七八）。
＊37　『三春町史　第八巻　近世資料一（資料編二）』六〇七頁、三春町（一九七八）。
＊38　『三春町史　第八巻　近世資料一（資料編二）』六四七頁、三春町（一九七八）。

＊39　大内寛隆「第一四章　近世における被差別身分の実態――三春藩とその周辺」『福島地方史の展開』四一二頁、小林清治先生還暦記念会編（一九八五）。
＊40　原田伴彦、田中喜男『東北・北越被差別部落史研究』三頁、明石書店（一九八一）。
＊41　佐藤耕次郎『黒石地方誌』四八頁、黒石町役場（一九三四）。
＊42　田中喜男『加賀藩被差別部落史研究』明石書店（一九八六）。
＊43　田中喜男『定本　加賀藩被差別部落関係史料集成』明石書店（一九九五）。
＊44　田中喜男『定本　加賀藩被差別部落関係史料集成』viii・xviii頁、明石書店（一九九五）。
＊45　田中喜男『定本　加賀藩被差別部落関係史料集成』二六四頁、明石書店（一九九五）。
＊46　田中喜男『定本　加賀藩被差別部落関係史料集成』二二頁、明石書店（一九九五）。
＊47　田中喜男『定本　加賀藩被差別部落関係史料集成』三三二頁、明石書店（一九九五）。
＊48　田中喜男『定本　加賀藩被差別部落関係史料集成』六七五頁、明石書店（一九九五）。
＊49　田中喜男『定本　加賀藩被差別部落関係史料集成』四一〇頁、明石書店（一九九五）。
＊50　田中喜男『定本　加賀藩被差別部落関係史料集成』四一二頁、明石書店（一九九五）。
＊51　田中喜男『定本　加賀藩被差別部落関係史料集成』四二〇頁、明石書店（一九九五）。
＊52　田中喜男『定本　加賀藩被差別部落関係史料集成』四二二頁、明石書店（一九九五）。
＊53　ローレンス・オリファント、ウィリアム・ウィリス著、中須賀哲朗訳『英国公使館員の維新戦争見聞記』七二頁、校倉書房（一九七四）。
＊54　大内寛隆「第一四章　近世における被差別身分の実態――三春藩とその周辺」『福島地方史の展開』三九五頁、小林清治先生還暦記念会編（一九八五）。
＊55　田中喜男『定本　加賀藩被差別部落関係史料集成』二六五頁、明石書店（一九九五）。
＊56　田中喜男『定本　加賀藩被差別部落関係史料集成』三三七頁、明石書店（一九九五）。
＊57　田中喜男『定本　加賀藩被差別部落関係史料集成』六七四頁、明石書店（一九九五）。
＊58　原田伴彦、田中喜男『東北・北越被差別部落史研究』一〇頁、明石書店（一九八一）。
＊59　福澤諭吉『福翁百話』四九・一五一頁、時事新報社（一八九七）。

第Ⅶ章

明治維新以後・法律第一一号「らい予防に関する件」制定まで

その一　血筋・家筋と遺伝と伝染

はじめに

明治維新以前のハンセン病は、宿罪[*1]、悪疾[*1]、悪報[*1]、疥癩[*1]、法罰[*2]、いきくされ[*2]、白癩黒癩[*3]、白癩重病[*3]、現世悪病[*3]、呪いによる病[*4]、人の嫌う違例[*4]、餓鬼阿弥陀仏[*4]、三病者[*4]、癩人[*5]、痱[*5]、癩まけ、癩まき[*5]等と称されていた。すなわち、古代では、伝染する病と考えられた時代[*6]もあったが、仏教が盛んになると、「仏罰によって現報を受けた病」とされ、さらに起請文が盛んに書かれた中世以後は、「神仏（天）から罰として受けた病・罪業に由来する病（天刑病）」という意味合いが加わった。中世から近世にかけて、武家社会に家門意識が広まると、ハンセン病は、親から子に伝わる病気、家に伝わる病（血筋、家筋）という概念が生まれた。

近世幕藩封建体制下では、家人にかくまわれた少数の例外を除いて、放浪するにしろ、癩人小屋に居住するにしろ、ハンセン病患者は、迫害と差別を受け[*7]、また、人としての扱いを受けることなく、なかには「あらゆる困苦・欠乏にさいなまされた挙げ句……、自己の罪過や偏見によって人間社会から追い払われ……寒気から身を守るために、冬には寺の本堂の床下や潜り込むことのできる建物の下で、毛の長い野犬といっしょに食らうことを余儀なくされて[*8]」、各々の地域に留まって生を営んだ。

このような幕政末期の閉塞と困窮と混乱の時代を経て、我が国は、突如として明治維新（一八六八）を迎え、西洋列強の政治・経済・文化の洗礼を浴びて近世から近代への転換が図られていった。医学の分野では、近代化を急ぐ明治政府によって、東京帝国大学医学部卒[註1]の俊秀が多数、ヨーロッパ、とくにドイツに留学・派遣されたが、明治一〇年代以降、これらの人々が漸次帰国しはじめ、新時代の医学・洋学を切り開いていった。

このころ、時を同じくして、一部知識人の間で、ダーウィニズムの影響を受けた「遺伝」が用いられるようになり、血筋、家筋、天刑などという旧来のハンセン病観に、「遺伝」の概念が重ねられていった。

翻って、ノルウェーのアルマウェル・ハンセンが顕微鏡下でらい菌を発見し、ハンセン病がらい菌伝染（感染）によって発病するという「伝染（感染）説」を提唱したのは明治六年（一八七三）である。以後、この説は徐々に認められるようになり、明治三〇年（一八九七・日清戦争終結二年後、日露戦争開戦七年前）、ベルリンで開催された第一回国際らい会議において承認されるに至った。

本稿では、まず、明治初頭から明治三〇年ころまでのハンセン病に関する我が国医学界の代表的な著書を辿り、近年まで流布していたいわゆる「遺伝に伝染が重なってハンセン病が発病する」という説について考察し、次に、それが、明治四〇年（一九〇七）の法律第一一号制定にどのような影響を与えたかについて考えてみたい。

第一節　第一回らい実数調査以前

後藤昌直著『難病自療』（一八八二）

「夫此病にして、其妻に伝染せず。妻此病にして其夫に伝染せず」

後藤昌直の父昌文（文政九年・一八二六〜明治二八年・一八九五）が、明治四年（一八七一）に東京柏木成木町に私設癩病舎を、その後、明治八年（一八七五）に東京神田に起廃病院を起こして、ハンセン病患者の治療に従事したことはよく知られている。後藤が活躍した時代は、アルマウェル・ハンセンの、らい菌発見から第一回国際らい会議にまたがった時代であるが、彼が、ハンセン病の伝染説を知っていたか否かは不明とされている。

昌直が明治一五年（一八八二）に著した『難病自療』[*9]は、漢方医らしく、「癩は血液病と言うて、血中に病毒を含むものなり」と、らいの病因を血液病と定義しつつも、その発症については、伝染という言葉も使っており、当時の巷間に流布していたであろう遺伝説にはこだわっていない。以下に、彼の説いた伝染について記す。

夫此病にして、其妻に伝染せず。妻此病にして其夫に伝染せず。永らく偕老同穴の契を完せしものを屡々見聞せり。伝染せずというに非ず。あるいは伝染することもあるべしと雖も、疥癬楳毒の如く……月を越え、年を重ねて後、初めて發見するにより、假令《たとい》真の伝染なるも、其の然るを知らざるなり。

昨年布哇《ハワイ》皇帝の我邦に来遊あらせられし時、……親しく癩病の原因、病理、症候、療法等を下問ありし節、……外国に於いては、たまたま支那人より伝染し、漸次国中に蔓延し、……。期くの如く激しく伝染するものは、或其の症候の我邦の癩病と異なる所あるやも知るべからず。……唯其異なるは其症候の激しきと伝染性の逞しきとなり。然らば我邦の癩病もまた決して伝染せざるに非ざるべし。只其伝染の模様、判然ならざりを以て、我人の注意を怠りしものならん。

癩病を発するは必ず其血統の者に限るの説あれども、決して然るに非ず。……その遺伝の確証を探り得しもの、却って少し。……其遺伝は、十中の二、三は在り。其の餘は、皆自発或は伝染に由るものなるべし。……。

この叙述から、後藤父子のいう伝染は、富士川游著『日本医学史』の「……伝染といふは、気血相伝して、病の親より子に移るを曰ふ、人より人へ直接伝染するの義にはあらず……」とする伝染[*10]ではなく、人から人へ伝染する今日的な意味の伝染と同義に語られていることがわかる。

また、後藤父子は、経験的に「遺伝」という語を用いているが、こちらは遺伝子を介して親の形質が子に伝わるという意味ではなく、先祖から続いた血筋が、父から子、子から孫へと伝わるというほどの意味合いではないかと考えられる。

『難病自療』の序文は、貧しかったり、遠方だったりなどの理由で、起廃病院受診も入院もできない患者たちのために、後藤薬舗を設けて「適当無害」の薬を売買するようになった経緯を詳しく記しているが、その内容を読む限り、ハンセン病患者の離隔（隔離）の概念は、彼らの念頭にはなかったと思われる。

鎌倉時代に梶原性全によって著された『万安方』の「癩」の項に、「然亦有二伝染者一、又非二自至一此、則不謹之故、気血相伝、豈宿業縁会之所為也、原二其所因一、皆不内外渉外所因而成也」とあり、これについて富士川游が『日本医学誌』の中で、「ここに伝染といふは、気血相伝して、病の親より子に移るを曰ふ。人より人へ直接伝染するの義にはあらず」と記した。この富士川游の解説から、梶原性全のいう「伝染」を、「気血相伝による遺伝」と解釈する報告が少なくない。

一方、中国医学あるいは我が国の吉益南涯（寛延三年・一七五〇～文化一〇年・一八一三）の『気血水論』によれば、「気」は、親から受け継いだ先天的なものと、後天的なもの（母乳や食事などの栄養物、大気、環境など）から生成され、「血」と「水」は、「気」を担って体内を循環し、生を維持しているとされる。すなわち、「気血相伝による遺伝」とは、親から子、子から孫へと伝わる先天的・後天的な気力・体力が、成長・発育・生殖を制御するという考え方であったと思われる。

小林廣著『治癩新論』（一八八四）

「癩は遺伝もし伝染もする、慢性に経過して自癒すること極めて稀な地方病」

小林廣は、明治一三年（一八八〇）東京大学医学部を卒業後、ドイツへ留学した。帰国後は、鹿児島、熊本、神戸と転任し、明治二五年（一八九二）に第四高等中学校医学部（現金沢大学医学部）内科学教室第六代教授に就任し、明治二八年（一八九五）まで務めた。彼の著書『治癩新論』[*11]は、おそらく、後藤昌直の『難病自療』以後に出版されたもののうちで最も意味のあるものである。

小林は、らいの病因について、ドイツ留学組らしく、顕微鏡下の「らい細胞」をほぼ正確に図示して、アルマウェル・ハンセンの伝染病説を認めているものの、「癩は伝染性を有し、遺伝性を兼ね、常に地方病となり、慢性にして全身に汎発し、専ら皮膚・粘膜・神経・骨質等を変易し、その経過中皮疹を発し、膚色を変じ、知覚の機能を妨害し、結節・潰瘍等を生じ、自癒すること極めて稀にして、漸進遂に他器を侵し、以て猖獗の勢を逞ふする者なり。病性通常患部を潰爛し、天賦の美貌を畸醜にし、一生の患苦に陥らしめ、之に亜ぐに死を以てす。而して病軀は既に死滅に帰すも、病痾は永く後裔に遺伝す。是れ実に人類の最も嫌悪すべき兇痾にして、蓋し人生の惨状是より甚だしきはなし。該病若し蔓延の勢止むことなくして、汎く世間に伝播し、人生の蕃殖を沮遏するに至らば、其害復た測るべからざるなり」と、はなはだしく遺伝にこだわった意見を述べている。

さらに、「癩は素と頗る慢性病なるを以て、その触接伝染性即ち触染性なるは直に之を目撃し難きのみならず、その触染勢力は微弱なりとす。……」と、らい菌の伝染性が微弱、かつ、きわめて慢性に病状が経過することを述べる一方、しばしば癩家、血族、血統、子孫癩系、遠裔の子孫などの言葉によって、遺伝性を強調している。ただし、ここにいう遺伝とは、小林が、ハンセン病が、らい菌伝染（感染）によって発症する伝染病（感染症）であることを認めていることから、らい菌に感受性ある素因・体質の遺伝を指していることは明らかである。

第八章「療法」の、予防法の項では、ヨーロッパ、とくにフランスを例にとり、第一案として、「多らい国」である我が国は、一、二の島嶼へすべての患者を離隔し、これらの島には健康者の移住を禁じるべきであること。それが叶わないときは、第二案として、一地方（地域）へ患者を離隔し、健康者との雑居を許さないこと。また、我が国を六分、若しくは各府県毎に分け、該当地を選んで、患者家族を移住させ、一処に居住させること。第三案は、すべての患者を第一あるいは第二の方法で離隔することは困難を伴うであろうから、適宜の僻地を選んで数多の「らい病院」を設けること。また、我が国のハンセン病患者数を調査し、該病家族を、ハンセン病の徴候が確実な者、および、ハンセン病のために死亡し、その死亡届けの証しある一家と、現在ハンセン病の該当者はないが、先代にハンセン病患者が出た「旧らい家」であることが確実な一家のために、別冊戸籍を作成して人民血統の健否を探知し、これらの人々が「健康人」と結婚することを禁じること。第四案は、「らい病院」を人口緻密な市府に設置しないことなどを提案し、その概略を説明している。

こうして見ると、小林は、ドイツ留学中に学んだ知識に加えて、当時東京帝国大学教授であったモールス[註2]（Edward Sylvestar Morse 一八三八・天保九年～一九二五・大正一四年、アメリカ合衆国）等による「遺伝学」関係の講義、あるいは、著書に触れていた可能性が考えられる。

このように『治癩新論』は、旧来我が国にあったハンセン病の血筋・家筋と、ヨーロッパ・ドイツから伝わった最新の知見である遺伝論、および、伝染病説とが渾然一体となっている。この後、明治四〇年（一九〇七）に法律第一一号、大正五年（一九一六）に法律第二一号、昭和六年（一九三一）に法律第五八号、そして昭和一六年（一九四一）にはハンセン病療養所国立移管と、ハンセン病予防に関する法律が次々に制定・改正されていくのであるが、我が国独特ともいえる「らい予防法」の原案が、この『治癩新論』に内在しているように思われて興味深い。

松田源徳編『治癩訓蒙』（一八八六）

「本患は各人感受性の強弱と素因の多少に由て（癩菌の）自然感染に難易あるは一般伝染病に等しとす」

明治一九年（一八八六）に宮古島で医療に従事していた松田源徳による『治癩訓蒙』[*12]は、「それ癩菌は即ち癩病の原因にして……」「癩病は……能く遺伝せるは古今の医書に就いて明々赫々たり。……余の実験せし一一四名の該患者中三七名は全く遺伝素因より来り、七七人は現に特発に係ることを確認せり。凡そ遺伝は父母罹癩後分産せし者に限り遺伝せるにあらず。本患未だ発見せざる以前に分娩せし子と雖も癩痾の侵襲を蒙る者屡々実験せり……本病は……未だ病徴を呈せざる健時といえども其体内には充分癩菌を飽有せるに由るなり……本患は各人感受性の強弱と素因の多少に由て自然感染に難易あるは一般伝染病に等しとす」と記している。

これは、らい菌に感受性ある素因・体質が存在し、そのような体質の人々が、らい菌に感染すると発病することがあるとする経験的な説であると考えられる。

松田は、発病予防法として、離隔・離隔法には触れず、患者に直接接触しないことを説き、また、滋養法、温泉療法、薬物療法の三つの治療法を挙げ、「適宜の滋養物は以て身体の虚憊を補充し、新陳代謝機能は療泉によって益々隆盛なりつ。苟も此機に乗じ治癩丸を投せんか……。禁忌：暴酒、暴食、乱淫、労働、冷水浴、馬肉、豚肉の食用等熟れも禁戒を要す」と述べている。

荒井作著『治癩経験説』（一八九〇）

「蓋し医学進歩の西洋各国に於て未だ治法なく、只々一のバクテリア性にして伝染説を主張し人民雑居を禁じ、遠隔の地島に送り、交通の遮断法を設けるのみなり。甚だ本病患者の迷惑なり」


東京衆済病院長であった荒井作が著した『治癩経験説』[*13]には、彼が明治九年（一八七六）にドイツに密航し、さらに、明治一四年（一八八一）にはインドへ渡航して、ハンセン病医学を勉強したとか、明治一五年から一八年までの間に診た七八四人の患者のうち五一〇人を全治せしめたとか、あるいは、「……病院を設立して以来四種の治術を以て四種の患者に施すに、各皆其効を奏し、歴々符節を合するが如く未だ一人も再発したる者なし……」「今余輩の治術に於て、如何なる重症と雖も一ヶ年内外にして全治せざるはなく、軽きは三、四ヶ月大概六ヶ月より八ヶ月間にして全治する者多し」「別紙調査表の如く四千有百余名の患者に実験するに果たして効あり、其全治者にして未だ一人の再発したる者なし」など、にわかに信じ難い記述が見られる。

しかし一方、「治法に於ては唯交通遮断法を行い蔓延を予防するの他なしと云う。実に本病患者の不幸と云わざるを得ざるなり」「蓋し医学進歩の西洋各国に於て未だ治法なく、只々一のバクテリア性にして伝染説を主張し人民雑居を禁じ、遠隔の地島に送り、交通の遮断法を設けるのみなり。甚だ本病患者の迷惑なり」と、当時としてはきわめて異例の、弱者である患者の側に立った意見を展開している。

ハンセン病の病原（因）については、「一はバクテリヤ説、一は脊髄病説之なり。此癩病（バクテリヤ）すなわち（バチルレプラ）は、アルマウェル・ハンゼン氏の発見せしものにして、後ナイセル氏之を取調しものなり。……然れども如何なる道を経て該バクテリヤ人体に入るや未だ明かならずと言う。第二の脊髄病説は……ローゼンタール氏の稱る所によれば脊髄の後角に病原ありと言う」と、バクテリヤ説と脊髄病説の二つを取り上げている。

本文から推察する限り、バクテリヤ説は、ハンセンによるらい菌発見の知見に、脊髄病説は、ハンセン病の後遺症として四肢知覚・運動麻痺や顔面筋痙攣などが出現することに依ったものであろう。また、「ローゼンタール氏」とは、ドイツの解剖生理学者（Friedrich Christian Rosenthal 一七八〇・安永九年〜一八二九・文政一二年）を指しているのではないかと思われる。

ただ、荒井自身は、「患者の婦其病にして夫に伝染せず、夫が其病にして其婦に伝染したるを聞かず之永く配偶者の間にして伝染したるを見ず。これに加えて、余輩及び家族皆数年間本病患者と交わり座食を共にせしも未だ一も以て伝染するの者なし。然り果たして伝染病に非ざるものと信ず」と、自身の経験に照らしてハンセン病の伝染病説を否定し、さらに、「不治の症に非ず、また遺伝病に限らざること」と述べている。

すなわち、「……古来癩病者なき家に特発したる者に限り其経過を永くし重症に陥らしむるものなり。如何んとなれば、古来癩は遺伝病にして其血統の家族に限り発病するが如く云ひ伝えるものなれば、初めて発病したるものは必ずや癩には非ざるべしとの疑念深きより等閑に附し、適当の治療を要せざるを以て遂に重症に陥らしむるものなり。今余が実験に因て認むるに血統と特発の原因は打身損傷切傷皮膚病黴毒の固治より起るものにして、特発の徴候は少しの麻痺を顕わし……」と記し、ハンセン病は、その血統の家族に限って発症するような言い伝えがあるが、突発性に発症する患者もあると要約している。

田代義徳著「夫婦の癩病」『東京医学会雑誌』第九巻一一号（一八九五）

「癩病が伝染病なりとは、……何人も其の間に介疑せざるの問題に属す。……然れども……未だ全く遺伝論の根拠を覆すこと能わざるなり」

田代義徳（元治元年・一八六四～明治四五年・一九一二）は栃木県足利市の生まれ。大分県中津出身の田代基徳の養子となり、明治二二年（一八八九）に（東京）帝国大学医科大学を卒業した。明治三三年（一九〇〇）ドイツ留学、明治三七年（一九〇四）に帰国、明治三九年（一九〇六）、母校に整形外科学を開講して初代教授となった。

以下に、明治二八年（一八九五）、田代儀徳が著した臨床症例報告「夫婦の癩病」[*14]の序文を記す。

癩病が伝染病なりとは、其病原の分明なる黴菌なるよりして、今日に於ては、何人も其の間に介疑せざるの問題に属す。……実に無癩国の欧人が多癩国たる東洋に来りて、癩患者となり、又ハンゼン（Hansen）が広大なる経験によりて、癩患者離隔法の同病蔓延に対して有効なる等は、其伝染によって蔓延するの事実を説明して余りありと言うべし。然れども如何なる状態に於て伝染すべきや否やは、未開に属するを以て、未だ全く遺伝論の根拠を覆すこと能わざるなり。

このように、田代は、ハンセン病が伝染病であることは間違いないから、「患者離隔法が同病蔓延に対して有効である」としつつも、伝染（感染）経路が不明である現状では、遺伝説、すなわち、らい菌に感受性ある体質・素因の遺伝を覆しえないと述べている。

「夫婦の癩病」は、血族にハンセン病患者がおらず、出産後の妻の発病が夫より一年後れであった夫婦の症例報告である。この夫婦は、夫が一五歳、妻が一七歳で結婚。妻は一七歳、二一歳、二八歳で、女児、男児、男児の三児を設けたが、第三児出産直後、夫より一年遅れで、ハンセン病を発病している。現代の知見では、乳幼児期にらい菌に感染しても、発病までには、数年から十数年の永きに及ぶ潜伏期があることがわかっており、したがってこの夫婦は、ほぼ同時期に互いの配偶者とは別の患者から感染した、あるいは、結婚後、夫から感染した妻が、妊娠・出産を繰り返したことによって発病が加速された、などの経緯が推測される。

しかし、田代自身も、「本報告は、夫婦が同時に癩病にかかれる者を実験したと言うに過ぎず」と述べているように、これをもって伝染病説の証左を論じることは困難であるとしている。

これより二年前の明治二六年(一八九三)に著した「癩病のクレオソート皮下注射療法[*15]」では、七人の患者にクレオソート療法を行い、一人に著効を得ているが、田代は、「僅々一カ月間用薬して以て、其功の有無を判ぜんとするは、少しく大胆に過ぐるの嫌なきにあらざれども、軽快は何所までも軽快なるを以て……」と考案している。

この論文で注目すべきは、七人のうち五人は、「血族に遺伝病を証明する者なく、また癩患者も認めていない」症例であり、残り二人は、患者から家族歴を聴き取れなかったのか、「血族」の項目がなく、田代の事実関係を重視する科学的思考がうかがえる。

明治三〇年(一八九七)著の「癩病に関する二、三の事項[*16]」では、田代の故郷の栃木、および、群馬、千葉、茨城県などにおけるハンセン病について、「いわゆる関東地方に就て見るに一〇〇戸以上の村落には必ず一戸ないし三戸は癩病の血統なりとて結婚を忌憚せらるるものあり。また最もよく余の知れる栃木県某郡の如きに至りては、あえて癩病地方なりと世上の注目を惹起し居らざるも、千人に付て一人の本病者の之あるべきは疑わざる所なり。……何れの地方にも必ずあまねく散在蔓延し、面して所々に殊更に多癩の部落を見るに至れるものなりと信ず。この故に、我が邦に於ける医師がとくに本病の研究に注目するは最も当然の職責なりと信ず。……」と、当時としては水際だった叙述をしている。

また、ハンセン病の病型分類、男女の発病差、初発部位、初発症状、所謂切断癩、癩性天疱瘡、女性の分娩後の発病と憎悪などに関する統計および病状の記述は、今日においても価値あるものである。

しかし、これらの論文は、田代のドイツ留学以前のものであり、ドイツ留学から帰国後は、東京帝国大学医学部整形外科学教室を開講し、その初代教授として我が国の整形外科学の基礎を築いたが、これからの活躍が期待された四八歳という若さで、明治四五年（一九一二）に他界した。

森吉兵衛編『癩病物語』（一八八七）
小田耕作著『癩病々理辨妄』（一八九一）
杉浦栄輔著『列布羅治円癩病特効薬養生書』（一八九二）
大木幸太郎著『癩病自療諭言』（一八九五）

明治初期には、先に述べたものの他に、森吉兵衛編『癩病物語』[*17]（明治二〇年・一八八七）、小田耕作著『癩病々理辨妄』[*18]（明治二四年・一八九一）、杉浦栄輔著『列布羅治円癩病特効薬養生書』[*19]（明治二五年・一八九二）、大木幸太郎著『癩病自療諭言』[*20]（明治二八年・一八九五）などの著作があり、これらの書籍は国立国会図書館に収められている。

森吉兵衛、杉浦栄輔、大木幸太郎等は、それぞれ順に、「癩の原因たる実にハンゼン氏のレプラバチルレンに他ならず」[*17]、「この病は遺伝のみならずして伝染あるいは他病に続発し或いは自発するものなり」[*19]、「アルマウエル・ハンセン……一種の黴菌に原することを発見し……」[*20]と文中に記していることから、ハンセンのらい菌発見とその伝染説に対して一定の知識を有していたものと思われる。一方、小田耕作は、確固とした天刑・遺伝（毒）論を展開し、夫婦間に感染を見ないことを理由の一つとして伝染説を否定している。

第二節　第一回らい実数調査後——北里柴三郎と土肥慶蔵と森鷗外

北里柴三郎著「伝染病について」『広島衛生医事月報』（一九〇二）

「（らい患者数を）本当に調べますれば四万や五万ではございません。全国では一〇万人以上もいると云う事は間違いない」

北里柴三郎（嘉永五年・一八五二〜昭和六年・一九三一）は、熊本県生まれ。熊本古城医学所でC・G・マンスフェルトに学んだ後、明治七年（一八七四）東京医学校入学、明治一六年（一八八三）に、東京大学医学部を卒業して内務省に勤務した。明治一八年（一八八六）ドイツ留学、ベルリンのロベルト・コッホの下で研究に従事し、明治二二年（一八八九）、三六歳で破傷風菌の純粋培養に成功、翌年破傷風免疫体（抗毒素）を発見。同年、ベーリングとの連名で「動物におけるジフテリア免疫および破傷風免疫の成立について」をドイツ医事週報に発表した。

明治二五年（一八九二）に帰国し、福澤諭吉等の援助で研究所（後の伝染病研究所）を作り、その所長となった（後に愛宕下へ移転、明治三二年・一八九九年に内務省管轄となった）。明治二六年（一八九三）我が国初の結核サナトリウム設立以後、日本結核予防協会、恩賜財団済生会病院、北里研究所、日本医師会等を次々と設立し、また慶応義塾大学医学部を新設した。

北里は、明治三〇年（一八九七）の第一回国際らい会議（ベルリン）に日本の資料を提供し、明治三九年（一九〇六）の第二回国際らい会議（ベルゲン）には自ら出席した。

ただし、ロベルト・コッホの高弟として、また、ベーリングの共同研究者として世界的な名声を博していた北里は、明治二九年（一八九六）に「細菌学大意」[*21]を著して、「癩は一種の伝染病にして細菌之が原因をなすものなり。往時は肺病と同じく遺伝病と思考し且つ東洋に多く発する所の疾患なるが故に我が国に於いては大に嫌忌し結婚の際の如きは殊に祖先に遡り患者の有無を探索したり。しかれども細菌学の進歩するに従い遺伝病にあらずして伝染病なることを知るに至れり。原因たる細菌は之を癩菌と称す」と、ハンセン病について詳述している。

また、「ヨーロッパに於ては往時癩患者が多かったが数百年前の頃、該患者は悉く孤島に転居せしめたり（故に癩患者は独逸語にてアウスザッツと称す。即ち外に送るの意なり）。之が為に一時は全く癩病が後を絶ちたりしも……」「癩病も従来遺伝病とせしを以て敢えて恐るるに足らざりしと想像せしも伝染性を有すること明なりし以上は危険なる疾患となれり……」と記した。

以下に、明治三五年（一九〇二）の「伝染病について」[*22]の要点を引用する。

……然るに我が日本国の有様はどうかと申しますと、癩の血統を持っていると云う所の家が、先日の調べに依りますと何百軒とかある。それから現今癩病に罹っている者が四万人以上もあると云うが、此四万人と云う数は実に間違って居る。之を本当に調べますれば四万や五万ではございません。全国では一〇万人以上もいると云う事は間違いない……。……其文明国の人が恐れる所の（伝染病である）癩患者を我が国ではどうしているかと云うに、街を勝手に歩かせているのみならず銘々職業を持って、即ち食物を商売にする者もあり、又皆様の口に入れる楊枝箸のようなものを削り、或いは車を挽いて居る。東京市でこそ稀に見掛けますけれども、地方に行きますれば至る處に癩患者を見ると云う有様である……。……癩も今申し上げる通り伝染する。どうして伝染するかと云えば癩に罹った人は、いつも鼻の中に其の病毒が余計に這入って居る。鼻液を調べて見ると必ず鼻液の中に沢山の病毒がある。……又手足に潰瘍がある患者が穿いた手袋、足袋はもとより、履物にも癩病の細菌が付着して居ります。そう云う危険な病毒は是非防がねばならぬ……。我が国の急性伝染病予防の策と云うものは他国に向かって随分誇るべき価値があると思います。と云うのは、政府が金を惜しまないで対策を講じさせたからである。然るに、当面は怖くない病気であるが、実際は知らず識らずに我が国民の元気を喪失させる肺結核や癩などという慢性伝染病に対しては、政府はなかなか手を打とうと致しません。我々衛生に志すものは此事に就いて一つ充分に世の中を誘導したいと思います。呉々も此の如き怖いものがあって、遂には我が国の少年有為の人の志を遂げしむ事ができぬような場合になりまするのは実に嘆かわしい事でありますから、どうかこの慢性の肺結核や癩病に対する予防法を十分に奨励したいと希望致します。……。

この講演録は、当時のハンセン病患者数を、四万、五万、一〇万人以上と風呂敷を広げ、また、確たる科学的根拠に基づかない、らい菌の伝染経路を縷々述べるなどして、ハンセン病対策の必要性を強調しているのが特徴である。同年にはもうひとつ、大日本私立衛生会第二〇年次総会での講演録を、「慢性伝染病予防に就いて」[*23]として発表している。

……。諸君、吾々今日最早急性の伝染病とのみ戦うの時期でないと思うのでございます。進んでこの慢性伝染病と大いに戦わねばならぬ時が来ていると思います。……何故慢性の伝染病と戦わなければならないかと申しまするると、我が政府で定められている所の所謂八種伝染病なるものは我々は既に打勝っている。……。

……肺結核、癩病、梅毒、此の三つのものが我々が最も意を注いで今後之が予防撲滅の方法を講じなければならない慢性伝染病であります。……梅毒に至っては其原因は如何なるものかと云うことは未だ我々の目で見出す事は出来ませぬけれども、他の二つに就いては其何物たることはわかっている。で今日は梅毒については申しませず、肺病と癩病について大体を話します。……。

……結核も同じ事で若し此儘にして予防し撲滅する策を講じなかったならば、結核の為に兵を募集することが出来ぬような結果になるだろう。……それからもう一つは癩のことでございますが……我が国では、医者も素人も我が国民も、癩が遺伝病であると考えておりまして、結婚をする時も、血統を糺すと云って、如何なる人も此事だけは皆注意している。癩の血統のある家とは一切結婚をしないと、結婚の第一条件として喧しく云うのは日本全国皆一致して居りますのでございます。それ位に癩を怖がって居る。そうして遺伝病と称えて居った。然るに怖がって居って、ただその家と結婚をしないのみで何も承知をして居らぬ。

ところが御承知の通りヨーロッパで癩が流行って居た時分は、非常に此事に苦心をして、癩の根を絶つために、癩患者を島流しにして仕舞ったのである。そうしてドイツあたりでは、健康な人々と一切交際をさせぬようにした……それ位に癩を忌避して居った。故にヨーロッパでは癩と云うものは、今では殆ど跡を絶ったと云ってもよいのでございます。

然るに段々と之を研究して見ますれば癩も、一種の癩菌と云うものがあって、即ち癩の原因となる癩菌があってそうしてそれが癩患者の身体の中にあると云うことが分かってきました……。

……けれども癩の病毒は人が之に感ずること肺病程強くありません。殊に……癩菌感染から発病までの潜伏期が非常に長い。癩の病毒に感じて其人が癩に罹るのは早くて五年、大変早いのは或いは三年位の実験もありますが、多くは潜伏期は五年、遅いのは一五年乃至二〇年位の後に発する……。

……殊に御存知の通り我が邦には癩と云うものが非常に多い。先年内務省で調べた統計表によりますればわずかに三万人位の数しか挙がりませぬが、これは御存知の通り癩患者程隠蔽するものはない。どこの地方に行っても中以上の家になれば患者があれば必ず隠蔽して仕舞って、他の人には知らせぬようにする。これを表面から警察官などが行って取り調べても本当の統計表のあがる気遣いはない。内務省で取り調べたのは警察官の手を借りて取り調べたのでありますから、実際の患者の何十分の一か分からない。

……三万人以上の患者があるとすれば之を実際に調べて見たならば非常の数であると思う。そして年々増えているに違いない……。

……此の肺病及び癩病の予防撲滅をする方法と云うものはなかなか金のいることですから、殊にこの癩患者は、なるべく一つ所に寄せて、例えば大きい島か何か場所の広い区域を定めて置いて、そこに集めて或いは色々の職業を与えて生涯其所で暮さすようにせねばなりませぬからして、この事は結核を予防するよりも金が要るので、大変に困難である。しかし、金が要るとか或いは困難とか云うてそれを捨てておく事は、公衆衛生を首唱する衛生家の決して等閑にすることではないと考えますから、この大日本衛生会では従来の仕事である肺病の予防撲滅のことに就いて第一に事業を企て、第二には其事が進んで行ったならば所謂野蛮病なる癩の予防撲滅のことに就いても事業を企て、広く天下の有志と共同一致してこの二個の慢性伝染病を防ぎ得ることが出来れば実に一般の国民に対しての功徳は無量であり、我々衛生家としての任務をつくす事が出来ることと考えます……。

このように縦横無尽の話し振りで、ハンセン病患者を特定の島あるいは地域に集めて隔離することを奨励している。しかし、「癩は遺伝病にあらずして伝染病なり」とする北里の講演もまた、それまで言われてきた家筋や血筋、あるいは、遺伝説を否定するために十分な時間を割いた節はなく、その一方で、いまだ解明されていない、ハンセン病の伝染経路をいかにもありそうな身近な世間話に重ねるなどして性急に伝染説を展開する傾向があった。その結果、彼の論説は、本来の意図とは違って、結果として、すでに広く世間に流布していた「らいは遺伝もすれば伝染もする恐ろしい不治の病」という俗説を裏打ちしていったのではないかと思われる。

また、北里には、後述する土肥慶蔵のように、「患者の自由を多少束縛することは、患者自身にとって苦痛を感じるかもしれないが……」というような、患者の側に立って離隔法の断行に躊躇する姿勢は見られない。

北里は、この後も、「万国学芸会議状況」[*24]「ローベルト コッホ先生」[*25]「伝染病予防法に就て」[*26]「欧州視察談」[*27]「欧州見聞談　大日本私立衛生会」[*28]「欧州視察談　東京医会」[*29]など、ハンセン病およびその予防に関する講演を次々と行い、よく言えば、大衆性、すなわち一般の医家や大衆向きの面白さとわかりやすさ、平易さによって、時代の風を満身にうけつつ近代化を急ぐ明治政府のハンセン病対策に影響を与えていくのである。

ただし、北里は、明治三八年（一九〇五）一一月六日の東京市銀行クラブにおけるハンナ・リデルの癩救護事業後援会にも、同年一二月九日に大隈重信邸で行われた「らい病予防調査委員会」にも、また、明治三九年（一九〇六）五月一日に東京市銀行クラブで開催されたハンナ・リデルの回春病院に対する寄付金募集に関する有志協議会にも、出席した節はない。[註3] このころ、北里が奉職していた伝染病研究所は内務省管轄であるから、これらの会合に北里の顔が見えないのは不自然としか言いようがなく、北里の側に何らかの出席し難い事情が出来したことが推測される。

土肥慶蔵著「日本の癩について」『皮膚科泌尿器科雑誌』第一巻（一九〇一）

「このように、癩の感染と遺伝との関係についての臨床的証明は至難である。正確な証拠を得るためには病理解剖に如くはないと思われる」

土肥慶蔵（慶応二年・一八六六〜昭和六年・一九三一）は福井県武生生まれ。明治二四年（一八九一）に（東京）帝国大学医科大学を卒業、明治二六年（一八九三）ドイツへ留学した。その後、オーストリア・ウィーン大学、フランス・パリ大学で学び、明治三〇年（一八九七）には、ベルリンで開催された第一回国際らい会議にも出席した。

明治三一年（一八九八）、三二歳で帰国、母校の皮膚泌尿器科学教室教授となり、大正一五年（一九二六）まで在籍したが、その間、日本皮膚泌尿器科学会、日本性病予防協会を創立するなど我が国の皮膚泌尿器科学の権威として活躍した。昭和六年（一九三一）逝去、享年六五歳だった。

土肥慶蔵は、ヨーロッパ帰国直後の明治三一年（一八九八）に、「癩病の病理組織に関する追加説」[*30]という論文を発表している。その冒頭で、アルマウェル・ハンセンがらい菌を発見するまでの由来を、「ノルウエイの故ダニエルソンおよび故ブックの両氏始めて癩病の病理解剖を研究して不朽の業績を残したれども、その病理組織にいたっては、ウイルヒョウ氏を待って、しかる後略々解釈を得た。その後ハンゼン氏亦ノルウエイより出て、細菌を発見し、ドイツのナイセル氏之を審覈して癩病の原因たることを認定せり。この五大家の名は癩病病理学上永く記憶すべきものなり」と記している。この要約には、世代を繋いで学問が前進することを思う土肥の視点が記されていて興味深い（らい菌の侵入経路等に関する病理学的所見は省略する）。

その三年後の明治三四年（一九〇一）に創刊された皮膚科泌尿器科雑誌の巻頭近くに、「日本の癩病について」[*31]と題した土肥の九州医学会における講演録が掲載されている。この論文を、その主旨によって一四節に区分して目を通すと、らいの発病を、らい菌伝染（感染）と、らい菌に感受性のある体質・素因の遺伝を重ねて説明するなど、我が国が最近まで引きずってきた、ハンセン病に関する論点が網羅されていることがわかる。

先にも述べたように、当時、土肥はドイツ、オーストリア、フランス留学を果たした東京帝国大学医科大学皮膚泌尿器科学教室の教授であり、また、ベルリンで開催された第一回国際らい会議にも出席したハンセン病に関する権威であると目されていたから、彼の意見は、法律第一一号制定のみならず、当時の医学会をはじめとして多方面に影響を及ぼしたと思われる。

さらにこの後、土肥は、大正五年（一九一六）にも、皮膚科泌尿器科雑誌に、「癩について」[*32]と題した論文を寄せている。大正五年は、法律第二一号によってらい療養所長に懲戒検束権が付与され、また、光田健輔が、全生病院入所者に初めてワゼクトミー（断種）を行った年でもある。そういう時代を意識してか、「らい患者の離隔法の利点」に関する土肥の主張は、明治三四年（一九〇一）の論文と較べると、より鮮明、かつ、強硬になっている。

まず、少し長くなるが、明治三四年の土肥論文の主旨を一四節に分けて以下に記す[*31]。

第一節　序　世界の癩流行の歴史

第二節　癩と癩菌との関係「癩菌が癩の病原菌である」

第三節　癩の種類と病理所見（省略）

第四節　癩は触接伝染病と云われるが、これを証明し得る実例に乏しい

癩が伝染する病気であることは疑いがない。癩の潜伏期と前駆症発症の間がきわめて長いこと、癩菌の生活力が弱い（伝染性が弱い）ことなどから、感染と発病の証明が困難である。そのため、家族内伝染なのか、または、遺伝病なのかさえも明確には解明されていない。遺伝には二通りあって、梅毒のように、病毒そのものが直接遺伝するもの、もう一つは、結核のように、病毒に感染しやすい素因、すなわち体質の遺伝であるが、もし癩に遺伝性があるとしたら、そのどちらであろうか。

しかし、癩の児の父母は往々にすでに疾で死亡しているため、その父母の病の有無は解らない。或いは生存していても、子供の癩の発病まで数年間の潜伏期間があるので、父母からではなく、他から感染したと考えることも可能である。

第五節　解剖の勧め

このように、癩の感染と遺伝との関係についての臨床的証明は至難である。正確な証拠を得るためには病理解剖に如くはないと思われる。

第六節　癩の伝染と体質の遺伝

要約すると、癩は伝染病であるが、しかしながら、また遺伝もする。その遺伝には、（胎盤を介した）病毒直接の遺伝も稀にはあり得るだろうが、多くはその素因（体質）の遺伝である。この推定によれば、「何故に癩は同一の家族に多く発症するのか」、および、「癩菌が体外に排泄される身体の部位（源泉）、および、排出される癩菌の数は、結核より遙かに多いのに、伝染する人が乏しいのは何故か」という疑問に明瞭な説明ができると思われる。

第七節

中古のヨーロッパ、近年のハワイの癩流行のときに感染・発病した人々は、（癩に感染・発病しやすい）遺伝的素因のない人々であったと思われる。東洋では、古くから癩が存在していたから、「癩に罹患しやすい素因（体質）の遺伝」が説明しやすいが、中古のヨーロッパでの癩流行や、近年のハワイにおいて癩が流行しつつあること、すなわち、ヨーロッパでは一三世紀まで、

ハワイでは前世紀（一九世紀）の初めまで流行しなかった癩が、今急に流行しはじめたとすれば、感染・発病した多くの人々は、（癩に感染・発病しやすい）遺伝的素因のない人々であるに違いない。

第八節

（筆者が直接目撃した）癩が現在流行しているロシアの北岸、ドイツの東北境メーメル地方も、結節癩が多く、神経癩は少ない。しかし、日本では、神経癩が多く、結節癩が少ないという正反対の様相を呈している。

このように、日本では多くの癩菌を排泄する結節癩が少ないが、（筆者の考えでは）結節癩が多い地方は、癩流行の初期であり、神経癩が多い地方は、その病毒が微弱になってきた地方である。すなわち、今日の我が国は流行の最盛期が過ぎて、人から人へ直接伝染する条件が少なくなり、主として、癩に感染・発病しやすい遺伝的素因を持つ者が感染しているのではないかと思われる。

第九節　治療の進歩と予防法の整備

昔は草根、木、皮、牛溲、馬勃、鼓の皮まで薬にしたが、医学が進歩するにつれて、治療学も進歩し、最近ではこれらを精製して化学品として使う迄になった。また、血清療法[註4]が行われるに至ったのは、治療上の進歩と認めなくてはならない。しかしながら、今日の医学というものは、病気を治すということだけでは不十分で、むしろ、病を未発に防ぐ、すなわち、（癩）予防法を完備する方針を執って進むべきと思われる。

第一〇節　治療法

癩の治療にはあらゆる方法を試みざるを得ない。近年、癩患者に対する血清療法の報告があった。また、ツベルクリンが（癩に）有効であるという説もある。（筆者は）三年前から、神経癩の患者に百倍希釈の昇汞水注射の治療をしている。しかしながら、癩は、これら種々の薬品に対して一時的に多少の反応を呈しているにすぎないのではないかと思われる。

またここ三年来、（筆者は）大風子の実質注射療法（大風子油と椿油を等分に混じたものを滅菌し、一日乃至隔日に一筒ずつ臀肉に注射する方法）を行ってきた。この方法によって、結節が消滅する症例がある。しかし、その他の方法は、目下、採るべきものはないと考えられる。

第一一節　国際上の義務としての癩予防

（確実な）癩の治療法は未だない。癩は一種の民疫である。世界各国の民種（民族）において流行し、或いは、かって流行した疫病である以上、癩予防の方法を講ずるのは、一国、一地方のために必要なだけでなく、国際的義務として政府が担うべきである。

しかし、菌の純培養のみならず、菌が生存できる条件、病状や病態など、癩に関する多くのことが解明されていない今日の状況では、例えば、結核の予防法に準じて癩患者を離隔する他はない。ノルウエイやドイツは、この方法で成果を収めた。ロシアは、すでに流行地に幾多の離隔所を作りつつある。ハワイは、患者をモロカイ島に送りつつある。英領インド、フィリッピン、アフリカ、アメリカの国々でもこの方針を執りつつある。

日本の癩蔓延の状況は、全国幾万、或いは、一〇万もあろうと思われ、ノルウエイやドイツの比ではない。しかも、癩病を予防する方法は全く備わっていない。癩は伝染もし、（癩菌に感受性のある体質が）遺伝もするとすれば、これを離隔する第一の理由は、その家族及び周囲の人から（患者を）遠ざけて伝染を防ぐためである。第二の理由は、（癩菌に感受性のある体質・素因を持つ）子孫の蕃殖の道を絶つことである。

第一二節　社会公衆の利益

このように、患者の自由を多少束縛することは、患者自身にとって苦痛を感じるかもしれないが、社会公衆のためにはやむを得ない。かつ、患者の多くは親戚知人に棄てられて困窮落魄流浪の状態にあるから、離隔所に一旦救われて充分な休養と治療を受けるのは、これに過ぎたる幸福はなく、その家族も満足するだろう。また、もし患者の家族が貧困であるならば、市町村の公費で救助してもよい。

第一三節　外国人宣教師による救癩

我が国は、御殿場にフランス人宣教師が建てた癩病院がある。九州にも癩病院が二つ設立されたという話を聞いているが、しかし、いずれも外国人の企てたものであるのは遺憾であり、政府が進んでこれを施策すべき義務があると考える。

第一四節　離隔所における患者の生活

離隔所において、これらの人々（癩患者）に力相応の業務を与え、教育を施し、また、身体の摂養と精神の安慰を与えれば、狭い離隔所も患者にとっては実に安心立命の楽天地になるだろう。同時に、この離隔所を癩の病理研究の用に供して、今日までの学術上の成績を拡充し、さらに、予防、根治の良法を大成し、古来から幾多無辜の生霊を苦しめてきた癩（一民疫）から開放される時節が一日も早く到来することを希求したい。

この明治三四年（一九〇一）の土肥の論文は、その時代の医学の限界を目一杯に受け止めつつ、世界的なハンセン病の蔓延の歴史、診断と治療法、疫学など、先達の学説について考察し、最後に、「ハンセン病患者の子孫の蕃殖の道を絶つ」ことも含めた予防対策について言及している。

以下に引用する大正五年（一九一六）の皮膚科泌尿器科雑誌に掲載された土肥論文「癩について」[*32]は、先にも述べたように、時代を意識してか、または、時代に影響されてか、明治三四年の論に比較すると、隔離法についての主張はよりいっそう強硬になっている。

……この（癩という）難病の捷徑は、現代医学の程度では治療法はなく、離隔法にある（と考える）。もしこの離隔法を励行すれば、日本の国土から癩病を駆除することが近い将来に成功し得るものと信じる。……。……ハンゼン氏の名は、癩菌の発見よりも、むしろ、ノルウエイに於ける癩病撲滅のために奮闘したるその功績によりて不朽なるべき価値があるのである。……。

これは一九〇四年、ベルゲン（ノルウエイ）に於ける第二回国際癩会議にハンゼン氏が提出した（癩患者）数である（図は省略する）。すなわち、一八五六年にノルウエイ全国で二五九八人を数えた癩患者が、離隔法によって一九〇〇年には、二七五人に減少した。ただし、一八七五年までは、任意的に国中数ヶ所に於ける癩病院に患者を収容したが、同年に至り、政府はハンゼン氏の建議を容れて強制隔離収容を実行したのである。

癩の離隔法は、他の慢性病、例えば結核に比較すると遙かに容易である。病者の人目に付きやすいこと、その体質の割には壮健で労働に耐えられること、ならびに、その数が常に大ならざること等から、病者を健康者より鑑別して、一定の場所に離隔した後も適当な職業を与えて自ら天命に安んぜしめることができる。患者自身も常にその外貌の醜悪であることを恥じるが故に社会から離隔されることは、その方法如何によっては必ずしも嫌悪しない場合が多い。

癩病の離隔法はこうして非常な困難なしに実行され得る。およそ少数の病者を多数の健康者から離隔するのは、国家の生存上やむを得ない。少数の病者の権利は幾分枉屈（抑圧）されるを免れないが、しかし、それも中古のヨーロッパで行ったような非道なことをするのではない。文明的に或る程度迄は人道的に之を行うのであるから、やむを得ない。本病流行地の一に数えられる我が国にあっては、離隔法の励行は実に国家焦眉の急務の一であろうと思う。……。

このように、明治三四年（一九〇一）論文の「癩は伝染もし、……遺伝もする……」「日本の癩蔓延の状況は、全国幾万、或いは、一〇万もあろうと思われ……」「癩に関する多くのことが解明されていない今日の状況では……癩患者を離隔する他はない」、および大正五年（一九一六）論文の「離隔法を励行すれば、日本の国土から癩病を駆除することが近い将来に成功し得る……」「少数の病者を多数の健康者から離隔するのは、国家の生存上やむを得ない」「本病流行地の一に数えられる我が国にあっては、離隔法の励行は実に国家焦眉の急務の一であろう」などの土肥の具体的な意見は、ハンセン病蔓延に対して何らかの手を打つ必要を感じていた明治および大正の、それぞれの時代の政府にとって注目すべきものであり、法律第一一号、法律第二一号、法律第五八号を制定する上で、参考に附されていったものと考えられる。

なお、土肥の「らい病予防調査委員会」における発言要旨の記録は残されていない（あるいは、公開されていないだけなのかもしれない)。

当時は、現在よりもいっそう縦割りの構造が厳しく、よほどのことがない限り、各省庁が抱える問題は、それぞれの省庁内部で自己完結していたであろうから、文部省管轄下にあった土肥の意見が、内務省による法整備にどの程度具体的な影響を与えたかは明らかではない。

一方、明治三四年(一九〇一)および大正五年(一九一六)の土肥論文に、「(離隔法によって)患者の自由を多少束縛することは、患者自身にとって苦痛を感じるかもしれないが、社会公衆のためにはやむを得ない」「病者の権利は幾分枉屈(抑圧)されるを免れないが……」と記されているところを見ると、土肥の心中には、「離隔法が整備されれば、患者の自由権が束縛される」という明晰な認識があった。

さらに、明治三四年の論文の第八節に、「日本では多くの癩菌を排泄する結節癩が少ないが、結節癩が多い地方は、癩流行の初期であり、神経癩が多い地方は、その流行が微弱になってきた地方である。すなわち、今日の我が国は流行の最盛期がすぎて、人から人へ直接伝染する条件が少なくなり……」、と(当時としては先駆的な意見を)記していることから、流行の最盛期が過ぎている我が国のハンセン病に対して、厳格な隔離法を整備することに、内心、葛藤があったのではないかと推測されるのである。

森鷗外著「病院」『衛生新誌』第四・六号(一八八九)

「七六〇年前鎌倉時代より血族遺伝病と見做すに至るが如し」

夏目漱石と並ぶ明治期の文豪と称された森鷗外(文久二年・一八六二〜大正一一年・一九二二)は、島根県津和野生まれ。代々津和野藩典医の家柄だったが、廃藩置県後に東京移住。明治七年(一八七四)東京医学校入学、明治一四年(一八八一)東京大学医学部卒業後は陸軍軍医となった。明治一七年(一八八四)から四年間ドイツ留学、一時、北里柴三郎とともにコッホにも師事した。

明治四〇年（一九〇七）に四六歳で陸軍軍医総監、大正六年（一九一七）帝室博物館（現東京国立博物館）総長、大正八年（一九一九）帝国美術院（現日本芸術院）初代院長などを歴任し、また、生涯を通した執筆活動によって多くの文学作品を残した。

陸軍軍医当時、軍事衛生上の重大問題だった脚気の原因を細菌感染症であると主張し、麦に含まれる栄養素説を提唱した後の海軍軍医総監高木兼寛と衝突した。日露戦争当時、麦飯を支給した海軍には脚気患者がほとんどなかったが、白米を支給し続けた陸軍は二五万人の脚気患者と、三万人近い兵士の犠牲者を出した。鈴木梅太郎が脚気の特効薬としてオリザニン（ビタミンB1）を発見してからも、その因果関係を認めなかったといわれる。

岩波書店『鷗外全集』第二八巻から三三巻（医事・軍事）には、随所に、ハンセン病関連の記事があり、代表的なものとして、明治二二年（一八八九）「病院」（第二九巻[*33]）、明治三〇年（一八九七）「衛生新篇　病院」（第三二巻[*34]）、明治二六年（一八九三）「一学者の遭遇」（第三〇巻[*35]）、明治三二年（一八九九）一二月二日読売新聞「北里と中浜と」（第三三巻[*36]）、大正三年（一九一四）「衛生新篇　疫腫　癩」（第三二巻[*37]）などがある。ただし、明治三〇年（一八九七）の第一版から明治四一年（一九〇八）の第四版までの『衛生新篇』には、この「疫腫　癩」の項はなく、大正三年（一九一四）の第五版に初めて収められた。

「病院[*33]」の記事は、当初、明治二二年（一八八九）六月二五日および八月二五日発行の『衛生新誌』第四・六号に掲載されたが、その後、大幅に改訂されて明治三〇年（一八九七）の『衛生新篇』初版に収められたものである。この冒頭にあるのが、「……たとえ人の為に人を思ふのは六固敷《むずかし》くても自分の為に人を思はねばならないといふことは今ほど厳しく教へられたことはない……昔は随分に饌に向いて物を食って居て隣の人の皿には何もなくっても自分の皿の上にさえ一杯物があればそれで平気で居られたが今はそれでは済まない。それも丸で心の盲なら格別、そうでない人なら隣の人の皿が虚っぽな為に自分の珍味も旨くなくなって仕舞うだろう……それだから自分の皿に食い物を盛る時は成る丈人の皿の虚に成らない様に気を付けろ……」というマリー・フォン・エブネル・エッセンバッハの文章で、鷗外は、この文章から「博愛」「愛」「慈悲」の精神・主義を抽出し、「鰥《かん》寡《か》孤《こ》独《どく》聾《ろう》瞽《こ》跛《は》蹇《けん》――これ等のものを救うために一国あるいは一社会で家屋を建てたのが病院の初めです」という話題へ転じて、「らい院」の話へ向かうのである。

明治期の他の人が書いた、ハンセン病の歴史とは少し趣が違うので、この「病院」の記事をいくつかの節に分けて以下に記す。

第一節　略

第二節　メキシコとイランとインドの病院の起源

病院と貧院の分かれたのは遙かに後の事で、メキシコでは、スペイン人が来たころにはすでに一種の病院があり、イランでは、紀元前四三七年に王が都に病院を建て、紀元前一三〇年ころには、その王の子孫が一八ヶ所の病院を建てた。インドでも紀元前三〇〇年に病院があった。それに反して、古代ギリシャ人やローマ人は、病院という概念を知らなかった。

第三節　ヨーロッパの病院の起源

ヨーロッパで病院らしいものが顕れたのは癩病流行のときがはじめで、一五世紀の終わりまで、癩は病の中で最も恐ろしいもの、神の罰と定められていた。癩に罹ったものは、人間社会の交際を絶たれて、家にも村にも置かれず、別に居住地をなした。

第四節　キリスト教と癩院

キリスト教の信者は、イエスの行いを手本にして家を建て、癩の病人を入れた。この癩院の一番古いのが、トルコのカッパドキアの癩病村である。これを倣ねてキリスト教の広まっている国・地域では癩院レプロサリアが次々と建った。

第五節　聖エリザベト*38

このころの宗教（キリスト教）と看病との関係は非常に親密で、聖エリザベト尼が患者の世話をした話は有名である。

第六節　光明子と悲田院・施薬院

聖エリザベトの話は、我が国の聖武天皇の皇后光明子の話によく似ている。

第七節　東洋や南米の癩流行

西洋では癩の蔓延は昔話になったが、日本、中国、インド、ブラジルなどでは今でも患者が跡を絶たない。例えば、我が国の甲斐巨摩郡の癩病村、ハワイのモロカイ島、中国、満州、鳳凰山の麻瘋院などの存在は（いまだに癩が蔓延している）その証しである。

第八節　ラツアルス僧会と「ラツアレット」

一一世紀初頭、フランス王がヨーロッパに呼び寄せた、癩病仲間が同病者を救助するイエルサレムのラツアルス僧会は、ラツアレットという癩院を組織した。

第九節　西洋に於ける癩流行の終焉

西洋では、一六世紀の半ばには癩が段々稀になり、ラツアレットが救護院に変じ、老人や錮疾のものを入れるようになった。折々流行したペストに罹ったものも此処で療養した。

第一〇節　外病院と内病院

しかし、これら欧州中古に盛んにあった癩院と救護院は、都城の外にあった「外病院」であり、この他に、都城の内の寺堂や尼僧院の傍らに設けられた「内病院」があった。殆どの内病院は、ロマ教派（カトリック）と連絡していた。

第一一節　民立病院への移行

市庁は、宗教的組織が未だあるころからこれらの病院に資金を与えていたが、宗教改革が始まると、「病院は宗教の嚳端を出て市政の廡下に遷った」。これがドイツやイギリスの民立病院の始まりである。

第一二節　以降　略

この「病院」の章の真面目は、冒頭のエッセンバッハの文章の引用であるが、その他にも、ハンセン病の蔓延に伴ってキリスト教各派、とくにカトリック系が、「らい院」やラツアレットを経営したこと、ハンセン病の蔓延が収まると、「らい院」は老人・錮疾・ペストにかかったものなどを入れる救護院に変じていったこと、宗教改革以後のイギリスやドイツでは、カトリック系の病院が民立病院に変容していったこと等々、歴史の変遷のなかで自然的・必然的に変容していく病院の様相が語られている。

一方、時代は下るが、大正三年（一九一四）の『衛生新篇』第五版の「疫腫　結核[*39]」の章では、「結核は遺伝す。……精液若くは胎盤より病菌を伝えることは従令之あらむも甚稀なるべし。遺伝は結核に罹り易き体質と親族間にての伝染とに外ならざるべし」と、結核の「遺伝と伝染」との関係を説明している。鷗外にとっては、結核を発病している親族の排菌した結核菌が、結核菌に感染しやすい体質の者に伝染して発病することが、すなわち、「結核における遺伝」なのである。

同「疫腫　癩[*37]」では、「日本には大宝令以後其記載を見る乃千三百年前の事に係る。当時は癩を伝染すべきものとなししに、七六〇年前鎌倉時代より血族遺伝病と見做すに至るが如し」と歴史的に記している。前述の結核の疫学を参考にすれば、ハンセン病の疫学は、「ハンセン病を発病している親族が排菌したらい菌が、らい菌に感受性ある体質・素因の者に伝染して発病する遺伝病」となるはずであるが、しかし、そのようには書かれていない。とすると、鷗外には、他に類例を見ない超慢性伝染病（感染症）である「ハンセン病の疫学（伝染経路、潜伏期、初発症状、病勢の進展などの諸様相）」を見極めきれなかったのかもしれない。[註5]

この「癩」の章に書かれている、「家族的関係」「病原」「伝染」について、以下に引用する。

……家族的関係は一九〇八年北里が山梨県に於ける調査あり。其地人口二五七三人中四六三家族の癩を有するあり。四一八家は癩一人、三六家には癩二人、七家には三人、一家には四人、一家には五人なりき。患者五二一人中一七九人死し、三八人は転徙し、三〇四人は現存したりき……。

病原は Armand, Hansen 及び Neisser の発見せし Bacterium leprae なり……。

癩の伝染は人より人に及ぶものに似たり。鼻粘膜に癩菌あるを以て鼻を此の病の侵入門戸となす者あり（Sticker）。土地を以て媒介者となすものありと雖（Geil, Bill, G.Koblrer 一九一〇）輒ち信ずべからず。又之を魚食に帰するが如きも（Hutchinson）魚中に癩菌を見ざる限りは信ずるに足らず。人より人に伝ふるには接触の甚だ密なるを要するが如し（交接、同眠の如し）。看護者の感受せし例は未だ認められず。

これらの短い文章から、鷗外が、第一回（明治三〇年・一八九七）および第二回（明治四二年・一九〇九）国際らい会議などに関する論文のみならず、癩に関する洋古書、中国古書、そして、日本書紀、養老令、令義解、梶原性全の万安方などの我が国の古文書に目を通していることがわかる。このころ、北里や土肥は、ハンセン病蔓延の予防策として、しきりに「離隔」を唱えているが、このころの鷗外のハンセン病に関する論文には、「離隔」も「隔離」もともに使われていない。鷗外に、ハンセン病の予防法や、離隔（隔離）法の知識がなかったはずはないから、意識的に言及しなかったことが推測される。[註6]

しかしながら、ダーウィン[註7]（Charles Robert Darwin 一八〇九年・文化六～一八八二年・明治一五、イギリス）、スペンサー[註8]（Herbert Spencer 一八二〇年・文政三～一九〇三年・明治三六、イギリス）、ゴルトン[註9]（Francis Galton 一八二二年・文政五～一九一一年・明治四四、イギリス）、そして一九〇〇年以降再評価されたメンデル[註10]（Gregor Johann Mendel 一八二二年・文政五～一八八四年・明治一七、オーストリア）などの文献を縦横に駆使した、「衛生新篇　種族」[*41]中の「繁殖及遺伝」「淘汰及進化」「人の遺伝」「人の進化退化」「退化の予防」などの章に目を通すと、鷗外もまた、明治という時代の子であったことがよく理解されるのである。

第三節　明治初頭の大衆のハンセン病観

明治初頭の大衆の、らい（ハンセン病）観は、先の江戸時代と同様、「天刑病・すたれもの」「血筋・家筋」などという概念を越えてはいなかった。

『青淵先生演説撰集』[*42]において渋沢栄一は、「明治五年一〇月本郷旧加州邸に於いて窮民救助の事業を開始すとございますけれども、尚この前があるのでございます。それは私も能く覚えておりませぬが、多分明治三年ということでございました。何でもロシアだと云うことに聞きましたけれども、或る皇族が日本に来られた、その時分に東京市を頻りに乞食が徘徊するので、外国の貴賓に対して体裁が悪いと云うところから、あれを駆り集めて市中の徘徊を止めようと云うのが始まりで、この養育院の起源を成したのでございます」と述べ、昭和二年（一九二七）の『龍門雑誌』[*43]の記事でも、同じく渋沢は、「明治五年であったと思いますが、外国から身分のある人が来遊されるに就いて、乞食狩りをして之を一ヶ所に集めることになり、これらを収容したのが養育院の起こりであります」と記憶を辿っている。

すなわち、明治三年（一八七〇）に廃藩置県が断行された結果、人々は藩による保護を失ったが、封建時代の移動の制限を解かれ、自由に国内を往来できるようになった。その結果、それまで封建諸藩の地域の片隅に縛り付けられていた貧民が、衣食を求めて東京や大阪などに流入するようになった。

外国から賓客が来るにもかかわらず、これら貧民が東京市中に集まって徘徊していることに困惑している維新政府の姿が、この渋沢栄一の記憶から浮かび上がってくる。しかしこの話には、いまだ「らい」という語は出てきていない。このころの人々には、ハンセン病が伝染病（感染症）であるという認識はなく、「窮民・乞食」に混じっている患者を個別に取り上げて選別する理由も必然性もなかったのであろう。

明治五年（一八七二）、自他ともに進歩派・開明派の筆頭と目された福澤諭吉によって「かたわ娘[*44]」が公刊された。この小文は、近所の文盲連から、「癩の筋に相違もあるまじ、哀れむべし、玉の色も近き内に形を失わん、其のらい病はともかく、彼の歯の色も怪しむべきなり、あの家にはいかなる前世の宿業ありて斯る稀代のかたわ者を生みしや……報いか……、その因果にて……」と噂された、眉毛なく、歯が黒く生まれついた娘を引き合いにして、既婚婦人が眉毛を剃り、歯を黒く染める「お歯黒」の習慣を諌めている。福澤諭吉でさえ、「筋」「宿業」「報い」「因果」などの言葉を何の疑問もなく使っているところを見れば、維新直後の世間に、どのようなハンセン病観が流布していたかがわかろうというものである。

ところが、明治一四年（一八八一）に刊行された『時事小言』の「国民の気力を養ふ事[*45]」になると、諭吉は、「今この能力遺伝の主義を以て日本全国の人民を通覧したらば、士族の血統惜しむ可し……士族の血統今日にして断絶するに非ず。たとえば病理に於いて癩の如き遺伝毒は子孫凡そ五世の間、無難に防御して初めてその痕を絶つべきの事実にあれば、士族の気力も癩の質の如く五世に伝う可きに似たれども、今日この輩の貧窮は直ちにその肉体を犯すものなれば、満身の力は肉体の一方に移りて精神の養は空しからざるを得ず。……幸いにして肉体の保存するを得るも精神の気力は一朝にして断絶するや明なり。癩質の遺伝と一様に論ず可らず。我輩の惜しむ所のものは唯其精神の血統に在るのみ……」と、「らい質」の「遺伝[註11]」をマイナスの例《たと》えにして、士族の肉体と精神の気力、ひいては、国民の気力の向上を意気軒昂に論じている。

遅れて明治二八年（一八九五）三月から『時事新報』に掲載された「福翁百話[*46]」では、わかりやすい文章で、「血統」「家柄」「遺伝病」「遺伝毒」「遺伝」などについて啓発を行っている。例えば「配偶の選択」の章における、「配偶を選ぶには……父母祖先凡そ四、五世まで遡りてその家の職業其家風其人物の痴愚強弱を吟味すること肝要なり」の論は、我が国の婚姻の習慣に影響を及ぼし、さらにその一方で、「血筋・家筋の者」と蔑まれてきたらい患者とその家族は、それまで以上に世間を狭くして、世間から排除されることになった。

いずれにしても、東京市をはじめとして、多数のハンセン病患者が貧窮民に混じって生活している事実は、明治政府にとって当面の国家的重大問題であった。実際、「無（少）らい国・先進ヨーロッパ諸国、多らい国・後進国日本」として定義・対比された議論も行われており、田代義徳をして、「我が邦に於ける医師（すべて）が特に本病に注目するは当然の職責なり」[16]とまで言わしめている。

ハンセン病を扱った当時の文学作品もまた、血筋・家筋、そして、遺伝を重要な伏線として扱っている。ここでは、仮名垣魯文、幸田露伴、生田葵山の三作品について考察する。

明治九年（一八七六）、高橋阿伝による金目当ての殺人事件が当時のマスコミを賑わしたことから、同一二年（一八七九）の仮名垣魯文の「高橋阿伝夜叉譚」をはじめ、盛んに毒婦小説[47・48]が書かれた。また、河竹黙阿弥作「綴合於伝仮名書」[49]が五代目尾上菊五郎によって新富座で上演されたりもした。

高橋阿伝夜叉譚は、梅毒で死んだ放埒な母と、実の父である漂遊博徒信州無宿《ただよいばくとしんしゅうむしゅく》の破落戸《あぶれもの》の鬼清の「質を受け」「血筋の縁を受け」た阿伝が、「生涯廃れ者」「天刑病」「輪廻《りんね》応報難病《おうほうなんびょう》の廃人車《かたわぐるま》」のハンセン病を病んでいる夫の波之助を殺害し、さらに、古着渡世後藤吉蔵をも殺して、最後に斬首される筋立てである。また、甲斐国駒郡身延山麓下村に言い伝えられた、ハンセン病の特効薬「申《さる》の年月日時揃ひし男児の生き肝」欲しさの殺人事件を、それらしく描写して大衆の好奇心を刺激した。

明治二三年（一八九〇）、『日本之文華』（博文館）誌上に「縁外縁」として掲載され、後に「対髑髏」[50]と解題された幸田露伴の作品は、母の遺書に書かれた内容から、「妾等《わたしら》一類の者是非とも浮世を棄てねばならず」「深山《みやま》の中にのたれ死にせねばならぬ妾等の身の上」と思い詰めた妙《たえ》という女性（厳密にはすでに死んでいる怨霊）が語る物語である。

この作品には、「らい・癩」という文字は一言も用いられていないが、文末近くの乞食女の様相は、「結節らい」の患者を目前にして描写したと思われるほどリアルである。

先の二作品ほど有名ではないが、明治三二年（一八九九）に発表された生田葵山作「団扇太鼓」[*51]は、実の父親から「一生廃物《すたれもの》」「畜生よりも劣る血筋」のハンセン病を受け継いで発病した少年が、一四歳で発病して出奔・放浪生活に入るまでの家庭内の有様が語られている。

これらの作品のうち、「高橋阿伝夜叉譚」は明治一二年（一八七九）作ということもあって、血筋が重要な伏線になっているが、明治二三年（一八九〇）作の「対髑髏」は、むしろ遺伝と家筋的な発想とが微妙に絡み合っている。こうした筋立てとは別に、露伴による病状の描写は身震いするばかりの凄まじさで、読者は、ハンセン病の無残さを深く脳裏に刻んだのではないかと思われる。

明治三二年（一八九九）作の「団扇太鼓」では、主人公の母が嫁いでいる家はハンセン病の家筋ではない。しかし村はずれに独りで住んでいるハンセン病患者が実の父であるという設定から、物語は、にわかに血筋・遺伝の方向へ進み、父親違いの姉が実家に帰っている（離縁されたのであろう）くだり、母親が自害するくだりは、容赦なく家筋を選別している世間の厳しく険しい目が描かれている。

医学論文には疎かった人々（大衆）は、これら三作品を読んで、漠然と、ハンセン病は、血筋・家筋として伝わる、または、遺伝する恐ろしい不治の病として、認識・再認識したであろうことが考えられる。もちろん、この時代のこれらの文芸作品には、「伝染」という語も概念もいまだ表現されていない。

一方、明治一〇年代後半以降、東京帝国大学医学部を卒業して留学を果たした俊才たちが漸次帰国し、小林廣、北里柴三郎、土肥慶蔵、森鷗外等が、アルマウェル・ハンセン提唱の、らい菌伝染説と予防法の知見を持ち帰った。彼等の説を抜粋すると、小林廣「癩は遺伝もし伝染もする、慢性に経過して自癒すること極めて稀な地方病」、北里柴三郎「往時は肺病と同じく遺伝病と思考し……我が国に於いては大に嫌忌し結婚の際の如きは殊に祖先に遡り患者の有無を探索したり。しかれども細菌学の進歩するに従い遺伝病にあらずして伝染病なることを知るに至れり。原因たる細菌は之を癩菌と称す」、土肥慶蔵「癩の感染と遺伝との関係についての臨床的証明は至難である。正確な証拠を得るためには病理解剖に如くはないと思われる」、森鷗外「日本には大宝令以後其記載を見る乃千三百年前の事に係る。当時は癩を伝染すべきものとなししに、七六〇年前鎌倉時代より血族遺伝病と見做すに至るが如し」などとあり、ハンセン病の病因を、「癩菌病原菌説・伝染（感染）説」として一元的に論じた者は、北里柴三郎を除くと、ほとんど見当たらない。

繰り返すが、明治期の医学界に於ける「遺伝」とは、らい菌に感受性ある体質・素因の遺伝を言った。

しかし、現代の医学的知見では、らい菌は、その感染性・発病性が弱いため、細胞性免疫能が十分機能している成人は感染しても発病し難いが、細胞性免疫能がいまだ未成熟な乳幼児が、らい菌に繰り返し曝露されると、稀にハンセン病を発病することがあり、また、成人でも、過労・栄養失調、ストレスなどによって一時的に細胞性免疫が低下している時に、らい菌に感染すると、稀にハンセン病を発病することがあるとされる。

かつて、我が国が核家族化する以前は、乳幼児が日常濃厚に接触する相手は、祖父母、父母、兄姉、乳母などであった。これらの人々の内に一人でもハンセン病患者がいると、その患者から感染した子供たちの中には、数年から十数年の潜伏期間を経てハンセン病を発病する者があった。その結果、ひとたび家人にハンセン病患者が出ると、何世代もの長い年月を通して、親から子、祖父母から孫、叔父叔母から甥姪等へと、断続的に感染者が出現する家族がしばしば見られた。

ハンセン病患者を出した家の家系樹を一見すると、らい菌に感受性がある体質・素因が、あたかも（遺伝子を介して）遺伝しているように見えることがあるが、前述した説が広まるにつれて、これらは単なる家庭・家族内におけるらい菌感染によって発病したものと考えられるようになっていった（家族内感染）。すなわち、土肥や鷗外などの時代にハンセン病にかかりやすい体質・素因と考えられたものは、現代では、特定の人々ではなく、すべての人々の発育のある時期、すなわち、細胞性免疫能が十分発達していない時期、あるいは何らかの事情でそれが低下している状態であるとされている。

ただし、将来、遺伝子解析の分野の研究がさらに進むと、この概念は、再度変わる可能性がないではない。

ともかく明治三三年（一九〇〇）までに、以下の如き施設が設立され、それぞれの施設は、独自の理念に基づいて、ハンセン病患者の救護・医療・療養を行った。

●起廃病院

後藤昌文設立。明治四、五年（一八七一、七二）ころから私設らい舎を建て、明治八年（一八七五）に東京神田に起廃病院を設立して患者の診察に当たった。明治二八年（一八九五）の昌文死後は、ハワイでハンセン病を診ていた子の昌直が帰国して後を継いだが、彼もまた明治四一年（一九〇八）に亡くなった。

●回天病院

遠山道栄設立。明治九年（一八七六）から岐阜県土岐市で診療を行い、大正時代まで続いた。

●衆済病院

荒井作設立。明治一五年（一八八二）当初は東京本所にあったが、明治一八年（一八八五）以後は、本郷駒込千駄木町に移った。これは後年、木下専門病院となり、大正一二年（一九二三）まで続いた。

●養育院（回春病室）

渋沢栄一設立。明治三四年（一九〇一）東京市養育院内にハンセン病患者のための病室を設け、回春病室と呼んだ。光田健輔が患者の診察を担当した。

●神山復生病院

ジェルマン・テストウード神父設立。カトリック教会。明治二二年（一八八九）に静岡県御殿場市に開かれた療養所。現在まで続いている。

●回春病院

ハンナ・リデル設立。聖公会。明治二八年（一八九五）に熊本市内牧崎の患者救護所を経て、熊本県飽託郡黒髪村に回春病院として設立された。昭和一六年（一九四一）まで続いた。

●待労病院

ジョン・メリー・コール神父設立。カトリック。最初熊本市内花園町の病舎を経て、明治三三年（一九〇〇）、熊本市内島崎町に移転して琵琶崎待労院と称した。

日清戦争開戦の六年後、日露戦争開戦の四年前の明治三三年（一九〇〇）、内務省による「第一回全国らい実数調査」が行われた。結果は、この年の我が国の総人口四三五三万人中、ハンセン病患者三万三五九人、このうち、神社・仏閣・路傍等を徘徊するもの二万七四二一人、一定の住所に在るが、療養の資力なしとされたもの六八七七人であった[*52]（放浪らいと定住らいの合計が三万三五九人にならないが、原文通りに記載する）。

また、比較的多くのハンセン病患者が住む部落数九八五村、その戸数一三万一八七戸、その人口六七万五八八四人のうち、ハンセン病患者数は一万八五九二人、患家数は三七九九戸であった[*52]。

このころ、らい予防対策に関して、時代に即した何らかの腹案・素案を持っていたのは、北里柴三郎と土肥慶蔵、そして、山根正次[註12]などであり、いまだ若い光田健輔が、実際に診療にあたった患者の実態をじっと見詰めていたと思われる。文献を読む限り、森鷗外に具体的な私案があったとは考え難い。

おわりに

本稿では、明治初頭から三〇年ごろまでの我が国の代表的な医家および公衆衛生学者の論の中に見るハンセン病の疫学やハンセン病対策（案）などについて述べるとともに、知識人や作家（文人）の諸作品を通して、当時の大衆のハンセン病観について若干の考察を加えた。

明治五年（一八七二）ごろから、渋沢栄一によって、後に東京市養育院となる「貧民救助」事業が始まったが、ここに収容された人々のなかにはハンセン病患者も混じっていた。

福澤諭吉は、明治五年（一八七二）公刊の「かたわ娘」で、ハンセン病の血筋、宿業、報い、因果などの言葉を以て、女子の眉毛剃り、お歯黒の習慣を戒めた。また、明治一四年（一八八一）刊行の『時事小言』では、ハンセン病の遺伝を負の例えにして、人々（民衆）の啓発を行った。その結果、ハンセン病患者とその家族は、それまで以上に世間を狭くし、また、世間から排除されることとなった。

明治一〇年代後半以降、漸次、ドイツなどのヨーロッパへ医学留学していた俊秀が帰国し始め、ノルウェーのアルマウェル・ハンセンの、ハンセン病のらい菌伝染（感染）説、患者離隔（隔離）法などの知識が我が国に伝わった。しかし、彼らの多くは、らい菌に感受性ある体質・素因を持つ人々（体質・素因の遺伝）にらい菌伝染が重なると、ハンセン病を発症することがあるという説を展開した。

明治一〇年代から三〇年代の文壇では、仮名垣魯文による「高橋阿伝夜叉譚」、幸田露伴による「対髑髏」、生田葵山による「団扇太鼓」など、ハンセン病患者を主人公にした、あるいは、主人公の配偶者にした小説が発表された。これらの作品では、ハンセン病は伝染病としてではなく、血筋、家筋、あるいは、遺伝病として著されており、当時の医学界の学説・動向とは乖離があった。

明治半ばごろまでの一般社会の人々には、ハンセン病は血筋、家筋、因果、あるいは天刑病によるという考え方が常識であった。「ハンセン病は遺伝もすれば伝染もする恐ろしい病気」という意識は、明治四〇年（一九〇七）の法律第一一号公布ごろから、徐々に社会に浸透していったと考えられる。

明治三三年（一九〇〇）、内務省によって「第一回全国らい実数調査」が行われた。結果は、この年の我が国の総人口四三五三万人中、ハンセン病患者三万三五九人、このうち、神社・仏閣・路傍等を徘徊するもの、二万七四二一人、一定の住所に在るが、療養の資力なしとされたもの六八七七人であった（放浪らいと定住らいの合計が三万三五九人により多いが、原文通りとする）。

また、比較的多くのハンセン病患者が住む部落数九八五村、その戸数一三万一八七戸、その人口六七万五八八四人のうち、ハンセン病患者数は一万八五九二人、患家数は三七九九戸であった。

このころのハンセン病の治療法のほとんどは、有効性が不確実であった。そのことも理由のひとつとなって、患者離隔（隔離）を基とする予防法の必要性が喧伝・議論されたが、日清戦争（一八九四〜一八九五）、日露戦争（一九〇四〜一九〇五）を挟んで財政が疲弊していた明治政府には、ハンセン病予防対策を具体的に立案・整備する体制はいまだ整っていなかった。

このころ、ハンセン病対策について何らかの腹案を持っていたのは、北里柴三郎と土肥慶蔵、そして、山根正次などであり、いまだ若い光田健輔がその後に続いていた。

北里柴三郎は、ドイツから帰朝後、失敗に終わったものの、らい菌培養やらい血清療法を行い、また自ら出席した第二回国際らい会議（明治三九年・一九〇六年）の見聞録を医師会や公衆衛生学の会合で講演したり、雑誌に掲載するなどして、人々に大きな影響を与えた。しかし、明治三八年（一九〇五）一一月六日の東京市銀行クラブにおけるハンナ・リデルのための癩救護事業後援会、同年一二月九日に行われた「らい病予防調査委員会」、明治三九年（一九〇六）

五月一日に東京市銀行クラブで開催されたハンナ・リデルの回春病院に対する寄付金募集に関する有志協議会のいずれにも出席していない。

一方、第一回国際らい会議（明治三〇年・一八九七）に出席した東京帝国大学医科大学皮膚泌尿器科学教室教授土肥慶蔵の論は、ハンセン病の蔓延に対して何らかの手を打たなければならなかった明治、大正、昭和のそれぞれの時代の政府にとって注目すべきものであり、法律第一一号、法律第二一号、法律第五八号など、ハンセン病予防に関する一連の法律を制定する上で参考にされていった。ただし、土肥慶三蔵が出席した明治一八年（一八八五）一二月九日の「らい病予防調査委員会」「第二回らい病予防調査委員会」の記録には、彼の発言要旨は残されていない。文献を読む限り、陸軍軍医（総監）森鷗外に、ハンセン病予防に関する具体的な案があったとは考え難い。

［註］

註1　明治四年（一八七一）に文部省が設置され、それまでの大学東校が東校となった。明治五年（一八七二）に学制が布かれ、東校は第一大学区医学校と改称された。以後、明治七年（一八七四）に東京医学校、明治一〇年（一八七七）に東京大学医学部、明治一九年（一八八六）から帝国大学医科大学、明治三〇年（一八九七）には東京帝国大学医科大学と、次々に名称を変えた。大正八年（一九一九）に学部制が敷かれ、東京帝国大学医学部となったが、昭和二二年（一九四七）に東京大学医学部となって現在に至っている。本稿では、それぞれの年代に名のった名称を使用する。

註2　モールス（モースとも言う）は、アメリカ合衆国の生まれ。明治初期の東京大学で生物学を講義した。大森貝塚（東京都大田区・品川区）を発見したことで有名。また、ダーウィンの進化論を我が国に初めて紹介した。形質遺伝については、エトワルト・モールス口述、石川千代松筆記『動物進化論』二四頁、東生亀治郎（一八八三）に記載あり。モールス自身については、渡辺正雄『日本人と近代科学――西洋への対応と課題』六七頁、岩波新書（一九七六）に詳しい。

註3　これらについては、山本俊一『日本ライ史』五一頁、東京大学出版会（一九九三）、および、窪田静太郎「社会事業と青淵先生」『窪田静太郎論集』四三二頁、日本社会事業大学（一九八〇）、オカノ・ユキオ「第一回国際らい会議の我が国への影響」『愛生』

一五（六）、四一頁（一九六一）などに詳しい。

註4　ここでいう血清療法とは、ベーリングと北里柴三郎によるジフテリアや破傷風の血清療法を指すだけでなく、明治二七年（一八九四）から同二九年（一八九六）にかけて北里が行った癩の治療血清（レプリン）についても言及しているものと思われる。このレプリンよる療法については、明治二九年および明治三〇年（一八九七）の『中外医事新報』に発表されたが、抗原として用いた菌が癩菌そのものではなかったことから、失敗に終わったものである（『中外医事新報』三八四号、四九頁、一八九六、および、同四〇九号、六三頁、一八九七）。このあたりの事情については、山本俊一『日本ライ史』三二頁、東京大学出版会（一九九三）参照。

註5　ちなみに、現代の医学では、ハンセン病の発病とは、「らい菌の感染性がきわめて弱いため、細胞性免疫が完成した成人は感染しても発病し難い。しかし、いまだらい菌に対する免疫能が十分発達していない乳幼児が、ハンセン病を発病している親族等の排菌する菌に繰り返し曝露されると、稀に発病することがある」という表現をとることがある。

註6　明治二七年（一八九四）に著された「衛生新篇　防疫」の章には、「離隔（Isolation）」[*40]の項目が独立して設けられており、我が国では、コレラ、赤痢、腸チフス、痘瘡、発疹チフス、猩紅熱、ジフテリヤ、ペストの八種伝染病がその対象になると記述している。ところが先にも述べたように、大正三年（一九一四）の「疫腫　結核」[*39]では「隔離」が用いられている。「離隔」と「隔離」は、ともに、英語の「Isolation」の日本語訳であり、用字が異なるのは時代的な差にすぎないのかもしれない。ただし、英語にも「Isolation」と「Segrigation」という二つの単語があり、その意味合いは同じではない。「Segrigation」の方が、より強制的な隔離を意味する場合に用いられる。

註7　チャールズ・ロバート・ダーウィン。イギリスの自然科学者。現代科学における進化論の方向性を確立した。

註8　ハーバート・スペンサー。イギリスの哲学者・倫理学者。社会科学の創始者の一人である。彼の著書は進化（evolution）という着想で貫かれている。社会進化論という概念は彼の著作から発しており、「進化」や「適者生存（survival of the fittest）」という言葉は、ダーウィンではなく、スペンサーの造語である。

註9　フランシス・ゴルトン。イギリスの人類学者・統計学者。祖父は医者・博物学者のエラズマス・ダーウィン、進化論で知られるダーウィンは従兄である。優生学（eugenics）という言葉を初めて用いたことで知られ、人の才能がほぼ遺伝によって受け継がれると主張した。

註10　グレゴール・ヨハン・メンデル。オーストリアの司祭。植物学研究を行い、メンデルの法則と呼ばれる遺伝に関する法則を発見

した。遺伝学の祖。当時、遺伝形質は交雑とともに液体のように混じり合っていく（混合遺伝）と考えられていた。メンデルはこれを否定し、遺伝形質は遺伝粒子（現代における遺伝子の概念）によって受け継がれるという粒子遺伝を提唱した。彼の業績は一時埋もれていたが、一九〇〇年に再評価された。

註11　この「遺伝」は、明らかに「生物の生殖によって親の形質が子孫に伝わる現象。遺伝子によって伝えられる」の意であると読み取れる。このあたりについては、奈良崎英穂の『癩＝遺伝説の誕生――進化論の移入と明治文学』一頁、日本近代文学（二〇〇〇）参照。

註12　山根正次（安政四年・一八五七〜大正一四年・一九二五）。萩の香川津生まれ。『日独比較改正伝染病予防法論』清水書店（一九〇六）を著した。第一大学区医学校を卒業後、長崎県医学校教諭となり、同地のコレラ流行に伴い、伝染病予防委員に任用された。二度のヨーロッパ留学で、法医学・衛生行政を学び、帰国後は衛生行政、警察医務に尽力した。また日本医科大学の創立に尽力した。

［引用文献］

＊1　福西征子「古代仏教および説話とハンセン病医学」『セミナー医療と社会』第二八号、四二頁（二〇〇六）。
＊2　福西征子「東海和尚一休・自戒集（および狂雲集）とハンセン病」『セミナー医療と社会』第二九号、四六頁（二〇〇六）。
＊3　福西征子「ハンセン病と起請文」『セミナー医療と社会』第二九号、三五頁（二〇〇六）。
＊4　福西征子「説経節とハンセン病」『セミナー医療と社会』第二九号、五六頁（二〇〇六）。
＊5　福西征子「近世幕藩体制下におけるハンセン病――会津・三春・弘前・加賀藩を中心にして」『セミナー医療と社会』第三一号、三一頁（二〇〇七）。
＊6　黒坂勝美、国史大系編修会編『国史大系　令義解』九三頁、吉川弘文館（一九七四）。
＊7　福西征子「近世中期から幕末にかけて外国人医師が見た我国のハンセン病とその周辺」『セミナー医療と社会』第三〇号、二六頁（二〇〇六）。
＊8　シーボルト著、岩生成一監修『シーボルト「日本」』第三巻、六頁、雄松堂書店（一九七八）。
＊9　後藤昌直『難病自療』島村利助（一八八二）。
＊10　富士川游『日本医学史』一三三頁、日新書院（一九四一）。

＊11　小林廣『治癩新論』島村利助（一八八四）。
＊12　松田源徳、松尾茂『治癩訓蒙』林幸文（一八八六）。
＊13　荒井作『治癩経験記』橋本正志（一八九〇）。
＊14　田代義徳「夫婦の癩病」『東京医学会雑誌』第九巻一一号、四五五頁（一八九五）。
＊15　田代義徳「癩病のクレオソート皮下注射療法」『東京医学会雑誌』第九巻六号（一八九三）。
＊16　田代義徳「癩病に関する二、三の事項」『医事新聞』四九二号（一八九七）。
＊17　森吉兵衛『癩病物語』森吉兵衛（一八八七）。
＊18　小田不学（耕作）『癩病々理辨妄』小田耕作（一八九一）。
＊19　杉浦栄輔『列布羅治円癩病特効薬養生書』杉浦栄輔（一八九二）。
＊20　大木幸太郎『癩病自療論言』大木幸太郎（一八九五）。
＊21　北里柴三郎「細菌学大意」『細菌学雑誌』第二号一三四頁、第三号二〇六頁、第四号二六五頁、第五号三三一頁（一八九六）：『北里柴三郎論説集』三六五頁、北里柴三郎論説集編集委員会（一九七八）。
＊22　北里柴三郎「伝染病について」『広島衛生医事月報』第三八号三頁、第三九号二頁、第四〇号八頁、第四一号六頁、第四二号三頁（一九〇二）：『北里柴三郎論説集』八二七頁、北里柴三郎論説集編集委員会（一九七八）。
＊23　北里柴三郎「慢性伝染病予防に就いて」大日本私立衛生会第二〇年次総会記事、一四九頁（一九〇二）：『北里柴三郎論説集』八三七頁、北里柴三郎論説集編集委員会（一九七八）。
＊24　北里柴三郎「万国学芸会議状況」（一九〇四）『北里柴三郎論説集』九五三頁、北里柴三郎論説集編集委員会（一九七八）。
＊25　北里柴三郎「ローベルト コッホ先生」（一九〇八）『北里柴三郎論説集』一〇四二頁、北里柴三郎論説集編集委員会（一九七八）。
＊26　北里柴三郎「伝染病予防法に就て」（一九〇九）『北里柴三郎論説集』一一二六頁、北里柴三郎論説集編集委員会（一九七八）。
＊27　北里柴三郎「欧州視察談」（一九〇九）『北里柴三郎論説集』一一三〇頁、北里柴三郎論説集編集委員会（一九七八）。
＊28　北里柴三郎「欧州見聞談　大日本私立衛生会」（一九〇九）『北里柴三郎論説集』一一三八頁、北里柴三郎論説集編集委員会（一九七八）。
＊29　北里柴三郎「欧州視察談　東京医会」（一九〇九）『北里柴三郎論説集』一一五一頁、北里柴三郎論説集編集委員会（一九七八）。

＊30 土肥慶蔵「癩病の病理組織に関する追加説」『東京医学会雑誌』第一七号、六一頁（一八九八）。
＊31 土肥慶蔵「日本の癩について」『皮膚科泌尿器科雑誌』第一巻、一一頁（一九〇一）。
＊32 土肥慶蔵「癩について」『皮膚科泌尿器科雑誌』第一六巻第一号、二一二頁（一九一六）。
＊33 森鷗外「病院」『鷗外全集』第二九巻、一七六頁、岩波書店（一九七四）。
＊34 森鷗外「衛生新篇　病院」『鷗外全集』第三二巻、二四二頁、岩波書店（一九七四）。
＊35 森鷗外「一学者の遭遇」『鷗外全集』第三〇巻、四六七頁、岩波書店（一九七四）。
＊36 森鷗外「北里と中浜と」『鷗外全集』第三三巻、六七五頁、岩波書店（一九七四）。
＊37 森鷗外「衛生新篇　疫腫　癩」『鷗外全集』第三二巻、五五三頁、岩波書店（一九七四）。
＊38 光明発行所『聖エリザベト』菊地玉三郎（一九二二）。
＊39 森鷗外「疫腫　結核」『鷗外全集』第三二巻、五四九頁、岩波書店（一九七四）。
＊40 森鷗外「防疫　Ⅲ 離隔」『鷗外全集』第三三巻、四七六頁、岩波書店（一九七四）。
＊41 森鷗外「衛生新篇　種族」『鷗外全集』第三二巻、八八頁、岩波書店（一九七四）。
＊42 渋沢栄一「東京市養育院の沿革と現状」『龍門雑誌』第五九〇号付録『青淵先生演説撰集』（一九三七）。
＊43 渋沢栄一「近事三題」『龍門雑誌』第四六七号、一頁（一九二七）。
＊44 福澤諭吉「かたわ娘」『福澤諭吉全集』第三巻（一九五九）。
＊45 福澤諭吉「国民の気力を養ふ事」『時事小言』慶応義塾出版社（一八八一）。
＊46 福澤諭吉『福翁百話』時事新報社（一八九七）。
＊47 児玉幸多『日本史年表』二七頁、吉川弘文館（二〇〇二）。
＊48 仮名垣魯文「高橋阿伝夜叉譚」『明治文学全集』第五巻、東京堂（一九二六）。
＊49 河竹黙阿弥「綴合於伝仮名書」『黙阿弥全集』第二四巻、春陽堂（一九三四〜一九三六）。
＊50 幸田露伴「対髑髏」『風流仏・対髑髏』新潮文庫（一九五六）。
＊51 生田葵山「団扇太鼓」『明治文学全集』第二二巻、二〇五頁、筑摩書房（一九六九）。
＊52 国立療養所史研究会編『国立療養所史』二〇頁、厚生問題研究会（一九七五）。

第Ⅷ章

明治維新以後・法律第一一号
「らい予防に関する件」制定まで
その二　第一三回帝国議会から第一八回帝国議会まで
ハンセン病観の科学化

はじめに

明治三〇年（一八九七）、ドイツのベルリンで開催された第一回国際らい会議[*1]は、当時のハンセン病の疫学や予防方法等を次のように要約した。

一、らいは、らい菌感染による伝染病（感染症）である。
二、らいは人類特有の伝染病である。らい菌の人体への侵入経路は不明だが、その侵入門戸は、おそらく、口腔および鼻粘膜である。
三、らいは伝染病であり、遺伝性はない。らい患者の存在は、周囲に対して潜在的な脅威であり、この脅威は、親密な交際や劣悪な生活条件などによってさらに大となる。
四、今日までのところ、らいは不治の病である。らいが蔓延している地方では、らい患者を隔離することが望ましい。（アルマウェル・ハンセンが主唱した）ノルウェー式の隔離法の成果を見れば、らいの蔓延がある場合は、法律によって、強制的に患者隔離が行われるべきである。

やがてこれらの知見は我が国に報らされることになるのだが、一部の医学者や知識人は別として、ハンセン病・伝染説はなかなか一般の民衆に浸透せず、近年に至るまで、血筋・家筋・そして遺伝による病《やまい》として根強く、人々の心に刻まれていた。[*2]

しかし、「らい事業を予防事業と云う観点からハッキリと打ち出したのは世界的にもこの（第一回国際らい）会議以後であり、まして、らい医学の余り進んでいなかった我が国において、この会議以後ようやく予防と云う観点から、らいの問題がとりあげられるようになった……」[*3]とオカノ・ユキオが述べているように、明治政府および帝国議会は、以後、ハンセン病・伝染病説をとり上げ、「らい実数調査」やハンセン病予防に関する議論を活発に行っていった。

具体的には、

一、明治三二年（一八九九）第一三回帝国議会衆議院　根本正等[註1]による「癩病患者及乞食取締に関する質問」[*4]。

二、明治三三年（一九〇〇）内務省「第一回らい実数調査」が行われ、ハンセン病患者総数三万三五九人と報告される。[*5]

三、明治三五年（一九〇二）第一六回帝国議会衆議院　斎藤寿雄等による「癩病患者取締に関する建議案」[*6]。

四、明治三六年（一九〇三）第一八回帝国議会衆議院　山根正次による「慢性及急性伝染病予防に関する質問書」[*7]。

五、明治三八年（一九〇五）第二一回帝国議会衆議院　山根正次等による「伝染病予防法中改正法律案」[*8]。

六、明治三九年（一九〇六）第二二回帝国議会衆議院　山根正次等による「癩予防法案」[*9]。

七、明治三九年（一九〇六）内務省「第二回らい実数調査」が行われ、ハンセン病患者総数二万三八一五人と報告される。[*10]

などの動きがそれである。

「癩病患者及乞食取締に関する質問」の質問書が第一三回帝国議会に提出されてから八年あまりの紆余曲折を経て、第二三回帝国議会衆議院に政府案として提出されたらい予防法案が、法律第一一号「らい予防に関する件」として制定されるのだが、この時代の我が国は、日清戦争（明治二七年・一八九四～明治二八年・一八九五）と日露戦争（明治三七年・一九〇四～明治三八年・一九〇五）という二つの戦争を挟んで、中央集権化が進み、内国制度や法典編纂が積極的に整備され、経済的には日本資本主義が勃興し、軍事的には軍制が確立され、また、国際的地位が躍進した時代であった。[*11〜13]

本稿では、このような意気高揚した時代の明治帝国議会において、法律第一一号「らい予防に関する件」がどのような議論を経て制定されたか、とくに、本法制定のプレステージともいうべき、明治三二年（一八九九）第一三回帝国議会衆議院の根本正等による質問、明治三五年（一九〇二）第一六回帝国議会衆議院の斎藤寿雄等による建議案、そして、明治三六年（一九〇三）第一八回帝国議会衆議院の山根正次等による慢性及急性伝染病予防に関する質問書について考察し、それらのなかで、ハンセン病患者の立場というものがどのようにイメージされていったかについて考えてみたい。

第一節　明治初年から明治三二年（一八九九）までの帝国議会

救貧制度に関する議論[*14〜17]

明治三〇年（一八九七）にドイツのベルリンで開催された第一回国際らい会議で、ハンセン病がらい菌感染による伝染病であることが公認されると、その知見は、当時、ヨーロッパ留学を果たした俊秀等によって我が国にも伝えられた。[*2] しかし、明治三二年（一八九九）の第一三回帝国議会衆議院で、武市庫太、[註2] 根本正、持田直等が「癩病患者及乞食取締に関する質問」を提出するまで、帝国議会においてハンセン病に関する議論が行われた形跡は見当たらない。

明治初期から中期の帝国議会で議論されていたのは、いわゆる救貧制度に関する法案であり、明治二三年（一八九〇）

第一回帝国議会における窮民救助法案、明治三〇年（一八九七）第一〇回帝国議会の恤救法案及び救貧税法案、明治三一年（一八九八）第一二回帝国議会の窮民救済法案、明治三五年（一九〇二）第一六回帝国議会の救貧法案などがそれである。*[18・19]

これら法案の主な目的は、「茲に貧民を救助する一定の法律を設け不具廃疾等にして実際の生活の方法なき者は之を救助し一方に於いて惰眠浮浪の徒をして自主独立の途を得さしめむと云うが本案大体の精神とす」と、第一六回帝国議会救貧法案委員会議事録に記されているように、一定の法律を設けて窮民を救助し、貧民を職業に就かせることであり、また、窮民救助よりも浮浪貧民の就労強制の方により大きなウエイトが置かれていた。

しかし、貧民救助法案は議会で否決され、恤救法案及び救貧税法案は、伝染病予防法が先議であるとして委員会に付託されないまま流れ、貧民救済法案は議会に提出されず未審議に終わり、また、救貧法案は、「公的扶助こそが惰眠を助長する」という政府側の根強い反発があって、成立しなかった。

地方自治体によっては、後年、回春病室を設置してハンセン病患者を収容することになる東京養育院*[20・29・43]のように、東京市養育院として東京市に移管・運営された例なども見られたが、政府自体は、日清戦争遂行によって莫大な軍事出費を余儀なくされ、戦争終結以降の財政膨張にも苦しんでいたから*[21～23]、いずれにしても救貧制度を発足させる財政的余裕はなかった。

明治三二年（一八九九）第一三回帝国議会衆議院における「癩病患者及乞食取締に関する質問」とその背景

日清戦争と前後して、明治二五年（一八九二）に伊藤博文・井上毅を中心に条約改正委員会が設置されると、日英通商航海条約及び日米通商航海条約（明治二七年）、日露通商航海条約（明治二八年）、日独通商航海条約、および、スウェーデン、フランスとの通商航海条約（明治二九年）などが次々と調印・締結されていった。[*24]その結果、明治三二年（一八九九）改訂新条約実施に関する詔書が下され、欧米人が日本国内を自由に旅行できる「内地雑居」[註3]が始まった。

このように、欧米諸国との間に万国公法による条約体制を取り入れ、近代国家としての体裁を整えようとしていた明治政府にとって、[*25]旧幕藩体制時代と変わらず神社仏閣で物乞いをしている「放浪らい」が、先進欧米諸国から来日した外国人の目にどのように映るかは重大な関心事であり、国家の体裁を考える上で看過することのできない大問題であった。

このころ、巷間では、「天刑病・因果」「血筋・家筋・遺伝」というハンセン病観が流布しており、ハンセン病は、伝染病とは認識されていなかったから、外国人宣教師などが設立した私立病院・療養所に収容された少数の例外を除くと、放浪患者のほとんどは野放しになっていた。[*2・5・26]

しかし、明治三〇年（一八九七）、ドイツのベルリンで開催された第一回国際らい会議で、ハンセン病が、らい菌感染による伝染病であることが公認され、その知見が我が国に伝わると、政府内務省は、主として予防、取り締りという観点からハンセン病対策に取り組んでいった。[*44・45]

このような時期、明治三二年（一八九九）三月、第一三回帝国議会衆議院で、根本正等によって、「癩病患者及乞食取締に関する質問」が行われ、ようやく、ハンセン病対策が国政上の問題として俎上にのぼり、議論されるに至った。

質問の内容は、

一、政府はらい病を以て未だ伝染性疾患と認めざるや。

一、三府五港其の他各地に於ける乞食の取締なきは国家の体面に関係なきものとするや。

提出者　武市庫太　根本正　持田直。賛成者富永隼太他三〇名

（明治三二年三月二日　第一三回帝国議会衆議院議事速記録　第四〇号）

というものであり、根本正は、「第一は、政府はいまだらい病を伝染性疾患と認めていないのか、第二は、三府五港その他各地における乞食の取り締りのないのは、国家の体面上に関係がないものと思っているのか、という二箇条ですが、このらい病というものは、今日まで我が国では、政府は関係なくしておりますけれども、如何なる病質であるかということは知っているだろうと思います。ごく簡単に申しますと、らい病というものは、これまで日本では伝染病のごとく思わず、血統であるように思っておりますけれども、既に、一昨年欧州ベルリン（の第一回国際らい会議）において、伝染病に間違いないということを決議しております」と質問している。

この「癩病患者及乞食取締に関する質問」は、アメリカ合衆国留学の経験から英語に堪能な根本正が、ニューヨークトリビューンに掲載された当時の我が国の「らい事情」[*26]に目を通したことに端を発しているとされているが、それ以前に、日本国内で発刊されていた英字紙による報道[*27]の影響も無視できないといわれている。

これに対して内務省は、「らい病は伝染病であることは承知しており、取り締りが必要なことは認めるが、その方法が困難なので未だ行うに至っていない」と回答している。

衆議院議員武市庫太君他二名提出らい病患者及乞食取締に関する質問に対する解答書

一、らい病は伝染性疾患にして夙に其の取締の必要なるを認めたるも、その方法の難なるがため未だ著手に至らざるものなり。能く其の方法を講究し措置するあらんと欲す。

一、乞食に関しては取締法有りと雖も猶効果の完全を期せんがため其の方按講究中なり。

明治三二年三月七日　内務大臣侯爵西郷従道

（明治三二年三月九日　第一三回帝国議会衆議院議事速記録　第四六号）[*44]

ただし、早くも明治三〇年（一八九七）には、壮丁検査で「らい検診」が実行され、人口千人に対して一・五人の割合で、ハンセン病患者が発見されているから、[28]政府内務省が、ハンセン病問題に対して、まったく何の手も打っていなかったというのは当たらないだろう。

ともかく、このような経緯を背景として、明治三三年（一九〇〇）一二月、内務省による「第一回らい実数調査」が行われ、当時の我が国の総人口およそ四四〇〇万人中、三万三三五九人のハンセン病患者が報告された。この人口対比千に一・五というハンセン病患者の存在は、世界でも屈指の「多らい国、すなわち、後進国」と認識されるべきものであり、欧米諸国と並んで近代国家たらんとしていた明治政府には大きな衝撃であった。

なお、東京市養育院（院長 渋沢栄一）に「らい隔離病舎」としての回春病室が設置され、光田健輔等によって、東京市中のハンセン病患者の選別収容が行われるようになったのは、明治三二年（一八九九）からである。[29]

第二節　明治三六年（一九〇三）までの帝国議会

伝染病予防法と、いわゆる「特別救貧法」

明治三〇年（一八九七）には、コレラ、ペストなど、六種伝染病を予防対象とした法律第三六号「伝染病予防法」が、明治三二年（一八九九）三月には、法律第二七号「北海道土人保護法」、法律第九三号「行旅病人及行旅死亡人取扱法」および法律第七七号「罹災救助基金法」が、そして、明治三三年（一九〇〇）三月には、法律第三八号「精神病者監護法」が次々と制定されていった。これらの法律は、特別救貧法として位置づけられることがある。[30]

明治三五年（一九〇二）第一六回帝国議会衆議院における「癩病患者取締に関する建議案」とその背景

「建議案」は、「法案」ではない。しかし、建議案が議会で可決通過すれば、その趣旨は、以後の議会および政府が取り組むべき懸案事項になるものである。そういう意味では、斎藤寿雄[註4]、松本正友、脇坂行三等が、明治三五年（一九〇二）二月二八日、第一六回帝国議会衆議院に提出した「癩病患者取締に関する建議案」は、その後の我が国のハンセン病対策の成り行きに大きな意味を持つものであった。

本会議前日三月四日、建議案を受けて設置された委員会では、斎藤寿雄等が、「伝染病であるらいの対策は、国策を以て国の衛生行政として取り組むべきである」と主張したが、政府委員の長谷川泰は、主として財政上の問題を理由に難色を示し、民間の慈善事業によって推進することを推奨した意見を述べて、議論となった。

翌三月五日の衆議院本会議において斎藤寿雄は、委員長報告は次のように要約した。

このらい病なる病は、古い時代から我が国にもございまして、実に恐るべき嫌うべき病であると云うことは、別段申し上げるに及ばぬことでございます。古い時代におきましても、奈良の都の時分に、光明皇后の御祈願によりまして、現在の奈良の町の入口に奈良坂と云う所がありまして、あの所に一四五〇年前に施療病院が建てられました。現在その家が今にも存していると云うことは、あの地方をお通りになった御方は、どなたも御承知でございましょう。これが即ち一四五〇年前のらい病院でございました。只今では北山一八軒戸と称えて、一つの長屋がある。その一棟の長屋を一八に仕切って、らい病患者を入れて来た。現在その家は存しております。それで昔はその長屋の前に蒸風呂があって、光明皇后の御慈悲によって、その費用を皆お出し下さったということでございます。……。

この如く、古い時分の我が国では、らい病ということを非常に嫌いもしましたが、また一方、これに対して施療院というようなものが所々にあったらしい。然るに近来少しもそのような施設がない。なぜそういう風になって来たかと申しますと、この、らい病と云う病は実に忌むべき病であると云うことを知りますけれども、ただこれは遺伝病である、その親族血統の者と婚姻、縁組みをしないならば、この病はうつらぬものであると心得て居ったのです。この頃までそうでございます。それ故に、病を怖がり恐れながら、少しもそのことに就いてどうするというようなことに、手が付いておらぬのであります。

然るにただ今より三〇年ほど以前ハンゼンという人が、この病に細菌があるということを見出したのであります。そうして、その細菌によって、この病は伝染するものである。

この伝染は如何なるものであるかと申しますと、コレラ、ペストの如く、その細菌が人より人の身体に侵入し、発育し、而して後発病する病であると云うことが確まったのであります。それ故、文明諸国では、いかなる国といえども、今日では、らい病患者を捨て置く国は御座いません。皆、これを取り締る方法が立っております。ドイツの如きは、コレラ、ペストと同じく、六種伝染病の中に加えて、十分にこの取り締りを致して居ります。

我が国は今日いかなる有様かと申しますと、明治二三年（三三年の間違い）の末、内務省衛生局に於いて取り調べました全国の患者の数を見ますと、北海道から沖縄までを通算致しまして、三万三五九人の患者がございました。この患者の血統を有するもの、所謂親族は何程あるかと云うと、一〇〇万人の数が表に上がっております。そうして、この取り調べ方を聞きますと、警察の手を以て秘密に取り調べて、そうしてこの表を内務省で作ってあるのです。

それ故に、この表に載らぬ所の数は、いずれ、これの倍に至るであろうと云うことは誰しも想像が出来ます。そう致しますると、今日我が国の現在の患者は、六万人に達しておる有様でございます。

世界でらい病の一番多いハワイ国の現在の患者がいくら居るかと云うと、昨年の統計表に依ると、千人に足りない位のものである。明治三一年にはドイツの或る一邦で、僅かの患者が出まして、非常な騒ぎをして、数十万という金を費やして、隔離法を設けたという騒ぎを致しております。

然るに我が日本は如何でございましょう。諸君も御承知の通り、神戸の布引の瀧へ参って見ると、両側に何十という程、いつ参って見ても居ります。その他清正公であるとか、或いは琴平神社であるとか云う神社仏閣の少しく名高い所に参って見ると、必ず路傍にらい病患者がゴロゴロ致して居る有様ではございませぬか。

もしこれが血統から出る病である、血族伝染と云うようなことでございますれば、捨て置きますが、さようでなく、コレラ、ペストと同じく、一種の細菌によって伝染するということが、各国の医学社会で確定した以上は、どうしてもこれを捨て置くことはできない……また、外国人が日本へ参って、一番恐れますのが、らい病患者が路傍にゴロゴロ致して居ることで、実に驚いております。

……然るにこれまで、我が国に於いて、少しもこれの取り締り法もなく、また予防法などもございませぬのは、実に遺憾に堪えませぬのみならず、我が国の大欠点であると存じます。それ故に、是非適当の方法を設けて、予防法を設けられることを望みます。

そうして今文明諸国において、法律となっておるもの、或いは、その他の規則や何かで、このらい病に関する取り締り方法がございます。それも、この席に持参致しましておりますが、これを一々申し上げておりますと非常に時間がかかりますから、これはこのまま速記録にのせて貰うと云うことに致しまして、これを朗読することは省きます。それに綿密な表もございますから、これもこのまま速記録に載せることに致します。[註5] どうぞ本案は速やかに御同意くださることを願います。

らい病患者取締りに関する建議案参考書

らい病の蔓延を防ぐは隔離法を厳行するに在り。

（明治三五年三月六日　第一六回帝国議会衆議院議事速記録　第二五号）

斎藤寿雄の委員長報告に添付された資料、とくに外国の資料は、北里柴三郎が提供したものであり、報告の趣旨も北里の影響を受け、文明国家の仲間入りを果たすには、隔離法によってハンセン病の蔓延を予防すべきであることを強く主張したものであった。

先進国としての体面を取り繕う必要があった政府にとって、内務省衛生局長長谷川泰[註6]、内務省技師野田忠廣[註7]をも巻き込んだこの建議案は無視できない重要な意味を持っていたが、衆議院は満場一致で通過したものの、貴族院は、会期切れのために議決を得るには至らなかった。[*28] ただし、この時期、政府内務省には、(予防法) 立案の目途は立っていなかったから、具体的なハンセン病予防・隔離法に関する政策議論を行うにはいまだ時期尚早であった。

一方、この建議案の文中に見られる、「光明皇后の御慈悲」「奈良坂」「北山一八軒戸」「らい病患者三万三五九人」「患者の血統を有する所謂親族一〇〇万人」「神社仏閣路傍のらい病患者」「文明諸国ではらい病患者を捨て置く国はない」「らい病の蔓延を防ぐは隔離法を厳行するに在り」などの用語は、以後のハンセン病対策の確立過程で、多くの人々に引用され、キャッチフレーズとして使われていった。

明治三六年 (一九〇三) 五月、第一八回帝国議会衆議院における「慢性及急性伝染病予防に関する質問書」

日清戦争後、我が国は、下関条約による遼東半島・台湾の領有および戦争賠償金の収受 (明治二八年・一八九五)[*31] の後、台湾製糖株式会社の創立 (明治三三年・一九〇〇)、八幡製鉄所の創業 (明治三四年・一九〇一)、そして日英同盟協約に調印 (明治三五年・一九〇二) するなどして、東アジアに重要な意味を持つ存在[*32]としての立場を補強していった。

内政的には、明治三六年 (一九〇三) に西園寺公望が政友会総裁となり、自由党が結成されて政党政治の先駆けとなったが、海軍の拡張案が議会を通過するなど、軍備強化策がとられた。その一方で、ロシア、フランス、ドイツによる三国干渉 (明治二八年・一八九五) によって遼東半島を返還させられ、ロシアの満州出兵、韓満問題協商に関するロシアとの談判 (明治三六年・一九〇三) など、日露間の緊張と対立がたかまっていった。[*33〜35]

日露戦争開戦を翌年に控えた明治三六年（一九〇三）五月一六日、第一八回帝国議会衆議院に、山根正次、角田晋平ほか三三名が、「慢性及急性伝染病予防に関する質問書」を提出した。

山根正次が議会でこの質問書にかかわるスピーチを行っているが、その趣旨は、「国家の不幸は何であるか。国民の不健康なるより大なることはない」「不健康なる人は悉く不生産的の人に化する」「この問題が十分に解決されぬ以上は、日本帝国に於いて五〇万の軍隊があるも、二五万頓の海軍があるも、何の用にも立たない」等というものであり、コレラやペストなどの急性伝染病だけでなく、結核、ハンセン病、花柳病、トラホームの慢性伝染病の予防対策を早急に講じるべしとするものであった。

この山根発言は、日清戦争戦勝国として国際舞台に登場した当時の我が国の高揚した風潮を理解する上で重要と思われるので、以下にその大要を記す。

私は過日政府に向かって、慢性及急性伝染病予防に関する質問書を出しておきました。……この事は……国民の消長に大関係を持って居る所の問題であり……。

諸君、慢性伝染病の中、最も恐るべきは何であるかというと、肺結核、らい病、花柳病、トラホームの四つであります。肺結核の蔓延というものは、現時誠に猖獗を極めているにかかわらず、政府に於きましては何等、これを防ぐ所の予防方法を講じておらぬのでありまする。……日本の有様はどうであるか、日に増し肺結核の蔓延が非常になりまして、日々痰を出し、血を吐いて死するところの国民が、年々歳々増しつつあるのでありまする。今日の死亡統計から計算を立てますると、一三万人以上の肺結核によって斃《たお》れる日本の国民があるのであります。然るに又、最も健康なるものを、彼の生命保険会社が検査をして、その死数を調べて見ると、三分の一強は結核性の諸病によって斃れているのであります。然るにこれらの統計表を当局者は知って居りながら、未だこれに対する所の用意というものが、ひとつもないのであります。

欧米諸国にあっては、既に肺結核に対しては届け出でをなさしめ、あるいは隔離病院を拵えるとか、重症患者に対しては、これを隔離せしむるとか、あるいは宿屋の取り締りをするとか、あるいは、鉄道、プラットホーム、汽車の中すべての上において、これに対する予防注意を施して、結核の黴菌《ばいきん》の最も多い所の、喀痰等の始末をつけつつあるにもかかわらず、日本に於いては未だこれらの規則が出来ておらぬのであります。でありますが故に、今日はなかなか軍隊の上においても、非常にこの病気が蔓延しつつあるのであります。

元は一万人の中でも、軍隊が肺結核にかかって、除隊あるいは死する者が一一人位であったが、今日《こんにち》は四四人強と云うことになって居るのであります。かくのごとき統計を以て見ましても、日本帝国におきましては、後来においては充分これを防ぐところの隔離法であるとか、すなわち病院を建ててこれが予防法を講ぜぬ時は、日本の軍隊—国民も悉く肺病患者に化し去るのであります。でありますが故に、私は早く政府においてこれが設備をなし、……。

諸君、第二の問題はなんであるかというと、らい病であります。らい病は、近時その蔓延甚だしく、(我が国が)世界第一の統計表を示すに拘わらず、政府は何等、これに対して画策なきはいかがでありましょう。らい病は日本に於いては天刑病、あるいはカッタイ、あるいはナリンボ、いろいろな名の下に於いて、蔓延しつつあるのであります。この病気は今までは遺伝病としてあったのであります。然るに、これは遺伝病ではない、これは伝染病である、恐ろしい伝染病であると云うことは、一八八九年、ノルウエイのハンゼンという人が黴菌を見つけて……伝染するものであるというようなことを証明したのであります。

このらい病というものが、日本には世界で一番多いのであります。……日本に於いてはどれだけの患者がおるか、内務省はかってこれを取り調をして、万国らい病会議、らい病を予防するところの会議において、人を派遣したそのときの調べによりますと、日本のらい病患者は三万三五九人である……その系統に属する者が九九万九三〇〇人であります。実に多い数ではありませぬか。

……然るに、明治三四年の兵隊検査に於いて……丙種に属するところの兵隊、即ち国民兵に参入された所の者は、五〇八人のらい病患者があったのであります。殊に多い地方は一二師団でありますとか、或いは六師団であるとか云う所にあっては、その年に取る所の壮丁の中に、八十有余人のらい患者が出て来るというような有様であります。この数から推して考えまして、（我が国の人口）四五〇〇万人に致しまするると、五万人以上のらい病人がいると云わなければなりませぬ。

然るに日本政府におきましては、手が擂木《すりこぎ》のようになり、膿汁が流れておる所のらい病患者を、往来に打ち捨て置くではありませぬか。一つも之を予防する所の方法というものが講じられておらぬのであります。……。

……ドイツの如きは……万国らい病会議を開いて、その結果、これを隔離すれば宜しい、伝染病であるということが極まった以上は、隔離しなければならぬということからしまして、即ちこれを隔離した……これを隔離した結果は今日では大いに減じて、現患者が六〇〇人ほかにないようである。……。

翻って日本の有様を見ますと、実に迷惑千万であります。往来に乞食となって、危険なる病人が膿汁を流して、黴菌を含むところの痰唾を吐き、そうして人に食を乞うている有様であります。このことに付いては一昨年の議会でありましたか、根本正君よりらい病患者を汽車に乗せて、実に危険ではないかと云う所の問いが出たようでございますが、紐育（ニューヨーク）の新聞は書いた。日本人は、あの不幸なる所のらい病患者を往来に捨てておく。往来に彼の危険なる所の病人が乞食をしていると云うことを云うて、日本の処置を笑って居った新聞がある。

而して日本は今日どうでありますか。らい病患者が集まるところはどこであるか。身延山であり、熊本県清正公様であるとか、あるいは千葉県の本妙寺とか云う寺、成田山の不動山、あるいは草津の温泉であるとか、あるいは御殿場であるとか云うようなところにおいて、この病人が集まりつつある。わずかにフランス人あるいはイギリス人などの慈恵的の金で、彼等は病気を治しつつあるような有様であるのにかかわらず、政府は金がない、……金がないからこれを防ぐことは容易にできぬと云うようにして、これを打っちゃって置いて、宿屋の取り締りもなさねば、病院を拵えてこれを容れるところの方法も立てておらぬのであります。

実に危険極まるところの病気が、この如く沢山に日本に蔓延しつつある以上は、早くこの規則を制定せられねばならぬと思います。

また世の中の慈恵家は無論このことを聞きましたらば、起って沢山の病人を救うところの方法を立てるでもありましょうけれども、先ず政府におかれましては、充分にやらねばならぬのにかかわらず、今日までやらぬのは、恐らく立派なところの方針というものが、立てられてあると思いまするから、それを伺いたいものであります。

それから……花柳病のことであります……この病気は上流社会も、下流社会も、一般に非常な蔓延をしておるのでありまず……この花柳病の蔓延というものは、実に恐ろしいものでありまする。無論伝染も致しまする。遺伝も致しまして、其の人の身体と云うものを非常に衰弱せしめるものであります。日本の国民が次第々々に年賦の借金の如く、小さくなったり、或いは衰弱するのは、何であろうか。これはすなわち、この毒の蔓延に帰するのであろうと思います。またこの病気が非常に蔓延致しまするると、かの肺病であるとか、あるいはその他の病気に罹りやすい素質に変ずるのであります。……。

第四の問題は何であるかと云うとトラホームであります。……壮丁の中にもトラホームに罹っている者が非常でありまず。このトラホームに罹っている兵隊の検査の結果は、九千何百人と云うものが、一年の兵隊の検査の中にあるのでありまず。これから推して見ると……八八万何千人がトラホームに罹っておるのであります。これに対しては学校衛生の部分に於いて、わずかにこの病気に罹っている者は昇校を許さぬ、教員であっても、職員であっても、生徒であっても、学校へ通われぬとなっております。……然るに、学校に於いてこれを予防するという所の方法はひとつも行われておりませぬ。……。……して見ると後来兵隊を採るには、どういう有様になるのでしょうか。肺病の者も採らなければならぬ。らい病の者も採らなければならぬ。花柳病を持っておる者も採らなければならぬ。トラホームに罹っている者も採らなければならぬ。擂木のような手から、あるいは目の見えない所の者が軍隊に出ねば軍が出来ぬというような有様に陥るであろうと思います。国を憂え、国を愛する所の者は、宜しくこの四伝染病に対して十分なる予防方法を講ぜなければならぬ。……。

……それから……急性伝染病について、ふたつの問題を出しておる。其の問題は即ちペスト予防のことであります。……。それから……コレラ予防注射について、政府は此の注射を励行しておらぬのであります。……。

……此の慢性伝染病および急性伝染病が、国家を滅ぼす所の病気であるが故に、十分なる予防方法と云うものが今日必要であると云うことを……政府に向かって質問した次第であります。……。

（明治三六年五月二八日　第一八回帝国議会衆議院議事速記録　第五号）

これに対する内務大臣内海忠勝の答弁書は、以下のようなものであった。

衆議院議員山根正次君提出慢性及急性伝染病に関する質問対する答弁書

一、肺結核、らい病、トラホームの予防措置および花柳病予防上、現行法令以外の事項に関しては、夙にその必要を認めたるも、その関係する所の範囲広範にして且つ実行上困難なる点少なからず。故に能く地方の状況に鑑み、時宜に適応せる措置を実施せんが為め、目下その方法を講究中なり。

一、ペストの予防に就いては伝染病予防法制定の当時と今日とはその状況を異にする所あるを以て、予防法の完備を期せんが為め目下これを調査中なり。

一、コレラ予防注射は客年少数の流行地に於いて実施したるに過ぎざるを以て、その成績は未だ公表するの域に達せず。

……。

明治三六年五月三一日　内務大臣男爵内海忠勝

（明治三六年六月一日　第一八回帝国議会衆議院議事速記録　第九号）*45

山根正次発言の趣旨は、健康な国民、ひいては兵士を育成するためには、急性伝染病の予防だけでは不十分であり、国の衛生行政を以て、肺結核、ハンセン病、トラホーム、花柳病の四伝染病予防を行うべきであるというものである。とくに、ハンセン病に関しては、「明治三四年の兵隊検査で……丙種に属するところの兵隊、即ち、国民兵に参入された者の中に、五〇八人のらい病患者（壮丁らい）があった。らいが多い地方は、第六師団および第一二師団（第六師団は熊本、鹿児島、沖縄、宮崎、大分に、第一二師団は、同じく九州の一半に依拠していた）で、この地方では、この年の壮丁の内、八十余人がらい患者であった。この数から推して考えまして、（我が国の人口）四五〇〇万人に致しまするど、五万人以上のらい病人がいると云わなければなりませぬ」とその蔓延の勢いを力説している。

明治三三年（一九〇〇）の内務省「第一回らい実数調査」における患者総数三万三五九人という報告は、警察官によって調査されたこともあって、当時、その信憑性が疑われていたから、「我が国には、壮丁らいの数から逆算すると五万人以上のらい患者がいる」として、政府にハンセン病予防対策の具体化を迫ったこの山根の強弁は、少なくない人々から支持されたと考えられる。

しかし、政府内務省は、慢性伝染病の予防対策の必要性は認めてはいたものの、とくに、ハンセン病対策は、その患者数の多さ、および、きわめて長い慢性の経過をたどることなどから、いまだどのような施策を以て実行するかという具体的なプランを作成することができず、模索を続けざるをえない状況にあった。

第三節　ハンセン病対策の政治問題化

明治二〇年代初めから明治三〇年代半ばにかけて、生活困窮者を対象とした公的補助を趣旨とした法案が次々と帝国議会に提出された。

まず、大不況下の明治二三年（一八九〇）に、窮民救助法案が政府案として第一回帝国議会に提出された。この法案は、救助の対象を二つに分け、第一を、不具廃疾長病不治の疾病、重傷老衰その他災厄のために自活力がなく飢餓に迫る者、第二を養育者がいない捨児迷児、および、一三歳以下の幼児は父母とともに救済されることとした。救助対象者は市町村内に一年以上居住している者とし、救助の第一次責任者を市町村、次いで郡府県と定めた。また、後の旧らい予防法（および新らい予防法）にもみられる労働主義をとっており、働くことが可能な者は労役に従事させた。児童には職業を教え、窮民が職業についた場合は可能なかぎり償還させるようにした。法の適用には厳格な調査を行い、調査は警察官吏に依頼するものとしていた。[*18]

その後、明治三〇年（一八九七）第一〇回帝国議会に、進歩党、国民協会、自由党の議員たちによって恤救法案及び救貧税法案が、その一年後の明治三一年（一八九八）一二月から同三二年（一八九九）一二月までの第一三回帝国議会には、内務大臣板垣退助によって窮民救済法案が、さらに、明治三五年（一九〇二）第一六回帝国議会には、立憲政友党議員等によって救貧法案が提出された。[*19]

しかし、これらの法案はすべて、政府の政治的・財政的基礎の脆弱さ、あるいは、救貧・救済・公的扶助に関する思想的未熟さから、議会を通過するには至らなかった。すなわち、明治三〇年代初めまでの日本には、公的扶助・公的社会福祉制度は、恤救規則を除くと、ほとんど何も存在していなかったのである。[*36]

一方、明治三〇年（一八九七）には法律第三六号「伝染病予防法」が、明治三二年（一八九九）には法律第九三号「行旅病人及行旅死亡人取扱法」が、そして、明治三三年（一九〇〇）には法律第三八号「精神病者監護法」が公布されたが、これらは、対象が厳密に定められている特別救貧法ともいうべきものであり、[*30]明治四〇年（一九〇七）の法律第一一号「らい予防に関する件」に続いていくのである。

このような時代を背景に、明治三二年二月（一八九九）第一三回帝国議会衆議院で、武市庫太、根本正、持田直等の「癩病患者及乞食取締に関する質問」が行われたのである。この質問は、政府に向かって、ハンセン病を伝染する病と認めているか否かについて問うているのであるから、明治三〇年（一八九七）に開催された第一回国際らい会議（ベルリン）の勧告に触発されたことは確かであろう。

ただ、質問を行った根本正は医師ではなく、十余年におよぶアメリカ合衆国留学後、衆議院議員となり、明治三二年（一八九九）第一三回帝国議会の国民教育授業料全廃建議案・小学校教育費国庫補助法案、明治三二年（一八九九）第一四回帝国議会の未成年喫煙禁止法案、大正一一年（一九二二）の未成年飲酒禁止法案などの成立に尽力した人である。[*37] すなわち、次代の日本を担う青年の健康を守り、義務教育を普及させることによって、欧米諸国に見劣りしない一等国民・日本人を育成しようとしたであろう根本正にとって、第一回国際らい会議で、不治の伝染病患者とされたハンセン病患者の取り締りは看過することのできない重大な問題であり、それはまた、政府内務省にとっても同様であった。

明治三五年（一九〇二）第一六回帝国議会衆議院に、衆議院議員斎藤寿雄等が提出した、「癩病患者取締に関する建議案」作成には北里柴三郎が深くかかわったといわれている。その趣旨は、「らいは慢性に経過する伝染病であり、従って、その予防対策は、国家の事業（国策）として医療行政上の問題として扱うべきである」というものであり、そのハンセン病伝染説は当時の先進的な医学界の最大公約数をふまえたものであった。

この建議案の核心となっている論は、

「その親族血統の者と婚姻、縁組みをしないならば、この病はうつらぬものであると心得て居ったのです」

「然るにただ今より三〇年ほど以前ハンゼンという人が、この病に細菌があるということを見出したのであります。そうして、その細菌によって、この病は伝染するものである」

「全国の患者の数を見ますと、北海道から沖縄までを通算致しまして、三万三五九人の患者がございました。この患者の血統を有するもの、いわゆる親族は何程あるかと云うと、一〇〇万人の数が表に上がっております」

「もしこれが血統から出る病である、血族伝染と云うようなことでございますれば、捨て置きますが、さようでなく、コレラ、ペストと同じく、一種の細菌によって伝染するということが、各国の医学社会で確定した以上は、どうしてもこれを捨て置くことはできない」などである。

現代の視点に立ってこれらに目を通すと、「ハンセン病は遺伝病ではなく、伝染病であり、全国の患者数は三万三五九人で、（それらの患者の子弟をさす）血統家族は一〇〇万人である」と読み取れるように思われる。しかし、文中、「らいは遺伝しない」と明言はしていないから、これらの文意は、当時の人々に「伝染病であるらい患者は、日本全国に三万三五九人おり、（らい菌に伝染しやすい体質を持った）血統家族は一〇〇万人もいる」と、誤解されかねないものがあった。

らい菌に伝染しやすい体質遺伝を否定しなかったこの時代の医学的知見[*2・41]に従えば、これらの論述は、当然といえば当然であるが、「らい病の蔓延を防ぐは隔離法を厳行するに在り」と断言したことと併せて考察すると、後々、巷間で信じられた、ハンセン病は遺伝と伝染が重なって生じる恐ろしい病気という疾病観と、隔離を前提としたハンセン病対策の展開の双方に重大な影響を及ぼしたことが考えられる。

明治三六年（一九〇三）第一八回帝国議会衆議院における山根正次の、「慢性及急性伝染病予防に関する質問書」における、結核、ハンセン病、花柳病、トラホームの四種慢性伝染病に関する論点は、「……して見ると後来兵隊を採るには、どういう有様になるのでしょうか。肺病の者も採らなければならぬ。らい病の者も採らなければならぬ。花柳病を持っておる者も採らなければならぬ。トラホームに罹っている者も採らなければならぬ。擂木のような手から、あるいは目の見えない所の者が軍隊に出ねば軍が出来ぬというような有様に陥るであろうと思います。国を憂え、国を愛する所の者は、宜しくこの四伝染病に対して十分なる予防方法を講ぜなければならぬ。……此の慢性伝染病および急性伝染病が、国家を滅ぼす所の病気である」という、いわゆる「軍整備・強兵」の視点に立っている。

また、ハンセン病については、「これは恐ろしい伝染病である」「らい病というものが、日本には世界で一番多いのであります」「手が擂木のようになり、膿汁が流れておる所のらい病患者」「往来に乞食となって、危険なる病人が膿汁を流して、黴菌を含むところの痰唾を吐き、そうして人に食を乞うている」等と、すこぶる赤裸々に述べている。

山根正次もまた、斎藤寿雄と同じく、ハンセン病が遺伝病ではなく伝染病であることを主張しているものの、「その系統に属する者が九九万九三〇〇人であります」と続けて、一方で遺伝説を否定しながら、他方で肯定するというほどではないにしても、そう受けとられかねない曖昧な表現による論述をしている。

ここで山根が用いた「系統」という言葉は、斎藤寿雄の言う「血統を有するもの、いわゆる親族」の「血統」と同様、本来、「伝染病であるハンセン病患者と接触しているため、将来、ハンセン病を発病する可能性がある家族・一族の人々」という意味だったのではないかと考えられる。しかし、当時の人々は、伝染という概念を十分には理解しておらず、むしろ、血筋・家筋などの言葉に馴染んでいたから、血統、血筋、系統、家筋、遺伝、そして伝染病と、さまざまに言葉を互換させて、脳裏に刻んでいったと思われる。

このように、法律第一一号「らい予防に関する件」制定以前の明治帝国議会におけるハンセン病対策に関する議論は、明治三二年（一八九九）に根本正衆議院議員が初めて俎上に載せ、明治三五年（一九〇二）に斎藤寿雄衆議院議員が当時の医学会の先進的知見の最大公約数に基づいた建議案を提出し、翌明治三六年（一九〇三）に山根正次衆議院議員が、軍備拡充・強兵策の視点に立って、ハンセン病対策の立案を政府に迫るという図式で議論が進行していった。

明治三〇年代初めごろ、我が国のハンセン病対策を一貫して牽引した光田健輔は、養育院々長渋沢栄一および養育院幹事安達憲忠と面識を持ち、東京市養育院の回春病室の責任者として患者の臨床に携わり、明治三五年以後は、山根正次、磯部検三[*38]、山口県在京医師会などと「らい予防に関する法制化の調査」にかかわるようになっていった[*29]。

以下に、光田健輔の自伝的著書である『回春病室』中の、その当時を述べた文章を抜粋するが、これによると、政治家でもなく、内務官僚でもなく、また、洋行帰りでもなかった彼が、法律第一一号「らい予防に関する件」制定当初から、我が国のハンセン病対策に密接にかかわっていたことがわかるのである。

（私が）養育院勤務を銘ぜられたのは明治三一年（一八九八）三月のことである。養育院は東京市立で院長は渋沢栄一氏[註8]、私の勤務する医局は東大病院入沢博士の兼任、医員数名は大学から派遣せられているので私もその中の一人として養育院に勤務することになった。明治三〇年（一八九七）、ベルリンで開かれた第一回国際らい会議では、らいは伝染病であって皮膚粘膜がらい菌の巣窟である。その予防には病者を隔離するより方法はない、と結論せられているのであるが、日本ではまだ誰もらいを隔離することを考えていなかった。したがってその病菌は到るところにふりまかれ、恐るべき病毒ははばかりなく伝播して、考えてもぞっとするような開放状態であったのである。

私は安達（憲忠）[註9]養育院幹事に顕微鏡でらい菌を見せた。そしてこの菌によって伝染することを話したところ安達氏は驚いた。やはり遺伝と思っていたのである。……。そのとき渋沢院長も来ていたので、（らいの）伝染の話をすると院長も初めてらいが伝染病であることを知って驚かれた。……。

このようにはっきりとした事実に基いて、この養育院でもらいの隔離をしなければならないことを話したので、私の意見は用いられる事になった。それでとりあえず一二坪の伝染病室にらいのものだけを隔離したのであるが、隔離病室であるから誰か責任を持たねばならない。それで私が責任者となり、その病室を、回春病室と名を付けた。

養育院に入ってくるらいの患者は多く地方から流れ込んで東京で乞食をしていたものである。市中を徘徊していて行き倒れになると交番所へ連れて行かれ、冬でも裸にせられ石炭酸水を頭から浴びせて消毒せられていたのである。たいていのものは、かいせんやしらみを持って来るのでその処置や治療も容易なことではなかった。……。

私は慈善事業家としてのこの渋沢（栄一）氏に対してはとくに敬服私淑したのである。養育院でらいを隔離したのは、明治三二年（一八九九）である。それまでにもらい患者だけを収容するところが二、三ヶ所作られてはいたけれど、それはすべて外国の宗教家の手によったもので、隔離とか病院というより、むしろ肉親さえも養わないで棄てたものを救うという慈善的施設であった。私は義憤を感じた。この恥ずべき病者を多く持っていることは文明国の恥である。さらにそれを該当にさらして何の方法もとらないというのは何という情けないことだろう。……。

これは単なる一介の医者としては手の及ぶところでない。社会問題である。この病気から国民を守るためには政治の力によらなければならないであろう、私はそう考えると……。

明治三五年（一九〇二）、斎藤寿雄という代議士が「らい予防に関する建議案」を国会に提出し、その翌年には山口県（私の故郷）出身の在京医師会がらい予防に関する法制化の運動を決議して、まず山根正次さんと私（および磯部検三[*38]）に研究調査を嘱託せられ、山根正次衆議院議員が代表者として明治三六年（一九〇三）以後、毎年衆議院にらいに関する質問と建議をくりかえした。

すなわち明治三五年（一九〇二）ころから、ハンセン病の救済はようやく政治の問題として社会にとりあげられるようになっていったのである……。

一方、明治三〇年（一八九七）から同三六年（一九〇三）ころまでには、我が国においても、第一回国際らい会議のハンセン病伝染説に触発された医学的知見が積み上げられており、『らい文献目録 医学編[*40]』などによると、すでに、以下のような論文が発表されている（発表年順）。巷間にはいまだ天刑、血筋、家筋の概念がはびこり、ハンセン病に罹患しやすい体質遺伝[*2・41]が言われてはいたものの、これらの論文に目を通すと、明治医学界が、ハンセン病は、らい菌伝染によって人から人にうつる伝染病であることを明断に受け止めていたことが理解される。

1 尼子四郎『癩の原因に就て』芸備医事、明治三〇年（一八九七）。
2 川原汎「更紗染中毒皮相を呈したる多発性神経炎癩の一例」『好生館医事研究雑誌』第三巻第四号、明治三〇年（一八九七）。
3 川原汎「両側顔面神経麻痺（神経癩）の一例」『医事新聞』第五〇二号、明治三〇年（一八九七）。
4 細谷権吉、沢田玄弘「神経癩患者の一実験」『東北医学会報』第七号、明治三〇年（一八九七）。
5 田代義徳「癩に関する二、三の事項」『医事新聞』第四九二号、明治三〇年（一八九七）。
6 中原貞衛（東大外科）「レプラ患者」『中外医事新報』第四一七・四一九・四二三号、明治三〇年（一八九七）。
7 美甘光太郎「癩性虹彩炎」『日本眼科学会雑誌』第一号、明治三〇年（一八九七）。

8 土肥慶蔵（東大皮膚科）「癩の病理組織に関する追加説」『東京医学会雑誌』第一二巻第一七号、明治三一年（一八九八）。

9 小川剣三郎「癩菌を有する角膜肉芽種」『日本眼科学会雑誌』第三巻第二号、明治三二年（一八九九）。

10 柴山五郎作「癩患者より培養せる実布垤里様菌」『細菌学雑誌』第四八号、明治三二年（一八九九）。

11 田代義徳「癩感染の一例」『医事新聞』第五三八号、明治三二年（一八九九）。

12 田代義徳「癩の動物接種試験」『医事新聞』第五四一号、明治三二年（一八九九）。

13 田代義徳「癩における水揚酸浴の特効」『医事新聞』第五三六号、明治三二年（一八九九）。

14 仁志川浦吉「レプラの療法について」『京都医学雑誌』第一三三号、明治三二年（一八九九）。

15 広田京右衛門「癩に基因する角膜実質炎の一例」『日本眼科学会雑誌』第三巻第一号、明治三二年（一八九九）。

16 光田健輔（養育院）「癩性淋巴腺炎に就て」『東京医学会雑誌』第一三巻、明治三二年（一八九九）。

17 N. Murata「Leprosy in Japan」『成医会雑誌』第一八巻第一二号、明治三二年（一八九九）。

18 村田昇清・紀野好為（伝染病研究所）「癩組織より獲りたる一種の桿菌」『細菌学雑誌』第四八巻、明治三二年（一八九九）。

19 村田昇清「癩について」『細菌学雑誌』第四二号、明治三二年（一八九九）。

20 山浦房次郎「癩に就て」『軍医学会雑誌』第一〇七号、明治三二年（一八九九）。

21 石田安「癩性網膜脉絡膜炎の実験」『杏林の栞』第一二巻第二号、明治三三年（一九〇〇）。

22 鈴木三作「癩に発する白斑に就て」『成医会雑誌』第二一六号、明治三三年（一九〇〇）。

23 田中常一「癩菌並びに癩病の療法について」『岡山医学会雑誌』第一二一号、明治三三年（一九〇〇）。

24 藤浪鑒「癩に於ける筋組織の組織的変化及び筋核の増殖及び其伝染に就て」『中外医事新報』第四九四号、明治三三年（一九〇〇）。

25 光田健輔、菅井竹吉（養育院）「癩病の末梢神経及び血管に於る病変に就て」『東京医学会雑誌』第一四巻第一五号、明治三三年（一九〇〇）。

26 伊藤端良「一ケ年半に於けるレプラの統計」『好生館医事研究会雑誌』第八巻第二号、明治三四年（一九〇一）。

27 菅井竹吉、大橋規太郎「癩患者の種痘々痕部組織的所見」『大坂医学会雑誌』第一巻第一号、明治三四年（一九〇一）。

28 高洲謙一郎「癩患者の血液検査」『皮膚科泌尿器科雑誌』第一巻第三・四・五号、明治三四年（一九〇一）。

29 土肥慶蔵「日本の癩について」『皮膚科泌尿器科雑誌』第一巻第一・二号、明治三四年（一九〇一）。

30 土肥慶蔵「癩の療法」『中外医事新報』第五一一号、明治三四年（一九〇一）。

31 丸茂文良「神経癩の一例」『済世学会医事新報』第一〇〇号、明治三四年（一九〇一）。

32 飯田氏丸「角膜実質炎と癩遺伝的関係」『日本眼科学会雑誌』第六巻第一号、明治三五年（一九〇二）。

33 伊藤端良「癩の急性発作に就て」『好生館医事研究雑誌』第九巻第一号、明治三五年（一九〇二）。

34 菅井竹吉（外島保養院）「癩に関する動物の感受性研究（第一回報告）」『東京医学会雑誌』第一六巻第一八号、明治三五年（一九〇二）。

35 菅井竹吉（外島保養院）「癩に対する動物の感受性（第二回報告）」『東京医学会雑誌』第一六巻第二五号、明治三五年（一九〇二）。

36 光田健輔（全生病院）「上州草津及び甲州身延に於ける癩患者の現況」『中外医事新報』第五四〇号、明治三五年（一九〇二）。

37 長田良策「癩性角膜潰瘍にサリチール酸の応用」『治療新報』第一巻第七号、明治三五年（一九〇二）。

38 ハンナ・リデル「ミス・リデルの演説『癩病者の救護』」愛生図書館蔵、明治三五年（一九〇二）。

39 松本繁正「癩の血液所見」『陸軍軍医団雑誌』第一三一号、明治三五年（一九〇二）。

40 光田健輔「再び癩菌と結核の混合伝染を有する淋巴腺について」『中外維持新報』第五三二号、明治三五年（一九〇二）。

41 光田健輔（養育院）「『ヅダンドライ』による癩菌及び癩組織の着色に就て」『東京医事新誌』第一二四六号、明治三五年（一九〇二）。

42　光田健輔（養育院）「結節癩皮膚の顕微鏡的所見」『東京医学会雑誌』第一六巻第八号、明治三五年（一九〇二）。
43　池田廉一郎、島村俊一「癩性橈骨神経麻痺の一例」『神経学雑誌』第二巻第二号、明治三六年（一九〇三）。
44　小池作三「癩性鼻炎に就て」『陸軍々医学会雑誌』第一三六号、明治三六年（一九〇三）。
45　小川政修「結核菌の染色法に就て　附　癩菌及び菌鞭毛の染色法」『東京医学会雑誌』第一七巻第二二号、明治三六年（一九〇三）。
46　木下藤一（東大皮膚科）「吉原病院に於ける癩患者統計」『東京医事新誌』第一三〇四号、明治三六年（一九〇三）。
47　栗田章司（東大皮膚科）「東京帝国大学医科大学皮膚科教室外来患者統計」『皮膚科泌尿器科雑誌』第三巻第六号、明治三六年（一九〇三）。
48　櫻根孝之進「皮膚癩の病理組織追加」『皮膚科泌尿器科雑誌』第三巻第一・二号、明治三六年（一九〇三）。
49　櫻根孝之進「癩病の療法」『皮膚科泌尿器科雑誌』第三巻第五号、明治三六年（一九〇三）。
50　塩田広重（京大外科）「神経癩の末梢神経中に於ける結核様変化の梗概」『中外医事新報』第七五号、明治三六年（一九〇三）：『Mit. a. d. Grenzgeb. d. Med. u. Chir. Jena. Vol. 19』明治三六年（一九〇三）。
51　菅井竹吉（外島保養院）「癩に対する動物の感受性研究（第三回報告）」『東京医学会雑誌』第一七巻第二三号、明治三六年（一九〇三）。
52　菅井竹吉（外島保養院）「癩病殊に諸結節に来る化膿性疾患」『皮膚科泌尿器科雑誌』第三巻第一～三号、明治三六年（一九〇三）。
53　本田半禰「癩病治療法の小実験について」『福井県医学会雑誌』第五二・五三号、明治三六年（一九〇三）。
54　光田健輔（養育院）「癩癌に就て」『防長医事』第二六・二七、明治三六年（一九〇三）。
55　光田健輔（養育院）「癩病の血管殊に静脉の変化及其臨床的意義について」『皮膚科泌尿器科雑誌』第三巻第六号、明治三六年（一九〇三）。

56 光田健輔（養育院）「癩病患者の血液に就て」『医学中央雑誌』第一巻第一〇号、明治三六年（一九〇三）。
57 村上安蔵「眼細菌学現時程度の梗概」『東京医学会雑誌』第一七巻第一四号、明治三六年（一九〇三）。
58 山田弘倫（東大皮膚科）「全国壮丁に於ける癩病の蔓延」『皮膚科泌尿器科雑誌』第三巻第五号、明治三六年（一九〇三）。
59 山田弘倫、遠山郁三、栗田章司（東大皮膚科）「癩菌動物移植試験　附 標本説明」『皮膚科泌尿器科雑誌』第三巻第六号、明治三六年（一九〇三）。
60 山田弘倫、岩崎公平「癩病患者の鼻分泌物に就き細菌学的研究並に皮膚癩的変化の部位調査」『皮膚科泌尿器科雑誌』第三巻第五号、明治三六年（一九〇三）。

おわりに――明治三二年（一八九九）から明治三六年（一九〇三）まで

法律第一一号「らい予防に関する件」制定以前の明治帝国議会におけるハンセン病対策に関する議論は、明治三二年（一八九九）に、第一回国際らい会議で公認された「ハンセン病伝染説」に触発された（であろう）根本正等が初めて俎上に載せ、明治三五年（一九〇二）に斎藤寿雄が当時の医学会の先進的知見の最大公約数に基づいた建議案を提出し、翌明治三六年（一九〇三）に山根正次が、軍備拡充・強兵策の視点に立って、ハンセン病対策の立案を政府に迫るという図式で進んだ。これらは、当時の我が国の内政・不平等条約改正を目論んだ外交、日清戦争・日露戦争を挟んだ軍政整備などと密接に関連していた。

ともかく、帝国議会という公論の場で、ハンセン病を伝染病であると定義した上で、「実に恐るべき嫌うべき病」

「恐るべき伝染病」
「文明国では伝染を恐れてらい取り締り法を設けている」
「コレラ、ペストの如く、細菌が人より人の身体に侵入し、発育し、そして、発病する」
「ドイツは、コレラ、ペストと同じく六種伝染病の中に加えて取り締りをしている」
「今日では、らい患者を捨てておく国はございません」
「外国人が日本へ参って一番恐れますのが、らい患者が路傍にゴロゴロして居ること」
「天刑病、カッタイ、ナリンボウ、いろいろな名の下に蔓延しつつある」
「日本は世界で一番、らいが多い国」
「手が擂木のようになり、膿汁が流れているらい患者」
「危険な病人が膿汁を流して、黴菌を含む痰唾を吐き、そして人に物を乞うている有様」
「らい患者を汽車に乗せて、実に危険ではないか」
「非常にこの病気が蔓延しつつある」

などの表現を用いて議論が行われた結果、患者は、それまでにも増して世間に身の置き所のない立場に追い込まれていった。また、患者家族も、「血統家族」と称された結果、「遺伝もし、伝染もする、恐ろしい病気の予備軍」としての刻印を押され、重大な打撃を受けた。

後世、ハンセン病予防事業には二つの側面があるとして、「一つはらい伝染病と確定したらいの公衆衛生に対する伝染の予防事業たること、一つはらい患者その人の保護救済ということである」[*42]と定義し、救済という一面が強調されたりもしているが、明治帝国議会のハンセン病対策に関する論説は、それとは一線を画するものであった。

しかし、明治三〇年代初めまでの我が国には、公的扶助・公的社会福祉制度は、恤救規則を除くと、ほとんど何も存在していなかったから、街々を徘徊しているハンセン病患者は、当時設立されていたハンセン病救済のための私立の施設に収容された少数の例外を除くと、行き場のない困窮した生活を続けざるをえなかったことも事実であった。
日清戦争終結後、不平等条約改正の気運の高まるなか、政府内務省は、（当時）不治の病であったハンセン病に対して何らかの対策を講じる必要があったが、第一回らい実数調査による患者数三万三五九人をどのように処すべきかについて具体的な方針を見い出せず、いまだ手探りの状態にあった。

［註］

註1　根本正（嘉永四年・一八五一～昭和八年・一九三三）。アメリカ合衆国へ留学した経験から英語に堪能であった。衆議院議員として、不成立に終わった明治三五年（一九〇二）の救貧法案に関与し、また、未成年の禁酒法、禁煙法の成立、ヘボン式ローマ字、義務教育の普及などに尽力した。

註2　武市庫太（文久三年・一八六三生まれ）。衆議院議員として、後に山根正次、島田三郎等とともに、明治三九年（一九〇六）のらい予防法案委員会の委員を務めた。正岡子規の友人でもあった。

註3　内地雑居（ないちざっきょ）
内地開放ともいう。外国人居留地に住む外国人の居住、旅行、外出の制限を撤廃し、日本国内における居住、旅行、営業を自由にすることをいう。江戸幕府による安政の五ヶ国条約では、外国人は海港場、開放市場に設けられた外国人居留地における居住、及び、十里四方の外出以外、幕府の許可のない日本国内の移動は禁じられていた。
この方針は維新以後も続いたが、お雇い外国人による公務外出が頻回に行われるようになると、徐々に形骸化していった。しかし、不平等条約に基づく治外法権、領事裁判権の存在がある以上、日本人とのトラブル防止のためには、外国人を一定の地域に隔離すべきであるという意見もあり、帝国議会をはじめとして、多方面で議論が重ねられた。
明治二七年（一八九四）、日清戦争開戦の直前に、領事裁判権と治外法権の撤廃と引き換えに内地雑居を認める日英通商条約が締結され、明治三二年（一八九九）に同条約が発効すると、速やかに外国人居留地の廃止と内地雑居が実行されていった。

註4　斎藤寿雄（嘉永元年・一八四八～昭和一三年・一九三八）。衆議院議員、群馬県医師会長等を歴任した。

註5　速記録に記されている、らい患者隔離を行ったノルウェーの患者数減少を示した表、ドイツらい病予防法案、明治三三年一一月

の我が国内務省第一回らい実数調査等の資料は省略する。

註6　長谷川泰（天保一四年・一八四三～大正三年・一九一四）。長崎医学校を経て、明治九年（一八七六）東京医科大学の前身である済世学舎を開設した（済世学舎は明治三五年・一九〇二に廃止されたが、明治三七年・一九〇四に山根正次・磯部検三によって私立日本医学校として再開された）。その後、文部省（学校衛生業務）、東京府（衛生課長）、東京検疫局幹事、中央衛生委員、司法省、警視庁などを経て、内務省衛生局長（明治三一年・一八九八～同三五年・一九〇二）を務めた。

註7　野田忠廣　内務省技師。『種痘及牛痘苗に就て』（一八九八年、大日本私立衛生会）、『赤痢病ノ予防ニ就テ』（一八九八年、石川県警察部）、『催眠術及ズッゲスチオン論集』（国家医学会編、一九〇四年、南江堂）、『保健調査新事業』（一九一六年、万朝報）などの著書があり、足尾銅山鉱毒事件調査委員なども務めた。後に、法律第一一号「らい予防に関する件」の法案作成に深くかかわった。

註8　渋沢栄一（天保一一年・一八四〇～昭和六年・一九三一）。実業家。日本資本主義の父といわれる。徳川慶喜に仕えた幕臣だったが、明治以降、実業家として数多くの企業を設立した。また、社会活動も行い、東京市養育院々長を務め、東京慈恵会、日本赤十字社、らい予防協会等を設立した。

註9　安達憲忠（安政四年・一八五七～昭和五年・一九三〇）。渋沢栄一の下、東京市養育院幹事として院務を管理し、回春病室の設立、孤児・窮児救済などに尽力した。[*39]

［引用文献］

＊1　柳橋寅男編「国際らい会議」『第一回国際らい会議』五頁、国立療養所長島愛生園らい文献目録編集委員会（一九五七）。
＊2　福西征子「明治維新以後・法律第一一号『らい予防に関する件』制定まで　その（一）血筋・家筋と遺伝と伝染」『セミナー医療と社会』第三二号、三頁（二〇〇七）。
＊3　オカノ・ユキオ「第一回国際らい会議の我が国への影響（一）」『愛生』一五（四）、五一頁（一九六一）。
＊4　根本正「癩病患者及乞食取締に関する質問」『第一三回帝国議会衆議院議事速記録』第四〇号（一八九九）。
＊5　大霞会「第七章衛生行政　第三節予防衛生　三癩　一、明治時代の癩」『内務省史』第三巻、二九五頁、財団法人地方財務協会（一九七一）。

＊6　斎藤寿雄「癩病患者取締に関する建議案」『第一六回帝国議会衆議院議事速記録』第二五号（一九〇二）。
＊7　山根正次「慢性及急性伝染病予防に関する質問書」『第一八回帝国議会衆議院議事速記録』第五号（一九〇三）。
＊8　山根正次「伝染病予防法中改正法律案」『第二一回帝国議会衆議院議事速記録』第一六・一九号（一九〇五）。
＊9　山根正次「癩予防法案」『第二二回帝国議会衆議院議事速記録』第二一・二二号（一九〇六）。
＊10　中條資俊伝刊行委員会編「年表」『中條資俊伝』北の街社（一九八三）。
＊11　升味準之輔『日本政治史一　幕末維新・明治国家の成立』東京大学出版会（一九八八）。
＊12　山本義彦編著『近代日本経済史──国家と経済』ミネルヴァ書房（一九九二）。
＊13　桧山幸夫編著『近代日本の形成と日清戦争──戦争の社会史』雄山閣（二〇〇一）。
＊14　日本社会事業大学救貧制度研究会編『日本の救貧制度』勁草書房（一九六〇）。
＊15　右田紀久恵、高澤武司、古川孝順編「Ⅲ戦前日本の社会事業」『社会福祉の歴史』有斐閣選書（二〇〇一）。
＊16　星野貞一郎「第七章日本の社会福祉の歴史　第二節近代社会と福祉」『社会福祉原論（新版）』有斐閣（二〇〇二）。
＊17　窪田静太郎「貧民救済制度意見」『窪田静太郎全集』日本社会事業大学（一九八〇）。
＊18　日本社会事業大学救貧制度研究会編「第二編明治維新における救貧制度　第三章原始蓄積期の救貧制度　第四節救貧思想　第五節窮民救助法案」『日本の救貧制度』勁草書房（一九六〇）。
＊19　日本社会事業大学救貧制度研究会編「第三編産業資本確立期の救貧体制　第一章三つの救貧法案」『日本の救貧制度』勁草書房（一九六〇）。
＊20　日本社会事業大学救貧制度研究会編「第二編明治維新における救貧制度　第二章明治初年の救貧制度　第三節脱籍無産者取締・行旅病死者救済制度」『日本の救貧制度』勁草書房（一九六〇）。
＊21　山本義彦編著「Ⅰ戦前　第1章確立期日本資本主義の構造　三、日清日露期の軍拡財政　日清戦争と戦後経営」『近代日本経済史──国家と経済』ミネルヴァ書房（一九九二）。
＊22　安藤良雄編「三、一八九一～一九〇〇　日清戦争と戦後経営」『近代日本経済史要覧（第二版）』東京大学出版会（二〇〇四）。
＊23　歴史学研究会編「第三章植民地帝国への変身と政党勢力の成長　第二節日清戦後の政治と社会」『日本史史料（四）近代』岩波書店（一九九九）。

＊24　新保博「第Ⅱ部工業化の始動と展開一八九一～一九一三　一、パックス・ブリタニカへの参入　三、パックス・ブリタニカの中の日本」『近代日本経済史』創文社（二〇〇〇）。

＊25　桧山幸夫編著「第一章日清戦争総論　第一節日清戦争の歴史的位置　一、東アジア近代史のなかの日清戦争」『近代日本の形成と日清戦争――戦争の社会史』雄山閣（二〇〇一）。

＊26　山本俊一「一発生の起源と患者の救済　三、明治時代」『日本らい史』東京大学出版会（一九九三）。

＊27　山本俊一「二対策と法制定　一、法制定への道程　外国人の批判」『日本らい史』東京大学出版会（一九九三）。

＊28　大霞会「第七章衛生行政　第三節予防衛生　三癩　一、明治時代の癩」『内務省史』第三巻、一九七頁、財団法人地方財務協会（一九七一）。

＊29　光田健輔「宗教的救済」『回春病室』一七頁、朝日新聞社（一九五〇）。

＊30　日本社会事業大学救貧制度研究会編「第三編産業資本確立期の救貧体制　第二章特別救貧法の成立」『日本の救貧制度』勁草書房（一九六〇）。

＊31　新保博「第Ⅱ部工業化の始動と展開一八九一～一九一三　三、工業化を支えたもの　二、貿易収支と輸出入の地域別後世」『近代日本経済史』創文社（二〇〇〇）。

＊32　桧山幸夫編著「第一章日清戦争総論　第一節日清戦争の歴史的位置　東アジア近代史のなかの日清戦争」『近代日本の形成と日清戦争――戦争の社会史』雄山閣（二〇〇一）。

＊33　桧山幸夫編著「第一章日清戦争総論　第一節日清戦争の歴史的位置　日本近代史のなかの日清戦争」『近代日本の形成と日清戦争――戦争の社会史』雄山閣（二〇〇一）。

＊34　山本義彦編著「Ⅰ戦前　第一章確立期日本資本主義の構造　五、労働・農業・植民地の編成　植民地と海外利権」『近代日本経済史――国家と経済』ミネルヴァ書房（一九九二）。

＊35　歴史学研究会編「第三章植民地帝国への変身と政党勢力の成長　第一節日清戦争と北清事変　二、三国干渉と日清戦後経営」『日本史史料（四）近代』岩波書店（一九九九）。

＊36　日本社会事業大学救貧制度研究会編「第二編明治維新における救貧制度　第三章原始蓄積期の救貧制度　第一節恤救規則」『日本の救貧制度』勁草書房（一九六〇）。

＊37　根本正顕彰会調査研究委員会『根本正の生涯』梶山印刷（二〇〇一）。
＊38　オカノ・ユキオ「第一回国際らい会議のわが国への影響（二）」『愛生』一五（五）、一一頁（一九六一）。
＊39　光田健輔編『黎明期に於ける東京都社会事業と安達憲忠翁』大空社（一九八七）。
＊40　厚生省監修『らい文献目録　医学編』長島愛生園らい文献目録編集委員会（一九五七）。
＊41　土肥慶蔵「日本の癩について」『皮膚泌尿器科雑誌』第一巻、一一頁（一九〇一）。
＊42　窪田静太郎「らい予防制度創設の当時を回顧す」『窪田静太郎全集』三〇五頁、日本社会事業大学（一九八〇）。
＊43　窪田静太郎「故渋沢子爵と東京市養育院竝楽翁公」『窪田静太郎全集』五一三頁、日本社会事業大学（一九八〇）。
＊44　内務大臣より答弁書『第一三回帝国議会衆議院議事速記録』第四六号（一八九九）。
＊45　内務大臣より答弁書『第一八回帝国議会衆議院議事速記録』第九号（一九〇三）。

第IX章

明治維新以後・法律第一一号「らい予防に関する件」制定まで

その三　第二一回・第二二回・第二三回帝国議会

隔離の始まりとその療養生活のイメージ

はじめに

日清戦争の終結（明治二八年・一八九五）によって下関条約が締結されたが、露独仏による激しい干渉（三国干渉）を受けた明治政府は、遼東半島の還付を余儀なくされた。しかし、その後、対外的には、明治二九年（一八九六）に、ロシア、フランス、スエーデンなどと通商航海条約を締結し、国内的には、近衛および第一二師団設置（明治二九年・一八九六）、元帥府設立、軍保護法・要塞地帯法公布、陸・海軍省官制改正（明治三一年・一八九八）など、次々に軍制を整備していった。明治維新からわずか三〇年足らずのことである。*1〜7

明治帝国議会で、ハンセン病問題を初めて取り上げたのは、第一三回帝国議会*8（明治三二年・一八九九）であり、その三年後の第一六回帝国議会（明治三五年・一九〇二）に、斎藤寿雄等によって「癩病患者取締に関する建議案」*9が提出された。これらは、ハンセン病対策を講じないまま患者を放置している我が国が、諸外国からどのような目で見られているかという外交問題に論点がおかれていた。

第一八回帝国議会（明治三六年・一九〇四）、第二一回帝国議会（明治三八年・一九〇五）では、山根正次等が、国民の健康改善や殖産興業、富国強兵などの内政問題を中心に論を展開し、それぞれ「慢性及急性伝染病予防に関する質問書」*10「伝染病予防法中改正法律案」*11〜13を提出した。また、第二二帝国議会（明治三九年・一九〇六）では、内務省技師野田忠廣起草の「癩予防法案」*14・15が提出された。

一方、明治三三年（一九〇〇）に行われた第一回らい実数調査では、我が国のハンセン病患者総数は三万三五九人とされたが、明治三九年（一九〇六）の第二回らい実数調査では、第一回調査より七千人少ない、二万三八一五人と修正された。

本稿では、第二一回、第二二回帝国議会、および、法律第一一号「らい予防に関する件」が制定された第二三回帝国議会における、ハンセン病患者の隔離収容施設としての療養所とその療養生活に関する議論・質疑に目を通し、それらがどのようにイメージされ、また、その後のハンセン病対策にどのような影響を与えていったかについて考察してみたい。

第一節　伝染病予防法中改正法律案——第二一回帝国議会（明治三八年・一九〇五）

山根正次等によって伝染病予防法中改正法律案が第二一回帝国議会に提出されたのは、（明治三七年二月に宣戦布告された）日露戦争たけなわの明治三八年（一九〇五）二月一四日であった。この時期は、二〇三高地占領（明治三七年一二月）、旅順開城（明治三八年一月）の直後で、奉天占領（三月）、日本海々戦（五月）、樺太占有（七月）、そして、八月のポーツマス条約締結を目前にしており、二〇三高地戦闘による莫大な戦死者数に象徴される戦争の余波は我が国の隅々まで及んでいた。

このように日露戦争の気運が高揚しているなか、急性伝染病を対象にした法律第三六号・伝染病予防法（明治三〇年公布）に、慢性伝染病であるハンセン病を加えようとした伝染病予防法中改正法律案は、明治三八年（一九〇五）二月一五日、一六日、一七日の三日間にわたって山根正次を中心に第二一回帝国議会で質疑が行われたものの、二月二一日の衆議院本会議および二月二四日の貴族院の双方で否決されてしまうのである。[*16~20]

まず、第二一回伝染病予防法中改正法律案委員会（二月一六日）における山根正次の演説要旨を以下に記す。

伝染病というものは、その予防方法が周到ならぬ時においては……教育、兵力、一般生産事業など、総て国家を組織する渾てに非常に打撃を与えるものであります。……。

（我が国に）らい病が多数あると云うことが、国民の体力に障害を致していることを大いに考えねばならぬのであります。兵力の伸張を害しつつあるけれども……陸軍大臣は、未だかって、らい病を予防すべきことを一言も吐かれたことを聴かぬのであります。本病の蔓延によって、国民がいかに多大の生産力と云うものを失っているか、いかに莫大な治療費を消耗しつつあるかは、推定するに実に余りあることであります。……。

過日、すなわち一三日に砲兵工廠へ参ってみました。砲兵工廠に行って見ると……数万の職工が彼の弾薬を拵えているのであります。私は行って見て、この健康なる職工があるが故にこの弾薬ができる。この弾薬ができるが故に戦争が出来ると信ずるのであります。……然れども一朝国に伝染病が這入りまして、この工場の職工を侵すことがあったら、いかがでございましょう。……これが私がこの法案を提出する所以であります。……。（我が国に）らい病が多いことは世界に冠たるものであります。軍艦が多いとか、軍隊が強いとか、金持ちが多いとかいうことならば誇るに足りますけれども、らい病統計が世界に冠たるということは、帝国の臣民として実に恥じねばなりませぬ……。

このように、山根は、ハンセン病の蔓延が、国民の健康と殖産工業に重大な負の影響を及ぼしていることを強調し、ハンセン病を伝染病予防法中に追加するよう求めたが、先にも述べた二月二一日の衆議院本会議は、以下に記す衆議院伝染病予防法中改正法律案委員会の見解を以て否決するのである。

（伝染病予防法中改正法律案は）その中に異なった三つの案が含まれております。（すなわちその）第一は（伝染病予防法が対象とする）伝染病の種類にらい病を加えること、第二は（ペストなどの急性伝染病を媒介する）鼠族（ネズミ）の買い上げは、府県費でこれを支弁すること、第三は伝染病の葬式は火葬の一に制限すること、の三案でございます。

まず、第一の案については、委員会は、らい病のような慢性伝染病は、別に予防法および取り締りの法を定めるのが適当であろうと考えており、主に急性伝染病を対象とする現行伝染病予防法の中に入れることは、その道を得ぬと云う理由で否決致しました。

第二の、鼠族（ネズミ）の買い上げについては、これを法律で規定することも必要ではあるが、これまで行ってきたように市町村費をもって行い、これに補助することで十分であるという理由で、提案者の案を修正し、市町村費をもって支弁する事項の中に挿入いたしました。

第三の火葬の関係、即ち、火葬の一に定めると云うことは、現行法においても火葬が正法であり、特別の場合において、警察官の認可を得て埋葬することが出来ると云う法律でございますから、これはとくに（今）定める必要がない。即ち、場合によって火葬か埋葬かを選べるという意味では、現行の法が適当であると云うので、提出案を否決致しました……。


その後、この法案は、二月二四日の貴族院においても否決されることになる。

しかし、成立こそしなかったが、この改正法案の第一案件であるハンセン病対策に関する議論は、以後、内務省、医学界、世論を巻き込んで、次第に、具体的、かつ、実行可能なハンセン病予防法案作成を急がせることになった。とくに、二月一六日の第二回委員会に政府委員として出席していた内務省衛生局長窪田静太郎の発言は、以後のハンセン病対策の動きを予言していて注目に値するものがある。すなわち、

これ（らい）の予防方法というものにつきましては、苦心しまして調査をしております。しかし、何分にもこの病気は慢性の病気であるために、殆ど不治というように世間に信じられており、またもう一つは、この病者およびその家族親族の名誉に大変な関係を及ぼすということがあります。また、これを処置するについては、不治とも信じられる位、経過が長いも

のでございますから、その処置に要する費用は、もし完全に致そうということを望みますと、多額な費用になります。これらの点から、何分完全なる予防方法を一朝にして立てるということは、ほとんど望み難いものがあります。しかしながら、少なくとも、差し向きの予防方法というものだけでもつけたいと思いまして、調査を進めており、略々腹案も定めております。

御承知のごとく、らい患者は、非常な富豪から、極めて下層の乞食に至るまで各種の階級にございますが、この中で先ず乞食、しからざるも貧民と言うところの患者が最も一般社会に広く触接しております。従って病毒を散漫する機会も多かろうと信じますので、先ずこれだけに就きましてでも、一つ、ある程度の予防方法をつけたいと思っております。……。

という意見を述べる一方、

この問題が本会に山根さんから御提出になったということをもっても、（らいについて）世間の注意を喚起する効力はすでにあったと思いますが、またその他種々の方法を以て、らい病の恐るべきことを示すと云うことは、しなければならぬと思います。けれども（現行伝染病予防法の）法規に加えると云うことは（適当でなく）、面白くあるまいと云う見込みで、他に特別の法律案を調査（検討）し、なるべく速やかに調査を完結して、実行の運びに至るように致したいと云う希望をもっておるのであります。

と、伝染病予防法中改正法律案に反対の意向を示しつつ、「近い将来」、これとは別に、ハンセン病に関する予防法案を作成することに意欲を示している。

ただ、内務省調査による三万人強のハンセン病患者すべてを対象とすることは、伝染病予防法にこれを入れるも入れないも、あるいは、別に法案を作成するにしても、当面の政府の財政事情では、まったく見通しの立たない難問であった。

伝染病予防法中改正法律案

伝染病予防法を左の通り改正す

第一條第一項中「及ペスト」を「ペスト及癩」に改む

同條第二項中「八」を「九」に改む

第一條を第一條の一とし、次に左の一條を加う

第一條の二　らいに対する予防撲滅の方法及特定事項に関する規定はこの法律に基づき主務大臣これを定む

第五條第一項中「伝染病患者ありたる家」の下に「その他伝染病毒に汚染しもしくは汚染の疑いある家」を加え同條第二項を削る

第七條第二項を削る

第八條　当該吏員に於いて必要と認めるときは、一定の日時間伝染病患者ありたる家その他伝染病毒に汚染の疑いある家の交通を遮断しまたは病毒に感染の疑いある者を隔離所その他適当の場所に隔離する事を得

第一一條　削除

第一二條　伝染病患者の死体は火葬すべし

第一三條中「死体をすでに埋葬しもしくは埋葬」を「伝染病患者に非ざる死体をすでに埋葬しもしくは火葬、埋葬」に改む

第一四條中「または管理人」を「管理人または代理者」に改む

第一七條を第一七條の一とし次に左の一條を加う

第一七條の二　第一九條第七または第八により市街地の全部または一部に対し家用水使用を停止したる場合においては市町村は地方長官の指示に従いその停止期間家用水の供給を為すべし

第一八條第三項中「その地」を「付近の」に改め「収容治療せし」の下に「メ及び病毒感染の疑いある者を付近の市町村立の隔離所に入らし」を加う

同條第三項の次に、左の一項を加う

船舶汽車の検疫を施行せざる場合において船舶汽車中に伝染病患者もしくは病毒感染の疑いある者ありたる時は前二項の規程を準用す　在監人出獄するに際し伝染病に罹りたる者もしくは病毒感染の疑いある者ありたる時は亦同じ

第一九條第一号を左の如く改む

一　健康診断又は死体検案を行うこと

同條第二号中「または」を「もしくは」に改め「遮断」の下に「しまたは人民を隔離」を加う

同條第八号の次に左の一号を加う

九　ペスト予防に対しては鼠族の駆除及び之に関する施設を為さしむること

第一九條を第一九條の一とし左の一條を加う

第一九條の二　伝染病毒に汚染したる建物に対して消毒方法の施行を不適当と認めるときは地方長官は関係市町村の意見を聴き内務大臣の認可を得てその建物に対して別段の処分を行い且つその処分のため必要なる土地を使用することを得　前項の場合においては損害を受けたる建物の所有者に手当金を交付すべし

手当金の交付並びに手当金の決定に監視必要なる時効は命令を以てこれを定む

第二一條第一項第六号中「第八條」の上に「第七條に依れる隔離、」を、「交通遮断」の下に「隔離」を加う

同條第一項第七号の次に、左の二号を加う

八　第一七條の二によれる水の供給に関する諸費

九　第一九條の二により交付すべき手当金

第二二條第一項中第一号ないし第三号を左（下）のごとく改む

一　第一八條に関する諸費

二　手当金を除く外第一九條の二に関する諸費

三　第一九條の一第二によれる交通遮断、隔離に関する諸費、交通遮断、隔離のために自活し能わざる者の生活費および隔離に関する諸費

四　第一九條の一第九に関する諸費

第二六條第二項、第二七條第二項中「国税滞納処分」を「国税徴収」に改む

第二八條に左の一項を加う

第一九條の二の手当金に関し不服ある者亦前項に同じ

第三一條　第四條、第五條、第九條、第一〇條、第一二條に違背したる者、交通遮断を犯したる者、当該吏員の尋問に応答せずもしくは虚偽の陳述を為したる者、または医師に請託して第三條の届出をなさしめずもしくはその届出を防げたる者は二円以上二〇円以下の罰金に処す

第二節　癩予防法案——第二二回帝国議会（明治三九年・一九〇六）

明治三九年（一九〇六）、内務省技師野田忠廣が起草した癩予防法案[*21]は、ハンセン病患者の隔離、検診、届け出、消毒、外出および移動の制限、修学の制限、就職の制限、療養所の設置などについて、広範な感染予防のための條項が定められ、罰則についてもきわめて具体的に規定されていた。しかし、この法案は、当時の内務省地方局長吉原三郎の反対にあって、内務省案として議会に提出されることはなかった。吉原の意見は以下のようなものであった。[*22・23]

まず、らいは伝染するものではなく、遺伝に相違ない。故に、伝染を予防するという意味から、らい患者を救護することは緊急を要することではない。次に、地方公費の負担が軽くない現状で、らい予防（救護）事業に着手するのは緩急の順序を誤るものである。かりに一歩譲って、各府県に収容所を設けて患者を収容するのは面白くない。収容するならば、島嶼か遠隔の地にすべきである。もしそうでない場合でも、全国数ヶ所でよい。

癩予防法案が、内務省案ではなく、山根正次等による議員提出になったのは、このような事情によると言われているが、ともかく、この法案は、衆議院をほぼ全会一致で通過したものの、期限切れのために貴族院での審理ができず、不成立となってしまった。

三月二四日に行われた山根正次による法案提出の論点は、第二一回帝国議会の伝染病予防法中改正法律案審議のときと同様、ハンセン病を恐るべき伝染病と断定した上で、内務省による第一回らい実数調査で三万三千有余人と割り出されたらい患者数を、実際にはその五倍の一五万人もの患者がいるかのように喧伝し、もし、癩予防法を立法できなければ、街々を徘徊する患者を取り締ることができないために、鉄砲を持てない兵隊が増え、工業の上においても、衛生の上においても、また、外交上の問題においても、我が国に害をなすであろうというものであった。

以下にその要旨を抜粋する。

この黴菌（らい菌）はどこに居るかと言うと……唾の中へ混じったり、鼻汁へ混じったり、涙へ混じったりして、誠に危険であります。……。

一八九七年（明治三〇）に、ドイツでは、そのころの五五〇〇万人という人口の間に、この病気は、わずか三七八人の他なかった。しかるに、人類の上に、このような恐るべき伝染病が再び流行し始めてはならないということから、万国らい病予防会議と云うものを開いたのであります。そのときには日本からも委員を出して、これが取り調べに従事せしめたのであります。そのとき、日本から出た数はどれだけであったかというと三万三千有余人の病人があるということを彼の国へ申しやってあります。

この会議では、らいはうつる病気であると云うことであるから、どうしても隔離しなければならないと云うことの決議をしまして、また、この隔離をするには国法を設けてやらなければならぬと云うことから、ドイツにおきましては、法律を拵えまして、急性伝染病と一緒に……加えられましたのであります。その結果として、今日ではあちらにはこの病気が無くなったのであります。

ノルウエーのごときは、そのころ、二千何百人と云う病人がありましたが、昨年の統計によりますと、わずかに三〇〇人に減じたのであります。……隔離すれば必ずこの病気は減ると云うことになるのであります。

……日本においては実に多数の病人が出まするにも拘わらず、ひとつもこれに（国による）保護が与えられておらぬのであります。……兵隊にはどれだけ出まするか。一年間に兵隊に取られる壮丁の中において五八八人と云うらい患者が居るのであります。この数から推して行きますと、内務省で調べたところの数どころではない。三倍にも、四倍にもなって、あるいは、（我が国には）一五万人もこの病人があるように算せられるのであります。ことに、このらい病の専門をして居られる人々、光田健輔、あるいは、増田勇と云う人によって調べて見ますと、なかなか病人が多い。このころの青森県あたりの実況などを調べておりますが、非常なる数の病人であります。……。

……ことに、この行路病者抔と云う者は、非常に憐れなものでありまして、自分の醜さをさらけだして、金を貰っておる。御承知のように東京市にせよ、外国人がいるような所において、食を乞うている。……これを保護する法律ができませぬと、この病気をして益々蔓延せしめて、日本はらい病患者が鉄砲を持つ、否、擂木《すりこぎ》のような手を以ては、鉄砲が持てぬようになるのみならず、工業の上においても、衛生の上においても、妨を為すであります……。

さらに、三月二六日には島田三郎が、癩予防法案について以下のように述べ、山根正次の意見を裏打ちした。

らいが伝染するものであるか、伝染しないものであるかと云う事実の確定が（癩予防法の）原案の根拠になっております。これまで我が国の多数の人は、未だ伝染病であると云うことを確認しないのでございます。専門の医家の間には、もはや確定して世界の確定論になっておるように本員は承ります。……。

今日は、わが国では、（らいを）いまだ遺伝病と一部で解釈しておりますが、わが国の医師専門家は、伝染病と確認いたしまして、いよいよ衛生会の問題ともなりましたものでございます。……。

日本は世界の三番のらい病の多い国であると称せられておりますのは、本員は国民のために、はなはだ痛ましく感じるのでございます。ヨーロッパ諸国にはただいま探してもないようになっておりますが、アジア方面では、支那は人口がよくわかりませぬ。統計もございませぬから、多く病者があっても数を挙げることができませぬ。英領インドは総人口三億に対して一二万人のらい者、米領ハワイは一五万人に対して三千人のらい者があります。日本は（人口）五千万人に対して三万人のらい患者がおります。その上、よく調べると実際はそれより多いということの証拠があがっておりますのはまことに注意を払うべきことであろうと思います。

……徴兵検査によって年々、五〇〇人〜六〇〇人のらい患者を発見する、ならびに、専門の人が青森地方に職を奉じて調べましたには、内務省で調べておるより三倍ほどになっておる。一地方ですらこのごとくでありますれば、全国各地では、内務省の調べでは三万人となっているが、全国各地ではこの三倍位になって居るのであろうと思います。

なお、目前に現れております事実として、大学の皮膚病専門家に（受診して）参りますところの患者の中に、毎日この病人を、一〜二人、発見することを本員は確聞しておりますから、決して遠いところの禍にあらずして、恐るべきこの病根が世間に散布しておることを本員は信じております。……。

本員が聞いておる目前のもう一つの証拠は、東京市養育院の中に行路病者として収容したる者の中に、らい患者の一部があります。始めには二〜三人を入れたのですが、段々増えて、昨今では、十何人になっておりまして、これが処置に苦しんでおります。……この中に一人の少年がおって、一二歳のときに仕えておった所の主人から伝染し、ただいま

一八、九歳で、誠に病勢が純然たるらい病になって居る。これらの関係を見ますとらい病は最早伝染病たることは確定しております。……。

なおこれにおいて……国辱として……本員の記憶しておるところによると、山根正次君がヨーロッパ諸国に医術の視察に参っておったときに、万国らい病予防会議があって、幸いに日本からきているというので列席をせられたそうであります。このときに、日本に病院を建てているところの外国人の報告によって日本のらい病患者の数が三万以上という報告がこの万国会議のうちにすでに確定せられて報告されていた。それで列国の医家が日本ではこのように多数のらい患者があるが、いかがなる方法をもって処置しておるか、参考のために承りたいと言われた。このときに何の答えもできず、この列席の上に大いに答弁に苦しんだということを承っております。それならば列国はこれに向かってどれほど注意を払ったかというと、六千万の人口のあるドイツで三八人のらい患者が現れたときに、これは人類のために、国家のために、よろしからぬことであると言って、列国に激を伝えて、万国らい予防会議を開いた。

日本は武力において世界の一等国になっておるにかかわらず、野蛮国でなければ現れないところのらい病患者がこのように多数あって、その取り締りに一つも注意を払わぬということに至ったならば、この点において日本は文明国に列する面目はないと本員は思うのでございます。先日英国の皇族コンノート殿下が慈善会を開かれて、この慈善会の寄付金の一部を熊本のらい病院に寄付せられ、すでに寄贈せられたと云うことに承っておりますが、（本日の議会は）、どのようにこの出来事を見ますか。外国人の人々は、日本はらいをもって名高い国であるといわれ、そうして貴賓がわが国に参りますと、らい病院に寄付するところの挙を企てられておる。これでも国民は国の名誉を毀損せられざるの有様にあるというところを自ら信じることができますか……。

このように島田三郎は、慈善の点から考えても、衛生の点から考えても、国の名誉の点から考えても、ハンセン病に対する国策を持っていないのは、武力において世界の一等国になった日本の恥（国辱）であるとして、激しく政府を追及している。

島田三郎はまた、光田健輔に関して、三月二五日の第一回癩予防法案委員会において、以下に記すような発言を以て、同二四日の山根正次の意見を補完している。

山根君が昨日その名を挙げられたところの人は、医科大学の内から現れて、養育院の患者を引き受ける係の方になって居られて、東京市養育院で死にましたらい病人を、この人が解剖するの任に当たって、らい病のことを深く調べるという志を起こして、この研究に務めようとして、専心に身を委ねておる人があります。この人が若し独立の医家となって働きましたならば、相当の収入のある人でありますが、慈善のために、この事に一生を委ねようとして、薄給に甘んじて調査しつつあるので、らい病の性質を研究して、その治療法を発見し、人類のために、なおまた日本のために、このらい病患者を救済すると云う高尚なる心を以てやっております……。

このように、後年、我が国のハンセン病対策推進の中心的存在となる光田健輔は、東京市養育院々長渋沢栄一の後援だけでなく、帝国議会という公の論壇で、政友会衆議院議員山根正次および同島田三郎に推薦されることで、人々に記憶されることになった。

一方、衆議院を通過したこの癩予防法案に対して、内閣法制局長官岡野敬次郎が、人権侵害および地方庁の過重負担を理由に、激しく異議を唱えたとされている。*24〜26

『医海時報』によると、岡野の意見は次の通りである。*25

第一に、人権を侵害すること多く、第二に、地方局の負担を重からしむ。彼の米国が之に対し十分な取締を成し居れるは全く習慣法の発達せしものなるが故に、敢えて之を怪しむものなきのみ。然るに我日本は未だ本病者取締の一定せしものあるなし。然るに、にわかに厳格なる法を制定せんとす。人権を侵害する事甚だしというべし。また戦後の日本は今や整理時代にして、百般の事業に資を要す尠からず。各地方のごとき、殆どその負債に耐えざらんとす。然るに本法を施行して更に重荷を負わさんとす。時機を得たるものにあらずと云うに在る由、就いては当局側より更に提出することは難しかるべし。而も議員より提出し、両院を通過せんことを寧ろ希望し居れるものの如し……。

人権侵害論は別として、内務省地方局長や内閣法制局長官が、「地方公費の負担、あるいは、地方庁の加重負担」と頻りに言わざるをえなかった背景には、以下のような事情があった。

日露戦争は明治三八年（一九〇五）九月、終戦を迎えた。ポーツマス条約締結によって、戦勝国の我が国は、満州の鉄道や炭坑の一部の租借権、旅順・大連を含む遼東半島南部の租借権、ロシア沿海州沿岸の漁業権などを得たものの、肝心のロシアからの戦争賠償金を取得することができず、政府にとっては大きな痛手であった。

すなわち、戦時中は、戦費調達のための増税が強行され、また、地方事業費の経費縮減のために、道路修理、官庁々舎や学校々舎の改装、あるいは、町村立避病院や隔離所の新営などが延期された。しかし、戦争が終結すると、これらの事業が再開され、急激に地方経営の財政需要が膨んだが、国庫の事情は先に述べた通りであったから、政府は、地方庁に対して、家屋税などの増徴のみならず、所得税付加税（地方住民税など）を認めることによって地方財政の危機を乗りきろうとしていた。これが、明治四一年（一九〇八）の「地方税制限に関する法律」である。ただし、この新税制が、地方住民の負担を重くすることが明らかであったため、地方庁が不用不急の事業をおこすことがないように入念な指導が行われた*27〜30。

このような時期、第二二回帝国議会に提出された癩予防法案は、財政的見地からは「不急の事業」と捉えられたことは想像するに難くなく、吉原三郎地方局長や岡野敬次郎法制局長の強力な干渉も頷けるものがあるのである。

癩予防法案

癩予防法

第一條　医師らい患者を診断したる時は患者及び家人に消毒その他予防方法を指示し且つ三日以内に行政官庁に届出べし

その転帰の場合及び死体を検案した場合亦同じ

第二條　らい患者ある家またはらい病毒に汚染したる家においては医師または当該吏員指示に従い消毒その他予防方法を行うべし

第三條　らい患者の死体は消毒方法を施したる後に非ざれば之を他に移すことを得ずらい病毒に汚染し若しくは汚染の疑いある物件は消毒するに非されば使用、授与、移転、遺棄または洗浄することを得ず

第四條　らい患者は予防方法を行うに非ざれば外出することを得ずらい患者公衆の用に供する船車に入らむとするときは予めその管理人または代理者に申出べし公衆の用に供する船車にらい患者を入らしむる場合には船車の管理人または代理者は命令の定むるところに従い予防方法を施行すべし

第五條　らい患者転居し病院若しくは療養所に入りたるときは本人より、その行方不明となりたるときは戸籍法第一二六條の届出義務者より七日内に行政官庁に届出べし

らい患者二日以上に渉る旅行を為さむとするときは予め行政官庁に届出べし

前二項の場合において本人未成年者または禁治産者なるときは親権を行う者または後見人より届出を為すべし

第六條　行政官庁は必要と認めるときは命令の定むる所に従いらい患者に対して左の事項の全部または一部を禁止若しくは制限することを得

一　販売の用に供する飲食物、玩具の調製、販売または客に接する業その他病毒伝播の虞ある業に従事すること

二　学校、製造所、劇場、寄席、浴場、理髪所その他之に類する場所に立ち入ること

第七條　行政官庁において必要と認むるときはらい患者を病院または療養所に入らしむることを得

第八條　行政官庁において必要と認むるときはその指定したる医師をしてらい患者の検診を行わしめまたは当該吏員若しくは医師をしてその事由を戸主、首長、管理人または代理者に告知し家宅その他の場所に立ち入らしむることを得但し当該吏員若しくは医師には一定の證票を携帯せしむべし

第九條　らいと診断せられたる者またはその扶養義務者は行政官庁の指定したる医師の検診を求めることを得

第一〇條　行政官庁の指定したる医師の診断に不服ある患者またはその扶養義務者は命令の定むる所に従い更に検診を求むることを得

第一一條　らい患者にして療養の途を有せず且救護者なき者あるときは行政官庁はその扶養義務者をして之を引きとらしむべし

前項のらい患者にしてその扶養義務者なきときまたは扶養義務者その義務を履行すること能わざる事由あるときは行政官庁は命令の定むる所に従い患者を病院若しくは療養所に入らしめまたは適当の場所において救護すべし

必要の場合においては行政官庁は命令の定むる所にしたがい前項患者の同伴者若しくは同居者に対して亦一時相当の救護を為すべし

前二項の場合において行政官庁は必要と認むるときは市町村長をしてらい患者及びその同伴者若しくは同居者を一時救護せしむることを得

第一二條　主務大臣は必要と認むるときはらい病院またはらい患者療養所の設置を県に命ずることを得

第一三條　救護に要する費用は被救護者の負担とし被救護者より弁償を得ざるときはその扶養義務者の負担とす

第七條または第一一條第二項第三項第四項の場合において之が為要する費用の支弁方法及びその追徴方法は勅令を以て之を定む

第一四條　扶養義務者に対する第一一條の患者引き取りの請求及び前條の費用弁償の請求は扶養義務者中の何人に対しても之を為す事を得但し費用の弁償を為したる者は民法第九五五條及第九五六條により扶養の義務を履行すべき者に対し

求償を為すことを妨げず
第一五條　左の諸費は府県の負担とす
一　被救護者またはその扶養義務者より弁償を得ざる救護費
二　府県立らい病院、らい患者療養所またはらい患者救護所に関する諸費
三　検診に関する諸費
四　その他府県においてらい予防上施設する事項に関する諸費
国庫は前項及び第二〇條第四項府県の支出に対し伝染病予防法第二五條の例により補助するものとする
第一六條　らい病院またはらい患者療養所を設立せむとするときはその設備構造および管理方法を具し行政官庁の認可を受くべし
前項の病院または療養所は行政官庁の検査を受けたる後に非ざれば之を使用することを得ず
第一七條　前條以外の病院または療養所においてらい患者を収容するときは命令の定むる所に従い予防方法を施行すべし
第一八條　官庁項署官公立の学校、病院、製造所などにおいてらい患者ありたるときはその首長は本法に準じ予防方法を施行すべし
第一九條　消毒方法は命令を以て之を定む
第二〇條　本法または本法に基づきて発する命令により消毒方法を施行すべき義務者之を施行せずまたは施行するも当該吏員において十分ならずと認めるとき及び必要の時限内に施行し得ずと認むるときは当該吏員之を施行しその費用は市町村をして支弁せしむべしこの場合において市町村はその費用を義務者より追徴することを得
一個人において前項の費用を指定の期限内に納付せざるときは国税滞納処分の例により之を徴収す
前項の費用追徴に関し不服あるものは訴願法により訴願することを得
市町村において本條第二項により費用を追徴し得ざるときは之に対しては伝染病予防法第二四條の例により府県より補

助すべし
第二一條　左に掲ぐる者は五〇円以下の罰金に処す
一　医師第一條の届出を為さずまたは虚偽の届出を為したる者
二　第一六條第二項第一七條に違背したる者
第二二條　第二條及び第三條に違背したる者は二〇円以下の罰金に処す
第二三條　左に掲ぐる者は一〇円以下の罰金に処す
一　第四條に違背したる者
二　第六條の禁止制限に違背したる者
第二四條　第五條に違背したる者は科料に処す
第二五條　第二一條及び第二二條の罰金は使用人その他従業者の所為といえども之をその首長または営業者に科す
法人の代表者またはその雇人その他の従業者法人の業務に関し本法に違背したる場合においては本法に規定したる罰則は之を法人に適用す
法人を処罰すべき場合においては法人の代表者を以て被告人とす
附則
第二六條　行旅死亡人の取り扱いを受くる者を除くの外行政官庁において救護中死亡したるらい患者の死体または遺留物件の取り扱いに関する規定は命令を以て之を定む
第二七條　外国人のらい患者の処置に関し別段の規定を要するものは命令を以て之を定む
第二八條　主務大臣は必要と認むるときは地域を指定しその地域に対し第二條ないし第六條に掲ぐる事項に関し別段の規定を設くることを得
主務大臣は前項の地域に対しては内外の交通または物件の出入に関し必要なる制限を設くることを得

第二九條　本法の規定にしてその準用に得べきものを除くの外北海道、沖縄県に関し必要なる事項は命令を以て之を定む
本法中市町村に関する規定にしてその準用を得べきものを除くの外市制、町村制を施行せざる地に関し必要なる事項は命令を以て之を定む
本法中市町村長に属する職務は市制、町村制を施行せざる地にありては市町村長に準ずべき者之を行う
第三〇條　本法は明治三九年一〇月一日より之を施行す

第三節　癩予防に関する法律案――第二三回帝国議会（明治四〇年・一九〇七）*[31~37]

「癩予防に関する法律案」は、明治四〇年（一九〇七）二月二一日に衆議院を通過し、同年三月一一日に貴族院で可決され、三月一九日に法律第一一号「らい予防に関する件」として公布されたが、国の財政的事情により、その施行は、明治四二年（一九〇九）四月まで延期された。

この法律第一一号は、我が国のすべての患者を対象とした、第二一回帝国議会の伝染病予防法中改正法律案や第二二回帝国議会の癩予防法案とは異なり、

- 神社仏閣あるいは公園などに徘徊してその病毒を伝播する怖れのある者
- 群衆の目に触れる所に徘徊して、外観上よほど厭うべきことがある者

のふたつの項目に該当する患者で、かつ、救護者も保護者もなく、また、自ら治療費をまかなえない者のみを、公的施設へ隔離収容することを趣旨としていた。すなわち、隔離収容の対象を、明治三九年（一九〇六）に行われた第二回らい実数調査で明らかにされた二万三八一五人の患者ではなく、そのうちの住所不定の患者（救護者のいない患者・

放浪らい患者）一一八二人（およそ二千人）のみとしたのである。

そのせいかどうか、今日まで、法律第一一号による検診や療養所（隔離）への入所は、強制ではなく、任意性の高いものであるかのごとく解釈されてきた。しかし、三月五日の貴族院の委員会において、衛生局長窪田静太郎の、「最初は余り厳重にはしないが、人々がこの法の施行に慣れたら、徐々に、厳格な取り締りをするようにしたい」という発言を見ると、内務省としては、国の財政事情さえ整えば、次第に検診対象を広げ、患者隔離を強化・拡大していく考えであったことが推察されるのである。

また、二月二〇日の第二回癩予防に関する法律案委員会で[*34]、監獄内のらい患者に関する山根正次の質問に対して、司法省監獄事務官小河滋太郎は、「……今現に、監獄にはらい患者が多い。現に二〇〇人内外のらい患者が監獄に収容されて居る。……各監獄に一人～二人のらい患者が居る。多いのは一〇人から居る所もある。……この法案が出ましたならば、この法律の中にらい患者の犯罪の情状に依っては、それを療養院に入れる方が、刑の執行の上から云っても、また公衆衛生の上から云っても、その方が必要である、ともかく、監獄で療養をすると云うことは、困難の場合が多いと思います」と説明している。

この質疑によれば、法律第一一号制定の当初から、療養所内監房などの必要性、ひいては、後年、患者がその存在に苦しむことになる、「療養所の長は命令の定める所により被救護者に対し必要なる懲戒または検束を加ふることを得」と規定した懲戒検束規定[*57～60]（大正五年・一九一六）の必要性などが「攻究」されていたと推測されなくもないのである。

少し長くなるが、明治四〇年（一九〇七）三月五日の貴族院の癩予防に関する法律案特別委員会の速記録[*37]を以下に抜粋して記す（政府提出法案の提出理由を説明しているのは、第二三回帝国議会の癩予防法案に反対した吉原三郎である）。

衆議院とは異なり、この貴族院での議論では、終生隔離収容という非人間的な人生を全うさせるために、患者が療養生活を送る療養所をどのようにすべきかという点に多くの時間を費している。ハンセン病療養所の内情に詳しい者であれば、明治四〇年（一九〇七）に行われたこれらの議論の内容が、近年まで存在した法律第二一四号「らい予防法」

下の療養所の日常生活にきわめて似ていることに驚かされるであろう。

第二三回帝国議会貴族院　らい予防に関する法律案特別委員会議事録（速記）第一号

政府委員　吉原三郎　本案を提出いたしました趣旨を申しあげます。このらい病というものは一つの伝染病でありますが、らいの発病の経過などというものは、ペストとか、コレラとか云うような具合に猛烈に参りませぬところから、自然に人の注意を惹くことが少ない。即ち、人はこれを伝染病として注意いたさぬと云うようなことになっておりますが、この病毒というものは、接触、あるいは、物品の媒介などによって伝播をするものであるそうであります。それで我が国にはらい患者というものは随分、都会の地とか、あるいは神社仏閣、あるいは、温泉場というような所に多数徘徊いたしておりまして、病毒伝播のおそれもありまするのと、また、外観上も随分厭うべきことでありまするから、これらの取り締りをするために地方数ヶ所に収容所を設けまして、そうしてその資力のない者などはそこに収容して治療救護を加えて、一方に病毒の伝播を防ぐということと、一方には外観の不体裁のないように致したい。こういうのと、それから資力のある者でも、やはりこの発病いたしたり出産あるときには、それぞれ伝播を予防する処置を施すことが必要である。こういう所からして本案を提出致しました次第であります。

木村誓太郎　この法案通り施行するとなりますと、地方の負担すべき経費および国家の負担すべき経費の見積もりを詳細に述べて願いたい。

政府委員　窪田静太郎　この費用の最も主たるものは、貧患者を一定の収容所に収容しまして、療養を加え、生活をさせる費用が一番主になります。しかし、（貧患者の）数がどの位あろうかということは、実はなかなか調査が困難でございます。（それで明治三九年に第二回らい実数調査を行いました）。……それによりますと……一定の居所を有せざる患者が昨年は一二〇〇人と云う数が出ております。また、居所の有る中に数えられて居る中にも、その居所たるや甚だいかがわしい者もあろうかと存ぜられます。従いまして、一二〇〇人を、大約、倍にとりまして、二千人を公費で収容致しましたならば宜しかろうと云う見込みを付けております。……収容致します箇所は、各府県で区々に致しますというと、あまり多数でもないものを方々に分散して置くことになり、宜しうございませぬ。また、経費の上においても、かえって不経済でありましょうから、およそ沖縄県を除きます外、本州及び北海道を通じまして七ヶ所の療養所を設けるつもりで居ります。

委員長　伯爵　廣澤金次郎　沖縄県にはないのですか。

政府委員　窪田静太郎　沖縄県には別に小さなものを設けますつもりでございます。七ヶ所の療養所は、余り立派なものはできませぬでございますから、市などで伝染病院として使っておりますものの中で、良さそうなもの位の程度のものを見積もって見ますと、一ヶ所に付きまして三万三千円ばかりでできます。その七ヶ所を積もりますと約二三万円ばかりになります。この新営の費用に対しましては、国庫で二分の一を補助致しますつもりで、すなわち、唯今の二三万円の半額が地方の負担になりまして、半額が国庫の負担、それから沖縄県の分が、およそ三千円ばかりでできます。これは約三〇人位を収容するつもりで見積もりました。(沖縄県の) これは全部国庫の負担でございます。

それから府県の負担になりまする経常の費用が一ヶ年に二一万円ばかり掛かるつもりであります。この二千人を収容して置くというにつきまして、だいたい六分の一を補助するつもりでございます。その金が三万五千円、これが国庫の負担の積もりであります。それから沖縄県の経常費が四千円ばかりかかります見込みです。

もっともこの経常費、即ち患者についての療養、それから食費などは法律の規程で患者みずからか、あるいは、扶養義務者が資力のあるものでございますれば、後から徴収するつもりですが、まずそういうものは殆どないと見まして、すべて公費になると見ての計算でございます。この負担は、ひとしく地方の負担ですが、そのことは委しく勅令で定めまして、そうして、本籍不明なる者がございます。この不明なる者についての費用は……国庫で二分の一を負担するつもりでございます。

それから患者を検診する費用、ある場合には、医者の臨時嘱託にして手当をなさなければならぬとか、あるいは、患者を救護所まで送り届ける費用であるとか云うものも多少必要ですが、これは大したことはなかろうと存じまして、ただいまの二千人という見当で算用を致しました。これくらいの金額がございましたならば、この法律を実施することができると云う見込みであります。

三宅秀　ちょっとお尋ねしますが、神社仏閣に行っているらい病人と、上州草津などへ療治に行っておりますらい病人と、らい病には二種類ございますが、その神社仏閣に行っておるのは……袖乞いするために神社仏閣に集まっているのであるか。慈善業者を待つために神社仏閣の門前に市をなしているのであるか。あるいは、神仏に祈念して自分の病を癒《なお》すという目的で行っているのか。必ずこの二つだろうと思います。

もし救いを乞いませぬで、人の助けを求めませぬで、神社仏閣に信心参りをしておればこの病気が治るものとしますと、自分の費用で、たとえば清正公の社の近所の旅籠屋に泊まって居って、そうして自分で自分の食費を払ひつつ、毎日参詣する……つまり、自分で支弁のできる人間は、（この法案では）どっちの方に入れますか。これを狩って一つの療養所の中へ無理に連れ込んでしまう、信心は無駄なものであるから、療養所の方に行ってしまえという様な具合にやりますか。そうして今日からは、扶養義務者からその費用を払わせることになりますか。もしそんなことをしたならば、信仰の自由を害するようなことになりはしないかと思う。

今一つは、旅籠屋が営業を失いはしませぬか。そう辺りの所はどうお考えでありますか。丁度温泉場の方は幾分か効能のある温泉ということを信じて行っているのでありますから、信仰ということも何分かた含んで居りますけれども、これは必ず信仰ばかりではない。実際草津の湯などは利くだろうと私どもも信じている位であるから、利きますが、そうするとこの療養所に行くようになると、旅籠屋が御得意を失うことになりますから、温泉場の方はどのようにお扱いになりますか。

また神社仏閣とてもそうではございませぬかと思います。いくらかお賽銭を持って来て、そうして神社の救助を請うということになると、神社仏閣の収入も違う、その安泊まりなり何なり旅籠屋へ泊まって居った者が療養所に行くことになれば、旅籠屋と神社仏閣の両方の収入が減じますが、その辺りはどういうお扱いになりますか。細かい扱いをちょっと伺いたい。

政府委員　吉原三郎　確かに神社仏閣へ参っている患者というものは御説のごとく二種類あろうと思う。らい病に罹る人々は貧困者ばかりではないように思う。しかし、この病気が出ますと、たいていその土地にいることを名誉の上から嫌いまして、出るときは無論、金を持って参りましょうが、音信不通で乞食同然になって、人の合力で生活をして居るという者が多い。段々そういう者の本籍が明らかになって、資力があれば無論、この法律によって費用というものは扶養義務者に要求することになります。

そこで一面においては信仰の自由を害し、一面においては神社仏閣もしくは旅宿の営業を害するようにならむかと云うお尋ねでありますが、なるほど、信仰の自由を害するといえば害するのでありますが、清正公なら清正公を信仰することを止めるのではなくして、ただ、そこの清正公のある場所に集合することを止めるのでありますから、別段信仰の自由を害するということにはならないと考えるのであります。また仮に多少、清正公に信心を致すにも、遠方にあらずしてその場所に着いて拝めば利くという、このような迷信を持っているがために、多少これを害すると致しましても、これは公益のためにはやむをえないと思います。また宿屋、あるいは、温泉場、もしくは、賽銭に影響するということは、これは無論ありましょうと思います。これはあっても公益のためにこうすることが必要であると云う以上は、どうもそれらの利益を害しても誠にやむをえないことであると思います。

男爵　真田幸世　らい病というものは感染あるいは汚染してから潜伏期というものはどの位の間ですか。

説明員　野田忠廣　……（らいは）慢性の伝染病でありますので、感染してから発病に至ります期間も非常に長く、……三年乃至五年で、ドイツの予防上の取り扱いにも、五年を最長の潜伏期とみなしております。もし感染したと認めますときは、五年間一定の監視下におく規定がある位であります。

委員長　伯爵　廣澤金次郎　（らいが）全く伝染病に違いないということは、欧米の医者の仲間でも世論というものが一致したのですか。

説明員　野田忠廣　……西暦一八八〇年（明治一三）と記憶しておりますが、ハンゼン及びナイセルという学者が、らいの黴菌を発見し、その後、専門家の間で……（これが）らいの原因であると云うことを確かめられました。……私ども信ずるところによりまするとこれはやはり一般の伝染病と同様に、病気は遺伝致しませぬが、罹りやすい素質というものを遺すものである。すなわち素質のあるものと、然《しか》らざるものとを比較致しますと、一方は感染しやすい、一方は感染しにくいというような区別が、あたかも肺結核のそれにおけるような関係がありはしないかと、私どもは疑っております。

委員長　伯爵　廣澤金次郎　ついでに伺いますが、らい病というものに種類はないのですか。ある種類のらい病は伝染性であって、ある種類のものは伝染性ではなく多少遺伝性のものであるという……もう一つは……(らいの)黴菌が空中にあって伝染する怖れはありはしないか。あるいは、空中には黴菌が存在しないものでありますか。

説明員　野田忠廣　（らいは）……今日の医学では二つの種類があって、一つは皮膚に病変を呈します皮膚らい、あるいは、一名結節らいと申します。一つは神経系統を侵す神経らい、症状によりましてこの二つの区別を致します。また、この二つの合併症……合併したものも多くございます。もう一つは……鼻腔の粘膜に出まする鼻汁、口腔の粘膜に出まする唾液というようなものには、やはり、黴菌を含んでおります。……極く破格の場合に室内の空気によって伝染することも稀にありますが、主として触接性の伝染病でございます。

委員長　伯爵　廣澤金次郎　こういう法案ができて、こういう患者を収容することになりましても、このらい病と云うものは、血清療法とか、その他の療治の方法によって根本的に……療治のできるものでありますか。さもないと療養所というものは人間の畜殺場になるのであります。実際こういう伝染病を集めた以上は、いずれいかなる方法かで、これを根本的に治療する途ができるだろうと思いますが、それはいかがですか。

説明員　野田忠廣　……今日の学問程度におきましては、根本的にこの病気を全治せしむる方法は、遺憾ながら医学上ございませぬ。……（我が国では）畢竟この法案によりまして患者の収容が全国に七、八ヶ所できまして、専門家を以て医員に充てるというような施設が、自然このらいの根治法などの発見を促すであろうと考えます。

男爵　真田幸世　……（外国のらい患者が）日本の気候が良いとか、あるいは、草津の温泉が良いとか、療養にくるように聞いていますが。そういうものをどういう風に扱うのか。……この法律では別に収容する訳にはいかない。法文がないようでありますが。

政府委員　窪田静太郎　外国人のらい患者の参りますのは、海港検疫を、ペストその他の伝染病についてやっておりますので、その際に注意しまして発見を致そうと思います。そう致しましたらば、それに対して上陸を拒絶する、船から上がらせないということに致そうと思っております。……。

男爵　真田幸世　潜伏期が三年あるいは五年というのですが……（外国人が）上陸してから後に発生したならば随分困るだろうと思いますが。

政府委員　窪田静太郎　……（そういうことは）ありえるだろうと思っております。それらの者については……一々外国に送り還すということは少し酷に過ぎようかと思っております……しかしながら救護者もなく資力もなくして浮浪徘徊するような貧患者になりましたならば、これは向こうに送り還すという方が便宜であるということを認めれば、そういうことも致すような都合で規程するつもりでございます。

木村誓太郎　（統計上のらい患者総数は、三万人あるいは四万人と見積もられているように思われるのに）……一二〇〇人の者を、先ず二千人と見たということですが……（そう見立てて隔離に）手を着けたら、（実際は、もっと患者数が多ければ）非常に地方の負担が激増するという……。国庫は仮にこれが一〇倍になりましても、負担に耐えぬということはありますまいが、地方に至ってはよほどこれがために負担に苦しむというようなことで、やりかかって見て、これはどうもならぬというようなことがありはしますまいかと云う懸念をするのでございます。

政府委員　窪田静太郎　全国の患者総数は、先年内務省で調べましたところ、三万人と出ております。それから徴兵検査の結果によって、らい患者であって不合格になったという者の数が健丁の千人に対して一・三三という数になっておる。

これを基礎として仮にこの健丁と同じ程度に男も女も、また年齢の小さい者も年寄りも同じような割合にあるものと仮定しますと、五万人あまりの数になるのであります。それでありますから、全国のらい患者の貧富上下を通じたものは、まず五万人と思ったらよかろうと云う見込みで……それ故、神社仏閣を浮浪徘徊する者が三万七千人もあろうということは、どうしたってありえない話で、それで先刻差し上げました（明治）三八年の調査の概数表に書いてございまするところの三万七千人と出ているのは確かにこれは誤謬の数である。同一人を多くの警察署、もしくは多くの巡査で数えたに相違ない。

……その辺のこともよく調査を致しましたのが、すなわち先刻申し上げました全国を通じて一定の居所のない患者が一二〇〇人と出ているのであります。それでこの一二〇〇人と出ておりますけれども、居所があるという部分に這入って居る者でも、きわめて貧困で、公費で救護を与えなければならぬというような者があろうと考えられますから、約二千人に見積もったら大丈夫と思っている次第であります。でございますから、これは何万というような数になって、非常な負担を致すというが如き心配はない見込みでございます。

男爵　高木兼寛　一定の場所に収容いたせば、清正公なり、また金刀比羅神社などに直接参って礼拝すると云うようなことはできなくなる。……。

元来この病人は……ここに収容すれば癒してやる、癒ると云う見込みがあると云うのではなく、収容するのでありますから、這入った以上は終身ここで生活する者と見なければならぬ。……（この病気にかかったために）収容されたと考えて見ると、実に非常な苦痛であろうと思う。よって何か精神を慰撫する方法と云うものがなければ、ただ単に退屈を招かしむる虞《おそれ》があろうと思います。

そこで患者に、ともかくも癒せるものと信ぜしめ、医者の薬は勿論、他の信心によって癒ると云う念を懐かしむると云うことは取り扱い上必要ではないか……、それで当事者におきましては、収容したる将来においては、あるいは、そう云う信心をするような設備を置いて、一方においては精神を治療し、一方においては病を治療する方法をお設けになる御考えでありますか。また一旦収容した以上は、精神的なことは構わない、放任して置く、清正公を信ずるなら信ずればよい、金刀比羅を信ずるなら信ずれば宜しかろう、それは勝手だろうと云う見込みでありますか。……。

政府委員　吉原三郎　多数の患者を集めて自然信仰によって精神を慰めるというようなことが現れてきましたならば、その際にはそういう設備を設けるかもしれませぬが、ただいまのところでは別段そういう点まで考えておりませぬ。

男爵　高木兼寛　私は必要であろうと思います。人というものは安心できずして一定の場所に居るということは不可能と申してよい位でありますから、癒るべき者も癒りにくくなる。また治療上の成績をあげる上においても、精神の不安が妨害をなすと、医者の方でも認めております。らい病は癒らぬものであるから、かりに精神をいかにしても癒ることができぬということがありますけれども、全体の上から見たところで病者の病を癒すということよりは、精神を慰めるということが最も大切な部分としてある。すなわち、安心させることが必要と認めておりますから、ことにこのような境遇に陥った人に対しては、つとめて彼の精神を慰めるという方法を立てておくということが必要（と思います）……。

ついでお尋ねしたいのは、ハンゼンの病原菌発見以来、この病は伝染するものと云うことを世間も段々信ずるようになった今日でありますから、らい家の小児が学校に登るについて、かれこれ紛擾を来すような場合は一向ないのでありましょうか。例えば、ある学童が、らい家の子弟である、ところが、これが登校して見ると、他の学童がともに教室において学ぶということを忌むとか、嫌がるとか云う実例はとんとありませぬか。また学童に対して何らかの取り締りをしたような府県でもございましょうか。……。

政府委員　窪田静太郎　あるいは文部省の規則はそう云うような場合を予想して登校を差し止めると云うようなこともできるように想定してございますが、しかしながら今までそう云う実例、つまり、お尋ねのような患者の子供が出てきて、他が忌んで困ったと云う実例はない様子でございます。地方でも、今日は別にそう云う実例はなく、余りそれについて別段、らいの（子供の）ために施設することもないと承知いたして居ります。

男爵　高木兼寛　ついでに費用のことについて承りたい。承ったところによると、まず七ヶ所の収容所に対して、二一万円いくらのその六分の一を国庫から補助する、その金が三万五千円、併せて二四万五千円になります。この金額を七ヶ所に分配して費用に充てるという案のようでありますが、これを七ヶ所に分配して使用することと致した暁には、その費用をどういうように御支弁なさる予定になっておりますか。その予算書もありましょうかと思いますから、承りたい。

政府委員　窪田静太郎　それはこういう風にする積もりであります。七ヶ所ということでございますから、まず、六、七県ぐらいを共同、聯合して一つの場所を設けて、そして、その費用を分担するというようにするつもりです。その一ヶ所が、先刻申し上げましたように、先ず三〇〇人ぐらい這入るものならば宜しかろうと云うので、その三〇〇人を一ヶ所に入れるものとして見積もりますと、その営繕の費用がおよそ一坪三〇円ぐらいのものを建ててやると致しまして、二万八千円ほどかかります。それにその備品などがかかりますから、そういうものを加えますと、一ヶ所につき約三万円ぐらいになります。それがつまり新築の方になります。

国庫がこれを補助するのは、やはり伝染病予防費のなかから出し、そうして各府県が分担したものに対して補助して、各府県に分けて補助して行くというつもりです。それ故に、たとえばこういうような家を建てるというので、どういう設計にするとか等ということは、何れ本省からいろいろ注意を与えますが、先ず連合すべき府県の当事者が集まって相談して、どの位のものにしようということで、費用の分担法まで相談させ、その相談のつかない所を何とか決めて行く。その病院を管理して行くことは、その病院の所在地の府県で所管して行き、おもだったことの相談は関係府県の者が相談する。たまには、そのために主任者が集まって相談しなければならぬことも起ころうと思います。

さような都合に致しますつもりで、国費の方の予算としては、つまり伝染病予防費補助というものもございますので、この方から出しますつもりでございます。

男爵　高木兼寛　ただいまの答弁で承知した点は、全く創立に関係する費用のようでありますが、果たして創立費が御答弁の通りであるとすれば、創立後、経費を要するのであります。そこで、創立後三〇〇人を収容したる暁には、医員を幾ら置くとか、またこれを看護する者も幾らを要するとかいうことに付いては、何もお考えなくして関係府県の設立者の意見に任せて置くというお考えであるのでありますか。

政府委員　窪田静太郎　……ただいま維持して参る方のことを申しあげるのを忘れましたが、まずこちらで見込みますところでは、およそ一〇〇人収容いたしますところの一ヶ年の経費がやはり三万円かかります見込み、その中には院長として医師の月俸が、まず約一〇〇円ぐらいで、その人を雇い、それからその他、医者、薬局書記というような風な者を雇いまして、そういう俸給が一ヶ所で三千円ぐらいで宜しいかと思っております。それから患者の費用がおよそ一日の賄費用が平均一五銭ぐらいで宜しかろうか。その他、薬の代も一日平均にして三〇〇人の人総てに一日三銭くらいは要る。

一年を通じて……そのくらいに見積もりまして、多少試験する費用も見積もるとかいう風に致しまして、それを加えて三万円ばかり要る見込みであります。これはつまり、まず大抵地方に相談いたさせますけれども、しかしながら向こうに任せて放任して少しも導かないではないので、こういう位のところでやらして行こうとするつもりなので……。

男爵　高木兼寛　その費用に対して国庫の補助する部分はないのでございますか。それをちょっと伺っておきたい。且つ、一人に付き、一ヶ月の費用が幾らかかるような割合になりますか。

政府委員　窪田静太郎　三〇〇人でありますから、通してみますと、一年一〇〇円、それで、これに対してだいたい、国庫から六分の一を補助します。このなかで原籍不明者も均しく患者として計算してありますが、原籍不明のものと、原籍が解っているものとがありますから、原籍不明の者については、賄いの費用とか薬品の費用であるとか、これは二分の一を補助するつもりでございますから、三万円の単純な六分の一になりませぬ。精密に申しますとそういう都合になります。

それからこの収容致します者がいずれも寝付いてしまって少しも働かないと云うものではない。……働きのできる者には、病室の掃除や庭廻りの掃除などをやらせております。……それから彼等自身の食料に致します野菜などを今日も作っておりますが、これらもやらせて宜しかろうと。多少そういうものから収入も上がりますけれども、これは大したものでございませぬから、それらを見ないで三万円はかかるものと見ております。

男爵　高木兼寛　敷地五千坪と予定して居ると云うお話しでありますが、その中に三〇〇名を収容する建物を費やすと云うことに致しますと、残地は庭廻りを除けば僅かなものになるように思われる。けれども今お話しのようになれば、その残地を菜園地とするとかいうようなことで、野菜類でも作らせようかと云うことになるように思いますが、それについては、はたしてそういう御見込みであるのでありますか。

また、（収容者が）三〇〇人あるとすると、多少の労働に堪え得る者は多数あろうかと思う。その多数の仕事場として誠に少数の区域になってしまいは致さぬか。

それから、もうひとつは、収入と云うお話しがありましたけれども、らい患者の拵えた品物は買い手がなかろうと思いますから、これより這入るであろうというような収入は当てにしてはおかぬというお話しでございますけれども、他に多少の収入があろうということは、もうよくよく間違ってはおるまいかと思います……。

政府委員　窪田静太郎　まずその収入と申しましたのが語弊がございましたが、つまり、賄いの費用が一五銭と見ております。野菜物やなんど、買えば価の出るものが出ないで済むとか、あるいは、人足や小使いなどの金を出して置かなければならぬのが少なくて済むとか云うようなことがありますから、まず経済上、余裕がつくであろうと云うことを申し上げたにすぎない。金が這入ってくるまでのことには無論思っておりませぬ。それから、この敷地の坪数も、なるべく方針と致しましては、寧ろ家の方は粗末でも、やはり寄宿舎的のものでなくして、小さい一戸一戸に分かったような形のものを、なるべく廉《やす》く造らして、そうして敷地の方は、なるべく広く取って、それで畑を作るとか、一方では別な目的に供したいと思っております。地面の廉く買えます所で、なるべく広く取ることをやらしたいつもりであります。……。

男爵　高木兼寛　御見込みは略々分りましたが、今お話しのように、敷地内へ幾棟も家を建て、そのまわりを耕作してというお話しでありますが、それは甚だ困難であろうかと考えるのであります。家を幾つにもして少数の者を分居させておくということは、これは、申し分ない。

次に、周囲に物を作るということを考えて見ますと、肥料が三〇〇人分出ると見なければなりませぬ。すなわち、大小便を三〇〇人分、ここに漏らす、これが農作、すなわち、野菜を作る肥料になってくる訳でありますから、現在、今日のところでも、これは将来開けるところだからといって、地方の地面をお求めになりまして、家をお拵えになると、周囲に盛んに大小便を撒くのには閉口なさるということであります。

病人を集めて周囲に撒いて作事をさせることは困難でありますから、まず、家の周囲は漸く花でも植えて、花壇的のものより外にすることができまいと思う。それで、敷地は、すなわち収容所の敷地として他の地面を選んで作事をさせる場所を拵える方針をお採りになっておく方が将来のためであろう。

今お話しのようでは、行って見て青々と野菜類ができているときには宜しいけれども、これを肥料をやったりするときには実際甚だ不都合ではないか。さもないと、らい患者の肥料の捨て場に困る。これはやはり、らい患者が使用する、自分たちの食うに当てるがよかろう。脇へ出すことになると、誰も貰い手がないことになって、それを捨てる費用がまた生じてくるだろうと思います。

木村誓太郎　この病気はすべて隠匿することが普通でありまして、人情の然らしむるところであります。しかるに、まずこの病気のために医師の診断を受けると云う者は稀であろうと思います。しかしこの法律を施行する以上は、その辺りの取り締りを余程厳重にしなければこの法律の効能というものが失われてしまう。

しかるに、この第九條の医師をしてその患者の検診をすることになりまして、これで取り締りをしようと云う見込みと考えますが、しかしこの第九條には、「行政官庁において必要と認めるときは」とあります。もし行政官庁で必要と認めねば捨てて置くと云うことにも取れる。この辺の法案を組織せられた御意見はどう云うものでありまするか。

政府委員　窪田静太郎　これは段々にこの法律を実施致しまして、年も経ち、実地になれて参る、また一般衛生の思想が段々に進んで行くに従っては、各戸で療養をして居るというようならい患者に対して、十分なる取り締りも出来、予防も周到にできまする見込みでございます。しかしながら、従来、今日まで何等これに手をつけたものはございませぬ。なお、この病気は遺伝病としてえらい恥のように考えておる今日に実施するに当たりましては、余り九條の如きことも、これを厳格に行政官庁から医者を差し向けて健康診断をして回って、患者を引き出してそれを処置すると云うことは、これまた厳に過ぎてはどうも一利一害であろうと思います。

まず初めにおきましては、この浮浪徘徊いたす者、もしくは、自宅とは申せども甚だ不潔なる部落で人口が密集して居るような所で危険極まると云うような部分に付きましては、検診の上で療養所に移すと云うことに致しますつもりはありますけれども、余りに厳格に適用しまして、そうして普通の家で治療して居る者をこれで求めて行くと云うことは、余程事情を見てやりませぬと、かえって対局において目的を達しがたいと云うようなこともあろうかと思っておりますから、やはりこの「必要と認める時は」と云うことを適当に応用いたしまして、暫時に予防の効を奏したいと云う見込みであります。

本案におきましては主として浮浪徘徊して居る者で病毒を散漫し、風俗上にも甚だ宜しからぬと云うものを救護いたして目的を達すると云うことを第一に致しております。その他に付きましては及ぶだけの消毒予防法を各家で……自宅で行わせると云うようなことに致して、漸次に色々なる予防法の処置を周到に致して行く見込みで居ります。

伯爵　廣澤金次郎　この予防法案の目的は、まず第一に浮浪徘徊者を収容するのが目的、即ち貧患者を目的として居るように考えますが、そうすると相当の身分財産のあるらい患者は、伝染病者のように自宅療治と云うようなことを許す、もしそうなりますると、この自宅で伝染病患者の療治をするということについては、やはり勅令か何かで相当の予防方法を講ずると云うことになりますか。

それともうひとつは万々一、貧者にあらずしてこのらい病患者と行政官庁が認めた場合には、これは貧者でない者が、粗末なる病院に、他の徘回浮浪者と同じ室、もしくは同じ病院に収容されるのは随分迷惑でもあろうし、また個人の自由と云うことも甚だ束縛することになりますが、そう云う場合には、とくに伝染病（患）者が病院の地域内において自分で家を建てるとか、自費で以て自分がその所に収容されるだけの設備をすることを御許しになる御見込みでありますか。

政府委員　窪田静太郎　無論許すつもりであります。相当の自宅があって致しております者に対しては、自宅で、つまり第二條の如く消毒その他、予防方法を行わせることに致します。この予防方法につきましては、省令もしくは訓令くらいで標準を定めまして、そうして病毒を散漫しないだけの処置を自宅でやらせるつもりであります。勿論その人が私で立派な病院にでも這入るとか、あるいは、その他の所に相当の隔離のような場所を建てて住むと云うようなことは、無論喜んでそう云う風にして貰いたいと思うのでございます。

男爵　石黒忠悳　らい病と診断致しまするのは必ず「レプラバチルス」を見て、そうしてらい病と診断する訳でありますか。

政府委員　窪田静太郎　……らい病となりますと、今日のところでは一生涯のことと考えなければなりませぬのでございますから、よほど慎重に致さねばならぬという見込みでございます。九條のごときはそういう意味でああいう手続きを規定した訳でございますが……今の細菌との関係等に付きましては未だ一定しておりませぬ……（しかし）必ず細菌がいる、而して症状を現しておるということを条件に致しておりますが……よほど慎重にいたしたいと思っております。

男爵　石黒忠悳　症状を現して、そうして細菌を検出いたしたものをらい病とする、こう考えて宜しいですか。

政府委員　窪田静太郎　まず原則としてそれで行けますつもりでありますが、この浮浪徘徊致して公園などに曝露しておりますものにつきましては、必ずこれは細菌がなくとも、もう症状で現れておるというような者につきましては医師の慎重なる診断に委ねて宜しいかと思っております。つまり細菌と云うことを条件に致すということを、ただいま決めてしまっての即答は少し致しかねますでございます。

男爵　石黒忠悳　もうひとつ伺いますが、この法案にとりまして、ある地方に収容所が建ちまする暁には、かの御殿場におけるフランス人の設立したもの、もしくは熊本におけるイギリス人のリデル夫人が設立しております収容所などはどうお扱いになりますか。

政府委員　窪田静太郎　この法律にありますように、いわゆる保護者なき者……病者に救護者なき者は、やはりこの公の方に這入るようになろうと思う。もとよりそういう人も私立のらい病院で救っておきたいと云うてきまするものは、すなわち、それをその所から引き出して公の公費でもって収容はしない。

なぜかと申しますと、すなわち、この法律の見る所では、とにかく、その人は慈善家の手において救護の道を有しておる人である。……そうなっている者を無理に引き出して公の病院の方に移すと云うことは致しませぬけれども、しかしながらこの公費によって行うべき程の程度に至らなくても、療養に困るというような風の者で、慈善病院に頼るというような部分の者があるだろうと思いますが、私立の病院では、そういう部分の人を主に助けて行くということになって参るであろうと思う。

それから場合によりますれば、四條の三項に書いてありますのでございますが、それらの私立の慈善病院の意見を聞きまして、その同意がありまするならば、むしろその所（慈善病院）を、ひとつの代用の収容所にした方が宜しかろう、別に新しいものを建てるよりは、それを療養所にした方が宜しかろうという見据えが付きますれば、そこを多少増築するというようなことを致しまして、公の患者を入れることに使うようにすることもまたできます見込みでございます。……。

男爵　石黒忠悳　……それで、あるいは、夫婦で収容されます者もございませうと存じます。もしくは妊婦で収容されます者もございましょうと存じますが、それが生産を致しました小児と云うものは、この伝染しやすい中へおいて育てますると云うことは、すこぶる危険でございまするが、これは命令で親の手許から引き離しまして他に救育所と云うような所で育てられるようにしなければならぬと存じます。

政府委員　窪田静太郎　お尋ねの通り取り扱うつもりでおります。ただ一時、差し向きお尋ねの場合は、子供なら子供が生まれたと云うような場合につきましては、三條の三項によって一時の救護をすると云うような場合になると思って居ります。

男爵　真田幸世　第三條の第三項ですが、「市町村長をして、らい患者およびその同伴者または同居者を一時的に救護せしむることを得」とある、この「一時救護せしむることを得」というのですから、その同伴者は患者が病院に収容された場合は市町村長がこれを救護しておくわけですが、それは一時のことで、あとはどういうことにするのですか。もしこの浮浪徘徊しておった者ならば扶養義務者がないときは、どういうことになりますか。

政府委員　窪田静太郎　それはその患者自らについての一時的の救護の場合を申し上げますと、浮浪徘徊した者であれば、それはすなわち三條の本文によりまして収容所へ連れて行かなければならぬ。……直ぐ連れて行くとしても、暫時どこかへ置くとか、食事をさせるとか、泊めるとかいう必要はございますから、そういう場合には市町村長をして一時の救護をさせる。市町村の仕事として、市町村長に一時その救護をさせておく。それから、療養所の方に連れて行く……つまり必要がなくなるまで、そのところで救護を加えます。

それからその者の同伴者……患者自らでなくして、患者に同伴して居る者、たとえば、子供なら子供を背負っているという場合で申しますと、さしむきその子供を引き離して、親だけを収容所の方へ送りましてはその子供の処置に困るということがございます。それはすなわち、これによってその行政官庁の命令の定むる所に従い、同伴者に救護を致すのであります。

それから、後に宜しい具合に引き取り人がない時は困るではないかというお尋ねは……なるべく養育院のような所へ頼みますとか、あるいは、どうかこれを育てる者がないかという慈善家を探すとかいうことに致しまして、出来るだけ方法を尽くす。たとえば捨て子があった場合にしましても、一般の貧民の仕方のない者があった場合におけると同じような取り扱いを致すよりほかはございませぬ。

男爵　真田幸世　……市町村長が、非常に救護をするために手数が掛かるために宿送りというようなことをやっているということを耳にして居ります。そういう場合に医者は罰がありますけれども、市町村長はどうするということもないですが、それは別に差しつかえないですか。

政府委員　窪田静太郎　さようなことは市町村長には将来は致させぬつもりであります。もしそういうことを致せば、つまり職務に背きまする訳でありますから、これに対しては職務上の責任を負います訳であります。従来はこういう種類の者に対して何所かに結局収容して行くという場所がないものでありましたから、そこで乞食などを致してまいる者は取り締り上、あまり人目に付くような所に出ておると追払うというようなことに止まって、どこにも遣り場がなかった。それでありますから、また出て来るというようになって困りましておったのでございますが、こういうようになりますれば、結局、収容すべき療養所へ容れるという都合になります。

男爵　高木兼寛　第二條の運用方法でありますが、仮にまず収容しない患者で私宅療養をしているものは、実際のところどの辺りまで予防方法を行うことができるという御見込みでありましょうか。

説明員　野田忠廣　私宅に置きます患者に対しまして予防に関しまする主なる事柄は、いずれその箇条などは訓令されることと考えております。まず第一にその患家の大小にもよりましょう。でございますからなるべく健康者と隔離の方法をとらしむることが第一の要義であります。

それからもう一つは患者の排泄物に汚染された物、あるいは、膿汁で汚染された物を消毒を直ぐに行わしめます。また日常用います什器其の他の物品はなるべく健康者と区別させます。その他、外出でも致します場合には局部を相当消毒致しまして包帯を施すとか、個々の患者につきまして医師なり、あるいは、警察官なり検疫医員、当該吏員がその予防の方法、消毒の方法を始終致しまする予定であります。

男爵　高木兼寛　ただいまの御答弁通りにして置くものとした所で、これに制裁がついておりますから、すなわち一一條に「第二條に違反したる者は二〇円以下の罰金に処す」と云うことになって見ると、その予防方法を行うように命令した後で、よくこれを行って居るか居らぬかと云うことを始終監視しなくてはならぬ、と云うことになって来る様でありますが、その監視方法に付いては、やはり巡査なり、または衛生管理などと云う者を時々派遣すると云うお考えでしょうか。これが東京とか、その他都会ならば然したることもないけれども、地方に至っては、なかなか困難な事柄であると思うのでありますが、その辺についてはどう云うお考えになっておりませうか。

政府委員　窪田静太郎　……検察官が家宅にせっせと参って視察を遂げると云うことは、あまりこれを励行することはいかがであろうと思っております。よほど（患者との接触が）密接にしていかにも危険であるという場合におきましては、なるべく周到に視察をさせ、注意を与えますつもりであります。これにつきましては将来は一層、医師と当局者とが連絡をとりまして、医師から患家によく諭し注意を与えると云うことを行わせるようにしたいと云う希望を持って居ります。それで本条に対して罰則も設けてございますけれども、この罰則はよくよくの場合に対する一つの利器として存しておきますでございます。これを濫用すると云うことのないように十分注意したいと思っております。

高木誓太郎　第四條の末文に「療養所の設置を命ずることを得」とありますが、ずっと前條から読んできますと、是非これを設置せしめなければならぬようなことにみえますが、「得」というのは、あるいは、設置せぬでも宜しい場合のあるのをさして「得」と云う文字を使うたのですか。「得」とせられたのは、どういう意味からこういうことになりましたか。

政府委員　窪田静太郎　これは先ずこれだけの権限を内務大臣が有っておりますれば、つまり内務大臣からこういう風に組み合わせをしてやったら宜しかろうと云うことの注意を与えますれば、府県の方の相談で進んでこれをやると云うことができる見込みでございます。その多くの事柄がまあそういうものでございますから、それで結局形式的に命令を下し設置を命ずるということまでに参ることは必ずしも必要ない。つまり、これだけの権限をもっておりますれば、もし難しければ、つまり設置を命ぜられる訳になりますから、強制をしてそうなって行くという都合になりますのでございます。それ故にこれを必ずしも命ずるのであると致しておく必要はなかろうと思います。

三宅秀　この病はどこでも神社の罰を蒙って此の病になっているものであると云うような迷信が大部分を占めて居りますから、この病を治療するためにも、やはり神仏の加護を受けねばならぬと云う考えをもって居ります。すなわち神仏を信じて安心を求めると云うこともございますけれども、なお、それよりは罪障消滅のために神仏のあるところの霊場へ行って、そうして慎むだけは慎んで、神に祈れば病が癒るだろうと云う希望をもっておるに相違ないのでありますからして、それをまったく方角違いの所に持って行きましては、大にその信仰の自由を損なうことになると思いますから、療養所の中にも礼拝所を移し、あるいは、清正公なり弘法大師なりを移して、そうしてその所で礼拝するような工夫をするのは無論宜しうございませう。

しかし、自ら霊場に行って直接に神仏に御頼みしなければ、利き目が薄いと信じておるだろうと思います。その信仰を破ってしまって、方角違いの所に人を移すということは少し不都合かと存じます。あるいは、資産のある者で熊本なら熊本に行って旅籠屋へ泊まっておるならば、その旅籠屋を救護所に直して、そうして十分に政府の方で隔離法などを監督するようにして、いわば一つのカッタイ宿に致して、そうしてその人が自ら神仏に詣でることの出来るようにしたい。しかし、それが無毒の人に接するといけませぬから、あるいは、参詣のときを決め、あるいは、礼拝所を決めても宜しい。また時間を決めるばかりで不十分ならば、神前にらい患者の礼拝所というものを設けますようにして、十分に隔離のできるようにして、そうしてらい患者にも信仰の自由を与え、また一方御賽銭の側に至りましても、収入に響きませぬようにすることが出来、また旅籠屋の方も営業の上に妨害を受けぬことになりまして、三方共に宜しかろうと思いますから、それだけのことはこの法律を実行なさる暁に是非この中に加えて実行することにしたい。……。

男爵　高木兼寛　……ただいまの御希望は、なる程、患者の感情に対して考えて見ますればごもっとものことでございますが、それについては、御賽銭を進げると云うことになると、その賽銭箱と云うものはすなわちらい患者が投じたものでありますから、これを何とか致さねばなりませぬ。賽銭と云うものはいわゆる流通物でございますから、これから他に伝播のおそれがありますから、奉った賽銭は消毒するとか、あるいは、賽銭箱を別にして置かなければなりませぬ。そのところはどう云うお考えでしょうか。

三宅秀　それは無論そういうつもりであります。あるいは、らい患者の礼拝所を別にしても宜しいのであります。最も金属であれば、よほど消毒力を有って居りますから、紙幣よりは汚れが少ないものでありますが、しかし礼拝所が別にあっても、らい患者が持った物であれば、是非、消毒を要するものと思います。

男爵　石黒忠悳　……従来……らい病に特効ありと信じております温泉場でございますとか、あるいは、利益ありと信じております神社仏閣というもの、この病者の主に輻湊致しますところには、他の者に伝播の恐れを防ぎますような取り締りを立てておきたいと思いますのでございます。それから療養所には、先刻高木委員からお述べになりました所の広い菜圃、すなわち菜園を附属いたさせますということは最も必要であると存じます。もう一つは、外国人にしてらい患者が渡航致しました者に対する検査法、ならびにこれを処置致します方法は、この法案が発せられますと共に規定致されむことを希望致します。それだけの希望を述べまして本案全部を賛成致します。……。

法律第一一号「らい予防に関する件」

第一條　医師らい患者を診断したる時は患者及び家人に消毒その他予防方法を指示し且つ三日以内に行政官庁に届出べしその転帰の場合及び死体を検案した場合亦同じ

第二條　らい患者ある家またはらい病毒に汚染したる家においては医師または当該吏員指示に従い消毒その他予防方法を行うべし

第三條　らい患者にして療養の途を有せず且救護者なき者は行政官庁において命令の定むる所に従い療養所に入らしめ之を救護すべし但し適当と認むる時は扶養義務者をして患者を引取しむべし必要の場合において行政官庁は命令の定むる所に従い前項患者の同伴者に対しても一時相当の救護を為すべし

前二項の場合において行政官庁は必要と認むるときは市町村長（市制町村制を施行せざる地域に在りては市町村長に準ずべき者）をしてらい患者及びその同伴者または同居者を一時救護せしむること

第四條　主務大臣は二以上の道府県を指定しその道府県内における前條の患者を収容する為必要なる療養所の設置を県に命ずることを得前項療養所の設置及び管理に関して必要なる事項は主務大臣之を定む主務大臣は私立の療養所を以て第一項の療養所に代用せしむることを得

第五條　救護に要する費用は被救護者の負担とし被救護者より弁償を得ざるときはその扶養義務者の負担とす第三條の場合において之が為要する費用の支弁方法及びその追徴方法は勅令を以て之を定む

第六條　扶養義務者に対する患者引き取りの命令及び費用弁償の請求は扶養義務者中の何人に対しても之を為す事を得但し費用の弁償を為したる者は民法第九五五條及び第九五六條により扶養の義務を履行すべき者に対し求償を為すことを妨げず

第七條　左の諸費は北海道地方費または府県の負担とす但し沖縄県及び東京府伊豆七島小笠原島においては国庫の負担とす

一　被救護者または扶養義務者より弁償を得ざる救護費

二　検診に関する諸費

三　その他道府県においてらい予防上施設する事項に関する諸費

第四條第一項の場合においてその費用の分担方法は関係地方長官の協議により之を定む若し協議調わざるときは主務大臣の定む所による第四條第三項の場合において関係道府県の私立療養所に対し必要なる補助を為すべしこの場合においてその費用の分担方法は前項の例による

第八條　国庫は前條道府県の支出に対し勅令の定むる所に従い六分の一乃至二分の一を補助するものとす

第九條　行政官庁において必要と認めたるときはその指定したる医師をしてらいまたはその疑ある患者の検診を行わしむることを得

らいと診断せられた者またはその扶養義務者は行政官庁の指定したる医師の検診を求めることを得

行政官庁の診断に不服ある患者またはその扶養義務者は命令の定めたる所に従い更に検診を求むることを得

第一〇條　医師第一條の届出を為さずまたは虚偽の届出を為したる者は五〇円以下の罰金に処す

第一一條　第二條に違反したる者は二〇円以下の罰金に処す

第一二條　行旅死亡人の取り扱いを受くる者を除くの外行政官庁において救護中死亡したるらい患者の死体または遺留物件の取り扱いに関する規定は命令を以て之を定む

本法施行の期日は勅令を以て之を定む

第四節　隔離政策の基礎

初期の光田健輔の著者、「癩病隔離所設立の必要に就て」[*38]「上州草津及甲州身延に於ける癩患者の現況」[*39]「癩患者に対する処置に就いて」[*40]「明治四〇年以後には草津における癩患者は如何に処せらるべきや」[*41]は、それぞれ明治三五年（一九〇二）から三九年（一九〇六）の東京養育院月報に掲載された。これらの論文では、ハンセン病がらい菌感染による慢性伝染症（感染病）であること、いまだ治療法がないこと、世界的なハンセン病の歴史とその分布、我が国のハンセン病患者数の統計、上州草津や甲斐身延などの地域調査に基づいたハンセン病蔓延の実態、そして、国費地方費による患者隔離の必要性などについて、当時としては先進的な意見が述べられている。

もちろん、このころ、すでに、北里柴三郎[*42~45]や土肥慶蔵[*46・47]などによる啓発的な講演や著作が盛んに行われており、光田論文が先行していたわけではない。しかし、我が国のハンセン病の地域的蔓延の実態を論じた信頼に足る報告はほとんどなかったから、これら光田の論文は異彩を放っていた。東京養育院々長の渋沢栄一の後援があったにせよ、ハンセン病隔離法案策定を推進した山根正次や島田三郎が、帝国議会の論壇で光田健輔の名を挙げて、「推薦するに値する」と判断した由縁である。以後、光田健輔は、徐々に我が国のハンセン病対策の中心に位置するようになっていった。

当時、ハンセン病患者の隔離の必要性を説くには、ハンセン病が遺伝病ではないこと、いまだ治療方法がない慢性伝染病（感染症）であることなどを、人々に理解させる必要があった。これについて、どの程度の知見が巷間に広まっていたかを知るひとつの目安として、福澤諭吉の論説の推移に目を通してみたい。

まず、明治五年（一八七二）に公刊された小著「かたわ娘」[*48]における諭吉のハンセン病観は、「筋」「宿業」「報い」「因果」であった。それが、明治一四年（一八八一）公刊の『時事小言』[*49]「国民の気力を養ふ事」では「遺伝」に、明治二八年（一八九五）

三月以降、『時事新報』に掲載された「福翁百話[*50]」では、「血統」「家柄」「遺伝病」「遺伝毒」などの概念（言葉）に変わっているが、いまだ、ハンセン病伝染病説は出てこない。

ところが、第一回国際らい会議（明治三〇年・一八九七、ベルリン）から二年後の「女大学評論・新女大学[*51]」になると、「……らい病のごとき悪疾あれば去ると云う。無稽のはなはだしきものなり。らい病は伝染性にして神ならぬ身に時としては犯さるることもあるべし。固より本人の罪にあらず。然るを婦人が不幸にしてかかる悪疾に罹るの故を以て離縁とは何事ぞ。夫にしてかりそめにも人情あらば、離縁は扨置き看護し、仮令ひ全快に至らざるもその軽快を祈るこそ人間の道なれ。もしも妻の不幸に反して夫がらい病に罹りたらばいかんせん。妻はこれを見捨て飄々と家を去るべきや……」と記し、ハンセン病は伝染病であるという知見から論を展開している。この知見は、当時、面識を持っていた北里柴三郎から学んだのであろうと推測されるが、諭吉にして、明治三二年（一八九九）に、ようやくハンセン病伝染病説が出てくるのである。

その生涯を通して、民衆に向かって論陣を張った諭吉の意見は、当時の人々に大きな影響力があったから、明治三〇年代ころには、少なくとも新聞を購読している先進的な人々は、ハンセン病は遺伝病ではなく、伝染病（感染症）であるという知識を得ていたと思われる。ただ、血筋、家筋と同義に近い考え方である、ハンセン病にかかりやすい体質が遺伝するという発想は、その後も根強く残り続け、それは現代においてさえ、十分に払拭されてはいない。

一方、明治三八年（一九〇五）に、東京市銀行クラブでハンナ・リデルのための癩救護事業後援会が、同年一二月に、「癩予防調査会」が、明治三九年（一九〇六）には、ハンナ・リデルの回春病院に対する寄付金募集を目的とした有志協議会が開催され、島田三郎などが新聞紙上に、「らい問題」について論陣を張って世間を賑わした[*52〜54]。

このように、ハンセン病問題に関する世論が高まるなか、政府もまた、「伝染病としてのハンセン病」に対して何らかの対策を策定する必要性を認識してはいたが、明治三七年（一九〇四）に宣戦布告され、全面戦争の様相を呈していた日露戦争による人的・財政的逼迫は厳しく、新たな事業を興す余裕はまったくなかった。その後、明治三八年

（一九〇五）九月、ポーツマス条約が締結されて日露戦争は終結したが、おびただしい戦死者の数に加えて、戦争賠償金を取得できなかったことから、国家の財政はさらに危機的状況にあった。

こうした状況の下、第二一回帝国議会における伝染病予防法中改正法律案（衆議院および貴族院ともに否決）、および、第二二回帝国議会における癩予防法案（衆議院賛成多数で通過、貴族院期限切れで不成立）の審議を経て、明治四〇年（一九〇七）の第二三回帝国議会において、ようやく法律第一一号「らい予防に関する件」が可決されるのである。

なお、第二二回帝国議会に提出された山根正次の癩予防法案に先立ち、明治三九年（一九〇六）に内務省技師野田忠廣が（内務省案として）起草した癩予防法案[*21]は、当時の内務省地方局長吉原三郎が反対した[*22・23]ために議会に提出されることはなかった。一方、この山根正次提出の癩予防法案に対して、内閣法制局長官岡野敬次郎が、人権侵害および地方庁の過重負担を理由に激しく異議を唱えたといわれている[*24~26]（ただし、文献に目を通す限り、「人権」という言葉に、岡野がどのような意を込めていたかについては、明らかではない）。

本稿では、先の論文[*55・56]（本書第Ⅶ章・第Ⅷ章）と重複するため、第二一回、第二二回帝国議会衆議院における議論を省略し、これまでほとんど顧みられなかった第二三回帝国議会貴族院における質疑応答を記した。

以下に、この貴族院における論点の要旨を記す。

一、らいは、触接（接触）伝染病（感染症）であり、現在（明治四〇年）のところ不治の病である。

二、明治三九年の第二回らい実数調査によると、全国の放浪らいの数は、およそ一二〇〇人である。したがって、二千人余を収容する療養所を、府県連合立として、全国七ヶ所、および、沖縄に設置する。

三、主務（内務）大臣は道府県に療養所の設置を命じることができ、かつ、その命は強制性を有する。

四、予算は、国と地方とが、それぞれの割合で分担して支弁する。

五、神社仏閣や温泉などの周辺を放浪しているらい患者には二種類ある。その一つは、袖乞いして居る人々。もう一つは、信仰・信心のために参拝にきている、あるいは、療治のために温泉宿に逗留している人々である。この二種類の人々を見分けるのは難しい。

六、隔離収容された患者は、信仰や信教の自由を奪われ、療治の自由が犯されることになるが、公共の利益のためにはやむをえない。

七、患者の隔離によって、一部の神社や旅籠屋の収入が減少すると思われるが、これも、公共の利益のためにはやむをえない。

八、らいに対する有効な治療法は、現在（明治四〇年）のところないが、本法案が通って、療養所に医師や研究者が勤務するようになれば、おのずと研究も進むであろう。

九、治療法がないまま隔離収容すれば、患者は、終生、療養所に留まらなくてはならない。また、信仰の対象になる場所に参詣することもできない。このような不自由・苦痛を慰撫するために、信仰や信心が持てる環境をできるだけ整えるべきである。

一〇、療養所の中に、礼拝所を作って、あるいは清正公なり弘法大師（の像）を移して、そこで患者が礼拝できるようにすべきである。

一一、外国からの患者渡航に対しては、注意して検疫を行う。渡来してしまってから送り返すのは、人道上の問題がある。

一二、らい患者を出した家の子供たちが、学校で、他の学童から忌まれることがあった場合は、何らかの対策を講じるべきである。しかし、今のところ、そのような例を聞いていないので、（子供たちのための）新たな施設を作る予定はない。

一三、療養所の施設整備費、医師や職員などの人件費、および、患者食料費など、必要な予算は国公費で調達する。

一四、働ける患者には、病室の掃除や庭周りの仕事をさせる。また、療養所の敷地に、患者の住居と菜園を造り、野菜なども作らせる。肥料の（臭いなどの）ことを考えると、住居の周りは花壇にして、少し離れた場所に菜園を造るべきである。

一五、患者の住居は、小さく粗末であっても、一戸建ての家を造らせたい。

一六、財政事情が整えば、次第に検診対象を広げ、患者隔離を強化することも視野に入れているが、法律第一一号に関しては、「浮浪徘徊する患者で病毒を散漫し、風俗上も甚だ宜しからぬ者を救護」することを目的とする。

一七、有資産者の私宅療養を許可する。

一八、浮浪徘徊して公園などに曝露しているものは、らい菌検査をしないで収容してもよい。

一九、外国人によって設立された療養所はそのまま継続して活動を続けてもよい。これらは、もし関係者が同意するなら、代用の収容所（療養所）にすることも考慮する。

二〇、一時救護所における取り扱いは、十分注意する。患者は療養所へ行くにしても、発病していない子供は養育園へ預けるなど、引取先を考えるべきである。

二一、私宅療養者の監視は、周到にすべきである。

すなわち、以下に要約するように、ハンセン病を慢性接触伝染病と定義した上で、療養所の設置や経営方針だけでなく、患者の療養生活の細部に至るまで、事こまかな議論が行われているのである。

- 放浪らい（貧患者）の隔離収容　日露戦争後の国庫が厳しい折でもあり、我が国のすべてのハンセン病患者を対象にするのではなく、放浪らいのみを隔離収容する。ただし、将来この方針が軌道に乗った暁には、隔離収容を強化・拡大することも考慮する。
- 療養所の設置　とりあえず府県立の療養所を七つ、また別に、沖縄に一つ設ける。

- 公益の優先　公益のためには、隔離の対象となる患者およびそれを取り巻く環境が若干の不利益を蒙ることになってもやむをえない。
- 内務大臣の権限　療養所の設置は主務（内務）大臣の権限とし、その命は強制性を有する。
- 低予算経営　日露戦争後の財政厳しい折、療養所の低予算経営もやむをえない。
- 労働主義　患者といえども、農作業のみならず、療養所内作業に従事すべきである。家のまわりには花壇を造り、住居から少し離れた場所に菜園を設け、農作物を作る。肥料は人糞を用いる。
- 住居　粗末でも、寄宿的なものではなく、一人一人、独立したものを施設すべきである。資産がある人は、療養所内に自分の家を建てて居住することを許可する。
- 治安維持　療養所の治安維持のために、患者の精神的な安定・安心を計るべきである。そのために、療養所内に（西国巡礼の地蔵菩薩や仏教寺院、キリスト教各派の教会など）信心・信仰の拠り所になる建造物を置いた方がよい。
- 患者所持貨幣の消毒　患者が使用した貨幣は消毒するべきである。
- 私宅療養　私宅療養中は、係官が見回りをして監視する。
- らい患者の子供　子供たちが不適切な扱いを受けないような配慮をすべきである。
- 検疫　外国からの患者渡航者には必要な検疫を行う。

ハンセン病療養所における療養生活を知っている者であれば、第二三回（明治）帝国議会貴族院で議論された、これらの諸項目は、決して荒唐無稽なものなどではなく、近年まで存在した法律二一四号「らい予防法」下における療養所の日常生活にきわめて相似していることを理解するであろう。

なお、明治四〇年（一九〇七）二月二〇日の、第二回衆議院らい予防に関する法律案委員会[*34]で、山根正次と司法監獄事務官小河滋太郎および窪田静太郎が、監獄に収監されているハンセン病患者の療養所入所の可能性について以下のような質疑をしており、貴族院の議論とは別の次元で、注目に値するものがある。

山根正次　この法案が行われるにつきましては、監獄におけるところのらい患者は如何になるのでありますか。司法省の方においては、監獄に対してこの患者を入れるところを特別に拵えられるか、あるいはまた、仕事を与える上においても特別な室を御増設になる御見込みでありますか。監獄統計表を見ますと、今現に、二〇〇人あまりのらい患者の犯罪者があるようですが、これらの処置に付いて、司法省は、何ぞ宜い御考えを持っておられるか。また、今日《こんにち》、らい患者は監獄内でどのように扱われて居りますか。

司法監獄事務官　小河滋太郎　今現に、監獄にはらい患者が多い……二〇〇人内外のらい患者が監獄に収容されて居る。……地方によって多い少ないの区別がありますが、各監獄に一人～二人のらい患者が居る。多いのは一〇人から居る所もある。

実は、監獄ではらい患者取り扱いを持て余して居ります。無論、刑を執行する上から申しましても、仕事を実行はできない。仕事をさせるということもできぬと云うことはありませぬけれども、隔離もしなければならぬ。その製作物にしても、これを外に出すと云うことはできませぬ。ずいぶん消毒を行う。消毒を行うにしても十分安心を与えると云うこともできない。むしろ不完全な制作物を拵えて、それを社会に毒を流すと云うような虞《おそれ》を抱かしむると云うことは、よほど考えものであろうと思います。それらの点についても大いに苦慮を致して居る。実際、扱い向きは今日出来るだけの医学上の設備を講じまして、隔離もし、療養も施しておりますけれども、実際の模様を話しますと、らい患者は僅に監獄に来て療養が出来ていると云うに過ぎない。外に居って療治もできない人間が、監獄に入ったがために、ともかく、相当の治療を受けて居ると云うような風に、ほとんど刑の執行という意味をなしておらぬ。

この法案が出来れば、将来は十分の設備隔離のことをするつもりでありますが、やるにしても刑の執行の側から申しますと、ほとんどその意味がない。また監獄衛生、公衆衛生の上から申しましても、御承知の通り、多数の人を集めて置く場所でありますから、その所に三人なり、二人なりの患者を収容して、いかに離隔をしても設備をしても、病毒が他に感染しないという保証ができるかと云うと、この点は大いに考え物であります。一人の患者がある結果、多数の者に害を及ぼし、延ては公衆の衛生を害するという結果に立ち至るであろうと思います。……。

……さいわいにこの法案が出ましたならば、この法律の中にらい患者の犯罪の情状に依っては、それを療養院に入れる方が、刑の執行の上から云っても、また公衆衛生の上から云っても、その方が必要である、ともかく、監獄で療養をすると云うことは、困難を抱える場合が多い。今日でも相当の設備はしておりますけれども、今お話ししたような事情で、一人二人のために、そう全力を注ぎ安全なことはできない。よほど持て余しておるということ御承知願います。

山根正次　後来、そういうものは、刑の執行をしないで、直ちに他の病院に収容して置くと云うような御話もありましたが、内務省の当局者においては、いかがお考えですか。

政府委員　窪田静太郎　それは刑法の方がそう云うようなことで、執行猶予するというようなことができる場合になりますれば、なお司法省と協議の上に、この法案に対して、あるいは単行法を以て、その刑事のらい患者に対する処置をすると云うことも必要でありましょうと考えますが、ただいまも申しましたように、およそ全国七ヶ所に設けると言うくらいのつもりでありますから、刑事の者がそこで一緒にということが、直ちにでき得るのが便利なことであるか、あるいは、それは別にして収容するのが便宜であるかもしれぬ。その点は、刑法がそう云う改正になりますれば、なお攻究の上に相当の処置を執らなければならぬと思っております。

この質疑の後、一定の方向性が出たという記事は見当たらない。しかし、法律第一一号制定の当初から、療養所内監房などの必要性、ひいては、「療養所の長は命令の定める所により被救護者に対し必要なる懲戒または検束を加ふることを得」と規定した懲戒検束規定[*57~60]（大正五年・一九一六）の必要性などが「攻究」されていたと推測されなくもない。

このように、第一三回帝国議会における法律第一一号制定までの議論の趣旨は、伝染の拡散防止など、「公共の福祉」であり、患者の救護や救済は副次的な課題であった。隔離（収容）施設としての療養所経営は、低予算および労働主義が採用され、また、所内の治安維持のために、さまざまな日常生活レベルの療養生活まで、細かな制約が検討された。そして、先にも記した如く、それらの多くは、近年まで続いた我が国のらい対策、療養所経営、そして、患者の療養生活の基礎となったのである。

おわりに

一、伝染病予防法中改正法律案――第二一回帝国議会（明治三八年・一九〇五）

日露戦争たけなわの明治三七年（一九〇四）二月一四日、山根正次等によって伝染病予防法中改正法律案が第二一回帝国議会に提出され、明治三八年（一九〇五）二月一五日、一六日、一七日にわたって質疑が行われたが、二月二一日の衆議院、および、二月二四日の貴族院の双方で否決された。

二、癩予防法案――第二二回帝国議会（明治三九年・一九〇六）

明治三九年（一九〇六）、内務省技師野田忠廣が起草した癩予防法案は、ハンセン病患者の隔離、検診、届け出、消毒、外出・移動の制限、修学の制限、就職の制限、療養所の設置などについて、広範な感染予防のための條項が定められ、罰則についてもきわめて具体的に規定されていた。しかし、これは、当時の内務省地方局長吉原三郎等の反対にあって、内務省案として議会に提出されることはなかった。

その後、山根正次等の議員提出法案として第二二回帝国議会へ癩予防法案が提出され、ほぼ全会一致で衆議院を通過したものの、会期切れのために貴族院では審理ができず、不成立となった。なお、この癩予防法案に対して、内閣法制局長官岡野敬次郎が、人権侵害および地方庁の過重負担を理由に、激しく異議を唱えたといわれている。

三、癩予防に関する法律案――第二三回帝国議会（明治四〇年・一九〇七）

癩予防に関する法律案は、明治四〇年（一九〇七）二月二一日に衆議院を通過し、同年三月一一日には貴族院で可決され、三月一九日に、法律第一一号「らい予防に関する件」として公布された（ただし、国の財政的事情により、その施行は、明治四二年四月まで延期された）。この法律第一一号は、当時のすべての患者を対象とした、第二一回帝国議会の伝染病予防法中改正法律案や第二三回帝国議会の癩予防法案とは異なり、

- 神社仏閣あるいは公園などに徘徊してその病毒を伝播する怖れのある者
- 群衆の目に触れる所に徘徊して、外観上よほど厭うべきことがある者

のふたつの項目に該当する患者で、かつ、救護者も保護者もなく、また、自ら治療費をまかなえない「貧患者」のみを、公的施設へ隔離収容することを趣旨としていた。

また、貴族院は、法律第一一号に規定された隔離施設の療養生活について、具体的なイメージを持って質疑を行っているが、その質疑内容と、近年まで続いた法律二一四号「らい予防法」下の患者の療養所内日常生活との間には、著しい相似性がみられている。すなわち、明治四〇年（一九〇七）の貴族院における議論は、以後の（療養所経営はもとより）患者の療養生活に、具体的な影響を与えていったことが考えられた。

［引用文献］

＊1　石井寛治「第二章対外恐怖からの対外侵略　三、日清戦争への道　四、戦争を支えた経済力」「第三章帝国の利権をめぐる日露対決　一、東アジアの帝国主義」『日本の産業革命——日清日露戦争から考える』朝日選書（一九九七）。
＊2　山本義彦編著「I戦前　第一章確立期日本資本主義の構造　三、日清日露期の軍拡財政　日清戦争と戦後経営」『近代日本経済史——国家と経済』四八頁、ミネルヴァ書房（一九九二）。
＊3　安藤良雄編「三、一八九一〜一九〇〇　日清戦争と戦後経営」『近代日本経済史要覧（第二版）』六六頁、東京大学出版会（二〇〇四）。
＊4　歴史学研究会編「第三章植民地帝国への変身と政党勢力の成長　第二節日清戦争後の政治と社会」『日本史史料（四）近代』岩波書店（一九九九）。
＊5　新保博「第Ⅱ部工業化の始動と展開一八九一〜一九一三　パックス・ブリタニカへの参入　三、パックス・ブリタニカの中の日本」『近代日本経済史』創文社（二〇〇〇）。
＊6　桧山幸夫編著「第一章日清戦争総論　第一節日清戦争の歴史的位置　一、東アジア近代史のなかの日清戦争」『近代日本の形成と日清戦争——戦争の社会史』雄山閣（二〇〇一）。
＊7　児玉幸多『日本史年表』二八頁、吉川弘文館（二〇〇二）。
＊8　「第一三回帝国議会癩病患者及乞食取締に関する件（根本正）」『衆議院議事速記録』第四〇号　明治三二年三月二日　議長の報告（一八九九）。
＊9　「第一六回帝国議会癩病患者取締に関する建議案（斎藤寿雄）」『官報号外』明治三五年三月六日　衆議院議事速記録第二五号（一九〇二）。
＊10　「第一八回帝国議会慢性及急性伝染病予防に関する質問（山根正次）」『官報号外』明治三六年五月二八日　衆議院議事速記録第五号　上奏案（一九〇三）。
＊11　「第二一回帝国議会伝染病予防法中改正法律案」『官報号外』明治三八年二月一五日　衆議院議事速記録第一六号（一九〇五）。
＊12　「第二一回帝国議会衆議院伝染病予防法中改正法律案委員会議録（筆記速記）」『第五類』第五八号（第一・二・三・四回）明治三八年二月一五日、同二月一六日、同二月一七日、同二月一八日（一九〇五）。
＊13　「第二一回帝国議会衆議院伝染病予防法中改正法律案　第一読会の続（委員長報告）」『官報号外』明治三八年二月二三日　衆議

院議事速記録第一九号　確定議（一九〇五）。

＊14 「第二二回帝国議会衆議院癩予防法案（山根正次）」『官報号外』明治三九年三月二五日、三月二七日　衆議院議事速記録第二一・二二号（一九〇六）。

＊15 「第二二回帝国議会衆議院癩予防法案委員会（筆記速記）第一回」『第五類』第六七号　癩予防法案委員会会議録　第一回　明治三九年三月二五日（一九〇六）。

＊16 安藤良雄編「四、一九〇一～一九一三　日露戦争」『近代日本経済史要覧（第二版）』八四頁、東京大学出版会（二〇〇四）。

＊17 中山治一『日露戦争以後―東アジアをめぐる帝国主義の国際関係』創元社（一九五七）。

＊18 大江志乃夫『日露戦争と日本軍隊』立風書房（一九八七）。

＊19 大濱徹也『明治の墓標―庶民の見た日清・日露戦争』河出書房新社（一九九〇）。

＊20 根来藤吾『夕日の墓標―若き兵士の日露戦争日記』毎日新聞社（一九七六）。

＊21 「癩取締に関する事項　五（四）」『皮膚科泌尿器科雑誌』第五巻第四号、七八頁（一九〇五）。

＊22 山本俊一「二対策と法制定　一、法制定への道　第二二帝国議会」『日本らい史』六二頁、東京大学出版会（一九九三）。

＊23 オカノ・ユキオ「第一回国際らい会議の我が国への影響（四）法律第一一号『癩予防法』の成立過程」『愛生』一五（四）、六二頁（一九六一）。

＊24 山本俊一「二対策と法制定　一、法制定への道　第二二帝国議会」『日本らい史』六三頁、東京大学出版会（一九九三）。

＊25 「第二　癩病取締法案」『医海時報』第六三四号、六頁（一九〇六）。

＊26 吉野俊彦『カイゼル髭の恋文　岡野敬次郎と森鷗外』清流出版（一九九七）。

＊27 大濱徹也「ああ増税」『明治の墓標―庶民の見た日清・日露戦争』一七〇頁、河出書房新社（一九九〇）。

＊28 安藤良雄編「四、一九〇一～一九一三　日露戦争」八四頁「四・二、日露戦争関係軍事費財源一覧」「四・三、日露戦争戦費調達公債実収入額」「四・四、非常時別税収入確定案」「四・五、日露講和条約　軍備拡張」八五頁「四・七、租税一人当たり負担額の推移」「四・一〇、全国商業会議所連合会建議書」『近代日本経済史要覧（第二版）』東京大学出版会（二〇〇四）。

＊29 山本義彦編「Ⅰ戦前　第一章確立期日本資本主義の構造　三、日清日露期の軍拡財政　日露戦争と戦後経営」四一頁『近代日本経済史―国家と経済』ミネルヴァ書房（一九九二）。

＊30 歴史学研究会編「第三章植民地帝国への変身と政党勢力の成長　二、日露戦争　第三節日露戦争と韓国併合　日露戦争特別税収入確定案」『日本史史料（四）近代』岩波書店（一九九九）。
＊31 「第二三回帝国議会衆議院癩予防に関する法律案（政府提出）第一読会　書記朗読」『官報号外』明治四〇年二月一七日　衆議院議事速記録第八号（一九〇七）。
＊32 「第二三回帝国議会衆議院癩予防に関する法律案（政府提出）第一読会の続　委員長報告」『官報号外』明治四〇年二月二二日衆議院議事速記録第九号（一九〇七）。
＊33 「第二三回帝国議会衆議院癩予防に関する法律案委員会議録（速記）第一回」第五類　第二四号　明治四〇年二月一八日（一九〇七）。
＊34 「第二三回帝国議会衆議院癩予防に関する法律案委員会議録（速記）第二回」第五類　第二四号　明治四〇年二月二〇日（一九〇七）。
＊35 「第二三回帝国議会衆議院貴族院速記録第九号　癩予防に関する法律案」第一読会　明治四〇年二月二六日（一九〇七）。
＊36 「第二三回帝国議会衆議院貴族院速記録第一一号　癩予防に関する法律案」第一読会の続　明治四〇年三月一一日（一九〇七）。
＊37 「第二三回帝国議会貴族院癩予防に関する法律案特別委員会議事速記録第一号」明治四〇年三月五日（一九〇七）。
＊38 光田健輔「癩病隔離所設立の必要に就て」『東京養育院月報』五九号（一九〇二）：藤楓協会編『光田健輔と日本のらい予防事業――らい予防法五十周年記念』藤楓協会（一九五八）。
＊39 光田健輔「上州草津及甲州身延に於ける癩患者の現況」『東京養育院月報』五九号（一九〇二）：藤楓協会編『光田健輔と日本のらい予防事業――らい予防法五十周年記念』藤楓協会（一九五八）。
＊40 「癩患者に対する処置に就いて」『東京養育院月報』五九号（一九〇二）：藤楓協会編『光田健輔と日本のらい予防事業――らい予防法五十周年記念』藤楓協会（一九五八）。
＊41 「明治四〇年以後には草津における癩患者は如何に処せられるべきや」『東京養育院月報』九三号（一九〇六）：藤楓協会編『光田健輔と日本のらい予防事業――らい予防法五十周年記念』藤楓協会（一九五八）。
＊42 北里柴三郎「細菌学大意」『細菌学雑誌』第二号一三四頁、第三号二〇六頁、第四号二六五頁、第五号三三一頁（一八九六）：『北里柴三郎論説集』三六五頁、北里柴三郎論説集編集委員会（一九七八）。

＊43　北里柴三郎「伝染病について」『広島衛生医事月報』第三八号三頁、第三九号二頁、第四〇号八頁、第四一号六頁、第四二号三頁（一九〇二）：『北里柴三郎論説集』八二七頁、北里柴三郎論説集編集委員会（一九七八）。
＊44　北里柴三郎「慢性伝染病予防に就いて」大日本私立衛生会第二〇年次総会記事、一四九頁（一九〇二）：『北里柴三郎論説集』八三七頁、北里柴三郎論説集編集委員会（一九七八）。
＊45　北里柴三郎「万国学芸会議状況（一九〇四）」『北里柴三郎論説集』九五三頁、北里柴三郎論説集編集委員会（一九七八）。
＊46　土肥慶蔵「癩病の病理組織に関する追加説」『東京医学会雑誌』第一七号、六一頁（一八九六）。
＊47　土肥慶蔵「日本の癩について」『皮膚科泌尿器科雑誌』第一巻、一一頁（一九〇一）。
＊48　福澤諭吉「かたわ娘」『福澤諭吉全集』第三巻（一九五九）。
＊49　福澤諭吉「国民の気力を養ふ事」『時事小言』三二四頁、慶応義塾出版社（一八八一）。
＊50　福澤諭吉『福翁百話』時事新報社（一八九七）。
＊51　福澤諭吉「女大学評論・新女大学」『福澤諭吉全集』第六巻（一九六〇）。
＊52　山本俊一「二対策と法制定　一、法制定への道　リデルの活躍」『日本らい史』東京大学出版会（一九九三）。
＊53　窪田静太郎「社会事業と青淵先生」『窪田静太郎論集』日本社会事業大学（一九八〇）。
＊54　オカノ・ユキオ「第一回国際らい会議の我が国への影響（四）法律第一一号『癩予防法』の成立過程」『愛生』一五（六）、四一頁（一九六一）。
＊55　福西征子「明治維新以後・法律第一一号『らい予防に関する件』制定まで　その(一)血筋・家筋と遺伝と伝染」『セミナー医療と社会』第三二巻、三頁（二〇〇七）。
＊56　福西征子「明治維新以後・法律第一一号『らい予防に関する件』制定まで　その（二）第一三回帝国議会から第一八回帝国議会まで」『セミナー医療と社会』第三三巻、五六頁（二〇〇七）。
＊57　「第三七回帝国議会衆議院　明治四〇年法律第一一号中改正法律案　第一読回」『官報号外』衆議院議事速記録第三二号　大正五年二月二五日（一九一六）。
＊58　「第三七回帝国議会衆議院　明治四〇年法律第一一号中改正法律案　第一読回の続」『官報号外』衆議院議事速記録第三五号　大正五年二月二八日（一九一六）。

＊59　「第三七回帝国議会衆議院　明治四〇年法律第一一号中改正法律案委員会（筆記速記）第一回」第五類第六八号　大正五年二月二五日（一九一六）。

＊60　「第三七回帝国議会貴族院速記録第一四号　明治四〇年法律第一一号中改正法律案　第一読回の続」大正五年一二月二三日（一九一六）。

第X章

法律第一一号「らい予防に関する件」と隔離の始まり

北部保養院の成立

はじめに

明治四〇年（一九〇七）三月一九日、放浪（浮浪）らい患者収容を目的とした法律第一一号「らい予防に関する件」が、また、同七月二〇日、内務省令第一九号「らい予防に関する法律施行細則」が、さらに、同七月二二日には、全国五ヶ所に療養所を設置することを定めた内務省令第二〇号が公布された。

当初、内務省は、療養所の立地は、必要に応じて各府県に救護所を設け、府県費をもって支弁することを考えていた。しかし、地方局長の吉原三郎が、「……地方公費の負担既に軽からざる現状において、このような事業に着手することは緩急の順序を過れるものである。仮に一歩を譲って収容所を設けるものとするも、各府県に救護所を設けて患者を収容することは面白くない。またその必要もない。収容するならば島嶼か遠隔の地一ヶ所にすべし。しからざるも、全国数ヶ所位に止むべきである……[*1〜3]」と反対した。

これに対して衛生局長窪田静太郎が、「……専ら予防上の見地からすれば、全国に当時四、五万と推測せられた患者の中から、数百から千人位の浮浪患者を収容しても伝染予防の効力は大して見るべきものはない。……故に島嶼に送るが如き、患者の精神上に大打撃を与えるような処置は目的に反するものでよろしくない。……これらの見地から……各府県共同して全国に数ヶ所の収容所を設けて各府県の共同の負担を以て設立運営すべしと決定した。（予算は）……国事多難の際、全額国費の負担を以てしては、いつ予防法の制定を見るに至るか期しがたい。故に、基本としては、府県共同の費用を以てして、国費では、経常費の六分の一を補助し、当初の建設費および初度調弁費は、二分の一を補助する」という方針で内務省内の意見を調整したため吉原三郎地方局長もこれに同意した[*4・5]。

明治四〇年（一九〇七）八月五日に勅令二八四号が公示され、これらの施行期日を明治四一年（一九〇八）四月一日としたが、同年暮れの一二月二五日、政府は、勅令三五一号をもって施行期日を一年間延ばし、明治四二年（一九〇九）四月一日に変更した。これに対して山根正次等が第二四回帝国議会で法の早期施行を迫ったが、日露戦争の戦後処理に追われる中央政府だけでなく、地方各府県もまたそれぞれの事情によって逼迫していたため、政府答弁は、「らい予防に関する法律施行期限は……財政上の都合により、明治四二年四月一日より之を施行せんとし……勅令発布されたり」と言うものであった。[*6]

本稿では、これら中央政府による法の公布・公示、議会議事などを経た後、青森県に国立療養所松丘保養園の前身である第二区療養所北部保養院が開設されるまでの経緯、および、開設当初の北部保養院の療養のありさまについて述べてみたい。

第一節　中央政府による法の公布・公示

明治四〇年（一九〇七）第二三回帝国議会衆議院（二月二二日）および貴族院（三月一一日）を通過したらい予防に関する法律案が、同三月一六日に法律第一一号「らい予防に関する件」として公布されると、政府・内務省は、矢継ぎ早に、勅令二六二号（七月九日）「法律第一一号救護費用」、内務省令第一九号（七月二〇日）「法律第一一号施行細則」、内務省令第二〇号（七月二二日）「公立らい療養所」、勅令第二八五号（八月三日）「法律第一一号道府県支出額精算額補助」を公布・周知していった。

しかし、明治三八年（一九〇五）に終結した日露戦争は、「日清戦争の八倍強の戦死者を出し」、その結果、「農村は……青年労働力を奪われ」、また、「物資の徴発、消費税や専売による増税によって、日用必需品の物価が高騰し」[*7]、さらに、ポーツマス条約締結の結果、戦争賠償金を取得できなかったことによって国家財政は危機的状態に陥っていたから、[8] 当面、中央政府のみならず地方自治体もまた、公衆衛生方面の新しい政策・事業を興こす余裕はなかった。したがって、明治四〇年（一九〇七）に設立されるはずだった公立らい療養所は、明治四二年（一九〇九）まで延期され、また、必然的に、その予算は低く見込まれざるをえなかった。以下に勅令二六二号、内務省令第一九号、内務省令第二〇号、勅令第二八五号を記す。

勅令二六二号（明治四〇年七月九日）「明治四〇年法律第一一号救護費用」

第一条　明治四〇年法律第一一号第三条に依りらい患者及びその同伴者又は同居者の一時救護に要する費用は必要あるときは救護地道府県に於て之を繰替支弁すべし。

市町村長に於て一時救護をなす場合に要する費用は必要ある市町村に於て繰替支弁すべし。

第二条　前条に依り繰替支弁したる費用は被救護者より弁償を得ざる時は、その扶養義務者にその弁償を求むべし。この場合に於て必要ある時は義務者の住所地若くは所在地の地方長官又は市町村長にその徴収を委託することを得。

弁償金の徴収に関しては府県徴収の例による。

第三条　一時救護に要したる費用にして前二項に依り弁償を得ざるものは救護地道府県の負担とす。

第四条　療養所に於る救護費にして被救護者又はその扶養義務者より弁償を得ざるものは被救護者の本籍地、本籍地なきか又は不明なる時は救護地に属する療養所設置区域内道府県の負担とす。療養所に送致する費用に付亦同じ。

第五条　らい患者死亡したる時は救護の費用はその遺留の金銭又は有価証券を以て之に充仍足らざる場合に於て扶養義務者より弁償を得ざる時は遺留物件を売却して之に充つることを得。

第六条　本令に依り道府県に於て繰替支弁し又は負担すべき費用は沖縄県及び東京府下伊豆七島小笠原島に於ては国庫の支弁とす。

第七条　本命に於て市町村又は市町村長と称するは市制町村制を施行せざる地の之に準すべきものを包含す。
附　則　本令は明治四〇年法律第一一号施行の日より施行す。

内務省令第一九号（明治四〇年七月二〇日）「明治四〇年法律第一一号施行細則」

明治四〇年法律第一一号・らい予防に関する件施行規則左の通り相定む。
明治四〇年七月二二日　　内務大臣　原　敬

第一条　明治四〇年法律第一一条第一条の届出は、患者又は死体所在地の警察官署に之を為すべし。
らい患者を診断したる医師は故なくその事実を漏泄することを得ず。
第二条　らい患者にして療養の途を有せず且つ救護者なきものある時は警察官署は一時之を救護し又は市町村長をして一時之を救護せしめ、その旨を患者の家族又は扶養義務者に通知し且つ患者の本籍住所氏名及病况並扶養義務者住所氏名等を具し地方長官に報告すべし。
地方長官に於て前項の報告を受けたる時は所定の療養所に照会を経たる上送致の手続を為すべし。但し適当と認むる扶養義務者ある時は之に対し、患者の引き取りを命ずべし。警察官署は必要と認むる時は第一項のらい患者の同伴者又は同居者に対しても一時相当の救護を為し、又は市町村長をして之を為さしむべし。
第三条　前条に依り、らい患者を入らしむべき療養所は救護地道府県の療養所とす。但し療養所管理者の協議に依り之を変更する事を得。
第四条　明治四〇年法律第一一号第四条の療養所は内務大臣の指定したる設立地の地方長官に於て之を建築管理すべし。
当該地方長官は内務大臣の認可を得て療養所の位置を定むべし。

第五条　明治四〇年法律第一一号第四条第三項の場合に於ては療養所々在地地方長官は療養所の設立者に対する命令条件を定め内務大臣の認可を受くべし。
第六条　明治四〇年法律第一一号第九条第一項第二項行政官庁の職種は警察官署之を行う。
警察官署の指定したる医師の診断に不服ある患者又はその扶養義務者は発病以来の症候経過及反対意見を有する医師の診断書その他不服の理由を具し、書面を以て地方長官に対しその指定したる医師の検診を請求することを得。
前項の場合に於ては地方長官は検診の場所及び日時を請求者に通知し二人以上の医師を指定して検診を行わしむべし。この場合に於て請求者はその費用を以て反対意見を有する医師を立ち会わせしむる事を得。検診のために病院その他の場所に滞留を命ぜられたる患者その命を遵守せざる時は検診の請求を取り消したるものと看做《みな》す。
第七条　検診の請求は行政処分の施行を停止せず。但し当該官庁に於て必要と認むる時はこの限りに在らず。
第八条　行旅死亡人の取扱を受くるものを除く外行政官庁に於て救護中死亡したるらい患者の死体及遺留物件の取扱に関しては、行旅病人及び行旅死亡人取扱法の規定を準用す。但し市町村長に於て救護中死亡したる場合を除く外、同法中市町村長の職務は当該行政官庁之を行う。
第九条　第二条及第六条の地方長官の職権その他らい予防上警察に属する事項は東京府に於ては警視庁之を行う。本令に依り市長に属する職務は東京市及大阪市に於ては区長をして之を補助施行せしむる事を得。
附　則　本令は明治四〇年法律第一一号施行の日より之を施行す。

内務省令第二〇号（明治四〇年七月二二日）「公立らい療養所」

道府県は左の区域に依りその区域内におけるらい患者を入らしむるため必要なる療養所を設置すべし。
第一区域　東京府　神奈川県　新潟県　埼玉県　群馬県　千葉県　茨城県　愛知県　静岡県　山梨県　長野県

第二区域　宮城県　岩手県　青森県　福島県　山形県　秋田県
第三区域　大阪府　兵庫県　奈良県　三重県　岐阜県　滋賀県　福井県　石川県　富山県　鳥取県　和歌山県
第四区域　岡山県　広島県　山口県　香川県　愛媛県　高知県
第五区域　福岡県　大分県　佐賀県　熊本県　宮崎県　鹿児島県
前項療養所の設立地は、第一区域にありては東京府下、第二区域にありては青森県下、第三区域にありては大阪府下、第四区域にありては香川県下、第五区域にありては熊本県下とす。
附　則　本令は明治四〇年法律第一一号施行の日より之を施行す。
明治四〇年七月二二日　内務大臣　原　敬

勅令第二八五号（明治四〇年八月三日）「明治四〇年法律第一一号道府県支出額精算額補助」

明治四〇年法律第一一号に依る道府県の支出精算額に対し国庫は同法第八条に依り左の区別に従い補助す。但し事業に伴う収入又は寄付金等ある時は之を控除したる額に対し補助す。
一、療養所創設費、拡張費、および之に伴う初度調辨費（二分の一）
二、被救護者又はその扶養義務者より辨償を得ざる無籍者又は本籍不明者の救護費（二分の一）
三、その他の諸費（六分の一）
四、私立の代用療養所の創設拡張費及び之に伴う初度調辨費に対する補助費（二分の一）
五、私立の代用療養所に対するその他の補助費（六分の一）
附　則　本令は明治四〇年法律第一一号施行の日より之を施行す。

第二節　青森県議会議事

第九回通常青森県議会（明治四〇年一一月二一日～同一二月二〇日）

明治三五年（一九〇二）の青森県は、青森県設置以来の大凶作であった。「特に南部地方の米の被害は甚大で、上北郡のごときは、一粒の収穫もなかった……もともと青森県の農業は、津軽地方は稲作地帯、南部地方は雑穀地帯と劃然と区別されていた。

南部地方の常食は米ではなかった。麦と混食は良い方で、粟稗が普通であった。従って、雑穀の作付反別は南部地方が圧倒的に多いので、普通の冷害だと部分的に凶作地帯が出来てもそれほど世論の的にはならなかった。しかし三五年は冷害の程度が深刻だった」[*9]。

そのため、「明治三六年の青森議会・県政の中心問題は、何といっても三五年の凶作対策であり、県予算も緊縮方針をとると共に、凶作対策の一環としての土木事業等……」が盛んに議論された[*10]。

明治三八年（一九〇五）もまた、福島県や宮城県を中心として東北地方は天保の大飢饉に比較されるほどの飢饉であった[*11]。しかし、前年の三七年から「国運を賭した日露開戦」への挙国体制へ組み込まれていった青森県は、むしろ中央政府から地方議会に向けた軍備調達や緊縮財政が議論され、凶作対策は影をひそめている。この年には、津軽海峡にロシア軍艦（らしきもの）が現れたりもしたが、三七年度の既定県予算六九万七千円から五万四千円が更正減額されるなどしている。また三八年度の県予算総額は、第六回通常県議会（明治三七年一一月二四日から同一二月一五日）で五五万一八一九円二一銭九厘と定められた[*12]。

翌三九年（一九〇六）は、日露戦争終結による講話問題とその戦後処理に苦悩する中央明治政府の影響を受けつつも、「県政は比較的平穏」で、県議会は、郡制廃止、青森港開港、青森市水道布設工事、十三湖沿岸の水害救済、耕地整理、教育・衛生問題など、前年に比べると、青森県の将来を問う問題が多岐にわたって議論され、議事は順調であった。[*13]

また、青森県輸出米検査規則が定められた。藩政時代から評価の高い津軽米について、その輸出検査を組合経営から県営に移し、表1に示す如く、青森、鰺ケ沢、十三、小泊、油川の五港に検査事務所が置かれた。[*14]

この年の県予算は、五九万七三八七円七銭三厘であった。[*15] なお、この年の第八回通常県議会第五款・衛生及び病院費で次のような質疑が行われている。[*16]

白鳥策太郎　衛生技士はどんな人を雇入れるか。

中大路事務官　これは伝染病予防に関する技士だから専ら黴菌学に通暁した医師が適当である。別段大学出でなくとも伝染病研究所で研究を積んだ医師を北里博士に依頼して聘雇する。年報八〇〇円では不足の感がある。元来青森地方は天与の衛生地だが、生活状態が不養生だから一朝伝染病が流行すると伝播が早い。よって黴菌学に通じたもので予防に当たらせる。

ちょうどこのころ（明治四〇年二月）、後に北部保養院（の医師としての）初代院長となる中條資俊が、内務省から青森県へ衛生技士として出張を命ぜられており、[*39] この質疑周辺の人事だった可能性が考えられる。

明治四〇年（一九〇七）度の県予算は、三九年の通常県議会で六七万七〇三九円とされたが、その後の県参事会および通常県議会で追加予算議決によって、四〇年一二月までの予算額を八〇万四三九五円とした。[*17] この四〇年第九回通常青森県議会の衛生及病院部会（一二月五日午前一〇時三〇分、出席議員二五名）で、法律第一一号の公布に伴った「らい療養所設立に関する問題」に関して、白鳥鴻彰および太田清橘両議員による、県議会史上初めてのハンセン病にかかわる質問がなされるのである。*18

北海道および東北六県の各負担予算額を含む、その質疑内容を以下に記す。

白鳥鴻彰　らい患者はどのくらい収容するのか。

吉留事務官　本県に設置するのは第二区で東北六県と北海道を包含する。患者は一〇〇人を予想しているが、設置場所は詮議中である。

白鳥鴻彰　いつから収容するか。

吉留事務官　収容期日は、(明治四一年) 四月一日である。参考までに述べるが、患者に慰安を与え、進んで入院をするようにと娯楽室も設ける。

白鳥鴻彰　一〇〇人位は直ちに収容できようが、収容患者は希望者に限るのか、また薬価はどうなるのか。

吉留事務官　一〇〇人は概算で、収容患者は浮浪の徒や扶養義務者のないものを選ぶが、先ごろ第二区で調査したところ、八七人あったと憶えている。もっとも将来は患者も増加するだろうし、政府からも漸次増築するよう命令がある。各県の分担額は、北海道一万二〇六五円、宮城県九七六八円、福島県一万四二一七円、岩手県七八八二円、山形県一万九四一円、秋田県一万二四一円、本県は七一八七円、合計七万二三〇一円である。

太田清橘　委員の説明によると浮浪の徒ばかり収容し、家族や財産のあるものには手をつけぬようだが、四方にあるらい患者に対しては取り締り法がないのか。

吉留事務官　法律に該当するほか、これという規定がない。政府も暫時拡張の方針をとり、広く患者を救護するものと想像するが、おそらく遠い将来のことであろう。将来はいざしらず、現在は、希望者でも規定にあわぬものは収容しない。

第一〇回通常青森県議会（明治四一年一一月二六日～同一二月二〇日）

当時、トラホームは失明の原因になる重大な伝染性眼疾患であり、その検診は、公衆衛生学上および学校保健上、最も重要な課題であった。しかし、一番困ったのは徴兵検査だった。明治四一年（一九〇八）の青森県徴兵検査では、壮丁千人に対して、四四八人がトラホームというので問題になった。武田（青森県）知事は、明治四二年（一九〇九）八月一〇日、諭告第一号をもってトラホームの予防を強調し、学校には、明治三七年（一九〇四）三月三一日の青森県訓令第一七号トラホーム予防並びに治療に関する要項の励行を命じた。[*19]

腸チフスは、伝染病（感染症）のなかでは最も高い発生率を示しており、明治一三年（一八八〇）のエバートによる腸チフス菌発見以降も、その傾向は変わらなかった。青森県では、明治一九年（一八八六）に二〇九〇人が発症し、そのうち三〇五人が死亡した。その後、発症者が千人を超えた年は、明治二〇年（一八八七）、二一年（一八八八）、二三年（一八九〇）、二四年（一八九一）、二九年（一八九六）、三二年（一八九九）と続いたが、[*20]ワクチンが考案されると、その効果が喧伝されるようになった。また、古くから赤痢が蔓延しており、明治三二年（一八九九）には、一万六三六九人の赤痢患者が発生し、うち、二七九〇人が死亡した。[*20]

これらトラホーム検診、腸チフスワクチンおよびらい療養所設立予算について、明治四一年（一九〇八）第一〇回通常青森県議会の第五款・衛生及病院（一二月七日午後一時一五分、出席議員二一名）において質疑が行われている。[*21]なお、このころ、国内の一部の地域では、らい療養所設立予定地の住民による激しい設立反対運動が見られていたが、青森県ではそのようなことはなく、この第一〇回通常県議会におけるらい療養所設立予算に関する質疑を見る限り、むしろ予算示達が遅れることへの懸念がうかがえる。

鈴木武登馬　トラホーム予防救治会法は県下全般にわたって行う積もりか。

桑原技師　トラホームはその蔓延の状況に鑑み、一時に撲滅するのは至難のこと故、明年度はまず青森及びその付近、弘前及びその付近に予防灸治の方法を講じるはずである。
石橋直三郎　その方法はどんなものか。
桑原技師　治療は実費をもってその地の開業医に治療せしめ、予防は講話などの方法によって衛生思想の発達を計る方針である。
太田清橘　過般浪岡小学校においてトラホーム生徒の治療を行ったが、充分その成績を挙げ得なかった。一小学校さえかくの如し、いわんや一市一地方の広い区域にあっては、その成績を挙げることは覚束ないと思う。
桑原技師　この予防政治で絶対に目的を達し得るとはもちろん思っていないが、巡査の戸口調査に際し、患者を発見した時は充分治療法を勧誘させ、漸次その効果を収める考えである。
桜田文吉　トラホームは年々増加の状況にあるか。
桑原技師　年々増加の状況にある。四〇年度は検査数四三一六名の内、一一一〇名、四一年度は五三九一名の内、二四五一名の患者を発見した。
阿部武智夫　市外付近の患者にも治療を施すつもりか。
桑原技師　市外付近は予防のみを行って治療はしないつもりである。
岩山高充　腸チフスの注射は効果があるか。
桑原技師　確かに予防注射の効果は認めている。
太田清橘　らい療養所は政府が施行を約束したため、四一年度予算は繰り延べされたものと思うが、四二年度もまた政府がさらに猶予するようなことはないか。
永田事務官　政府は一ヶ年だけの猶予であって、四二年度には必ず実現することを承知している。

明治四一年度第二区らい患者療養所予算　総額七二、三〇四円

内　訳

一、経常費

管理費　二二、一七五円

俸給　五、四八〇円

所長　二〇〇円

医長　一、八〇〇円　一カ月一五〇円

医員　一、四四〇円　一カ月六〇円（二人分）

薬剤師　六〇〇円　一カ月五〇円

書記長　六〇〇円　一カ月五〇円

書記　八四〇円　一カ月三五円（二人分）

雑給　三、八七九円

雇員給　二、二六八円

雇員　一カ月一五円（三人分）

看護人一カ月二〇円（男女三人分）

門衛　一カ月一二円（二人分）

旅費　五〇七円

諸雇給　八二四円

給仕　一カ月六円（二人分）

小使　一カ月一〇円（四人分）

人夫料　　二〇〇円
恵与金　二八〇円
所費　　五、二二二円
備品費　二五〇円
文具費　八二円
消耗品費　二、五九二円
図書費　一三五円
通信運搬費　二八八円
賄費　一七五円
試験費　二〇〇円
被服費　五〇円
雑費　一、四五〇円
患者費　六、五四二円
食費　四、三八〇円
無籍患者一日一二銭（三五人分）
有籍患者一日一二銭（六五人分）
被服費　六六円
薬品費　一五〇円
雑費　一〇〇円
護送費　一、八四六円

患者付き添い巡査旅費、患者馬車賃　同途中賄費

営繕費　五〇円

予備費　一、〇〇〇円

二、初度調済費

管理費　六、三四四円

所費　三、二九九円

患者費　三、〇四五円

被服費一人一一円四五銭、寝具一人九円（一〇〇人分）

三、営繕費

建築費　四三、七八五円

敷地三万坪　五、〇〇〇円

事務所五〇坪　二、〇〇〇円

物置一八坪　四五〇円

小使室その他一六坪　四八〇円

病室及び隔離室七八坪　二、一五〇円

消毒乾燥男女浴室七五坪　三、〇〇〇円

家族舎二一六坪　六、四八〇円

集合所七〇坪　二、八〇〇円

作業場炊事場七〇坪　二、一〇〇円

医長以下官舎二〇八坪　六六〇円

持仏堂及び祠堂一八坪　七〇〇円
屍室汚物焼却場一二坪　四五〇円
装具置場及び火葬場一二坪　五三〇円
井戸五ヶ所　五〇〇円
電話架設一式
その他　二、〇〇〇円

青森県令第二一号（明治四二年四月二三日）「らい患者救護費取扱手続」
青森県令第一七号（明治四二年四月一日）「北部保養院職務規程」

北海道・東北六県連合立北部保養院の開院が迫った明治四二年（一九〇九）になると、青森県令第二一号（明治四二年四月二三日）「らい患者救護費取扱手続」および青森県令第一七号（明治四二年四月一日）「北部保養院職務規程」が定められ、療養所運営の具体的な手順がしめされた。

ただ、らい患者救護費取扱手続の第五条には、「検診請求書は所轄警察官署を経由すべし」、また、同第七条には、「らい患者たりし疑いある時は当該吏員は死体及家屋その他に対し更に相当の消毒方法を施行せしむ」と記載され、さらに、青森県警察部長が北部保養院初代および二代院長を兼務したことから、以後、保養院の患者収容業務は、警察所管として、浮浪らい取り締り、ハンセン病蔓延防止を最優先した治安維持であるとして、地域社会・世間に記憶されることになった。これらは、明治四三年（一九一〇）一〇月六日、中條資俊が医師としての初代院長に就任（内閣・内務省任命）後も多くは変わらなかった。

一、県令第二一号（明治四二年四月二二日）「らい患者救護費取扱手続」

らい予防法令施行細則左の通り。

明治四二年四月二二日

青森県知事　武田千代三郎

第一条　医師明治四〇年法律第一一号第一条の届出を為すには書面又は口答を以て左の諸件を示すべし。

一　病況

一　患者の本籍、住所、職業、氏名、年齢

一　発病の年月日

一　発病地及現在地

一　診断検案及転帰の年月日時

第二条　らい患者治癒したる時は速かに医師の診断を受くべし。

第三条　らい病毒に汚染し又は汚染の疑いある家屋及物件の消毒方法は明治三〇年内務省令第一三号の規定を準用す。

第四条　警察官は明治四〇年法律第一一号第九条第二項第三項に依り検診を請求したる患者に対して検診を受くる迄の間病院その他の場所に滞留を命ずべし。

第五条　明治四〇年内務省令第一九号第六条第二項の検診請求書は所轄警察官署を経由すべし。

第六条　らい患者の死体は火葬すべし。但し所轄警察官署の許可を経たる時はこの限りにあらず。

第七条　死体を既に埋葬し、又は埋葬せしむる場合に於て、らい患者たりし疑いある時は当該吏員は死体及家屋その他に対し更に相当の消毒方法を施行せしむることを得。

第八条　第六条に違反したる者は二〇円以下の科料に処す。

附　則　本令は発布の日より之を施行す。

二、県令第一七号（明治四二年四月一日）「北部保養院職務規程」
第一条　北部保養院に左の職員を置く。
　一　院長一人　一　医長一人　一　職員若干名　一　薬剤師一人　一　書記若干名
第二条　院長は知事の指揮監督を承け院務を掌理し、部下の職員を監督す。
第三条　医長は院長の命を承け医務を掌り医員及び薬剤師を監督す。
第四条　医員は上司の指揮を受け医務に従事す。
第五条　薬剤師は上司の指揮を承け調剤に関する事務に従事す。
第六条　書記は上司の指揮を承け庶務会計に従事す。
第七条　院長は知事の認可を経院内執務の催促を設くることを得。
第八条　院長事故あるときは医長その職務を代理す。院長及医長ともに事故あるときは上席医員より順次その職務を代理す。
附　則　本令は明治四二年四月一日より之を施行す。

同日、青森県知事武田千代三郎による告示第一一五号をもって、「第二区らい療養所を北部保養院と称し、その仮収容所を青森県東津軽郡油川村大字油川に設置し、明治四二年四月一日よりこれを開始す」とした。
また、同四月二一日、県訓令甲第二九号「らい患者救護費取扱手続」、県訓令第三〇号「らい予防法令施行手続」および、県令第二一号「らい予防法令施行細則」が公示・公布された。

青森県訓令第三〇号（明治四二年四月二二日）「らい予防法令施行手続」

『青森県警察史』は、北部保養院における県警察部の役割について以下の如く記している。[*22]

明治四二年に……まず仮収容所が油川村大字油川字柳川三六番戸に置かれ、同年四月一日から北部保養院として開院し、同月一五日、初めて患者一人を収容した。初代院長は永田亀作警察部長が兼務し、五月から大味久五郎警察部長が二代院長を兼務した。この間、新城村大字石江字平山一九番地に病舎や事務所の建築にかかり、完成を待って一一月一日に移転を終了した。

明治四二年四月二二日県訓令第三〇号で、「らい予防法令施行手続」を示したが、この規定は全条ほとんど警察官署の取り扱い事務を定めたもので、患者の住居移転時の通報、患者発見、救護、消毒などの措置方法が示されている。

患者の北部保養院への護送は警察の仕事とされ、護送要領および心得なども定められた。当初のらい療養所は浮浪らい患者を主に収容していたので……非行対策も大きな問題で、取り締りや一般収容事務まで警察で担当したことは、警察官でなければ処置が万全ではなかったためである。

院務は知事の指揮監督下におかれたが、実質的には警察部が院内の諸事務を担当し、書記（事務局長）には警部・警部補が派遣されることが多かった。毎年の分担金および設備改善費は一道六県の警察部長会議において決定され、年度予算は青森県議会に付議された……。

県訓令第三〇号「らい予防法令施行手続」は、法律第一一号「らい予防に関する件」の実行を趣旨としており、ハンセン病予防およびハンセン病患者の救護を本来の名分としていた。

しかし、その実行すなわち、県令第一七号および二一号に明文化されている患者の移動、護送、消毒などのほとんどの業務が警察官による警察業務として行われていたことには、多くの証言があり、また、実行の最終現場である北部保養院でも、院長、書記（事務局長）あるいは事務官が、警察官によって占められていた。したがって、保養院の患者収容業務は、むしろ青森県警察部を駆使した浮浪らい患者取り締り（および治安対策）として認識され、前述したように、中條資俊が医師としての初代院長に就任後も大きな変化はなかった。

時代的に見れば、警察行政も衛生行政も同じ内務省に所属し、警察部長も衛生局長も、また、県知事でさえ、内務大臣に任免権があったことを思えば、院長が、警察部出身から衛生部出身者へ変わることなど、当時としては格別な違和感はなかったのかもしれない。

勅令第三四六号（明治四三年九月二一日）「療養所の職員」

第一条　本令に於て療養所と称する明治四〇年法律第一一号第四条第一項の規定に依り設置するものを謂う。

第二条　療養所の職員次の如し。

所長

医長

医員

調剤員

書記

第三条　療養所の所長医長は委任官の待遇、医員調剤院及書記は判任官の待遇とす。

第四条　療養所の職員にして委任官の待遇を受くる者の任免奏薦及宣行は奏任官の例に依り之を行い判任官の待遇を受くる者の任免は療養所の管理する地方長官之を行う。

附　則　本令は明治四三年一〇月一日より之を施行す。

北部保養院成立当初の沿革と道県別収容患者数、年齢、職業および教育程度

国立療養所松丘保養園の前身である第二区療養所北部保養院開所初年度年報の「沿革」には、おおむね次のような記述がなされている。[*23]

北部保養院は、明治四〇年法律第一一号にもとづき、北海道、青森、秋田、岩手、宮城、福島、山形の一道六県の連合立により、当時の知事西澤正太郎の時代において、青森県事務次官高橋要次郎、同警察部長事務官吉留寛夫、同事務官補三浦慶作、同土木課長技師矢継篤太郎、同衛生課長技師桑原定三郎、同林業技師楠戸伊三郎、同会計課長県属土屋清志、同警務課長警部石黒熊三郎、同県属平沢傳三郎、同土木課技手村上藤助が、それぞれ実施委員を命ぜられ、同年九月始めて創設費予算を編成し、連合道県の各警察部長本県に会合し、内務省より参事官杉山四五郎臨席して予算の協議をなし、なお費用の分担方法を議定するにいたりたるも、らい予防法施行期日改正（延期）されたる結果、その予算の実行を期するあたわざりき。

越えて明治四二年に至り、いよいよ実施すべき期にせまりたるをもって、青森県知事武田千代三郎管理のもとに、警察部長事務官永田亀作、事務官補三浦慶作、土木課長技師矢継篤太郎、衛生課長技士桑原定三郎等、鋭意創設経営の任にあたり、ついに同年四月をもって、青森県東津軽郡新城村大字石江字平山一九番地に反別一五町七反一〇歩の敷地を選定し、同年五月より青森県土木課長技師矢継篤太郎監督のもとに土木課技手村上藤助工事主任となり、建築技手恩田直虎、同助手吉永省三、同助手秩父市郎多数職人を指揮して建築工事に着手し、同年九月、らい患者家族舎二棟落成したるをもって、一棟を患者収容に、一棟を事務所にあて、かねて東津軽郡油川村に仮設しあるらい収容所をひきあげ、県告示第三一二号により、全部移転をなしたるは、同年一〇月一日にして、全く当院事務開始をみるにいたりたるものなり。

最初当院の本県東津軽郡油川に仮設収容所を設置せらるるや、同村管理に属する隔離病舎をもってらい収容所にあて、

事務所は同字柳川三六番地に一棟を仮設すると同時に、青森県警察部長事務官永田亀作北部保養院長兼任となり、医学士中條資俊を医長に、薬剤師能代慶治を調剤員に、長谷川誠一を書記に任命せられ、同年四月一日より事務取扱を開始せられ、同月一五日同所において、始めてらい患者一名を収容するにいたりたるものなり。

同年五月院長永田亀作は福岡県事務官に転任し、後任青森県警察部長事務官大味久五郎は更に当院長兼任を命ぜられ、継いで同年六月医師斉藤政雄を医員に、同年八月和泉正蔵を書記に、同年一一月医師五味玄潤を医員に、いずれも任命せられたり。

同年一二月警察部長事務官大味久五郎当院長兼任を解かれると同時に、医長中條資俊院長兼任を命ぜられたり。当院全部の落成を告ぐるにいたりたるは、明治四二年一二月にして、その建築総坪敷地九九四坪二合五勺なり……。

このように油川村の収容所仮設にしても、新城村の隔離病舎新築にしても、ともに、地元住民による反対運動があった形跡は認められず、工事は順調に進んだ。もっとも、どのような論理を展開しようとも、当時としては、青森県警察部が全力を挙げて推進している事業に反対することは容易ではなかったであろう。

明治四二年(一九〇九)当時の北海道東北六県のハンセン病患者数統計は、表2の通りである。すなわち、青森県では、人口二千人に一人、秋田県では、人口二三〇〇人に一人、宮城県では、人口一七〇〇人に一人のハンセン病患者がいたことが推計されている。

収容開始初年度である明治四二年度の北部保養院への送致患者（主として放浪らい患者）数は、北海道一三、青森県一四、秋田県五、岩手県七、宮城県七、福島県一〇、山形県九の計六五人のみであり、さらに、この内、三人が逃走し、八人が収容後まもなく死亡したから、年度末の収容患者現員は五四人に減少した。

死因は、衰弱二、らい性喉頭水腫一、肺結核一、肺炎一、脳膜炎一、脚気一、心臓麻痺一（計八人）であった。これらのことから、明治四二年度に収容された患者の多くが進行したハンセン病患者で、八人が収容後一年以内に合併症で死亡するほど衰弱していたことが考えられる。

収容時の患者の年齢は、一一歳から二〇歳が八、二一歳から三〇歳が二六、三一歳から四〇歳が一六、四一歳から五〇歳が一一、五一歳から六〇歳が四（計六五人）であった。

これらを比率で示すと、一〇代が一二％、二〇代が四〇％、三〇代が二五％で、一〇代から三〇代の世代が七七％を占めているが、これについては、明治四二年（一九〇九）の平均寿命が、男四四・五歳、女四四・七歳であることを念頭に置く必要がある。*[43]

職業は、農業三〇、商業一、鍛冶二、漁夫三、漁業三、木挽一、木樵一、染屋一、機械二、鋳物師一、陶器一、竹細工師一、傘張一、牛馬売買二、樵夫一、日雇一、その他二、無職一一（計六五人）であり、無職の一一のうち、男が七、女は四であった。教育程度は、中学程度二、漢字交じり文章が読める九、仮名が読める二三、文字が読めない三一（計六五人）であり、文字が読めない者三一のうち、男は二二、女は九であった。

すなわち、初年度収容者の八三％が、定住していたかどうかは別として、何らかの職業に就いており、また、五二％を占める識字率は、文字を学ぶ何らかの手段（通学、家族や知人に習うなど）を持っていたことを示している。

明治四二年（一九〇九）の北部保養院職員の雇用状況は、表3の通りである。先にも述べたように、初代、第二代院長は警察部長兼任であったが、第三代から医師が院長を務めるようになった。そのほか院長以外に二人の医師が、また、薬剤師一、および、看護人と看護婦あわせて五人が雇用されている。

第三節　北部保養院の開設

日露戦争の全招集人員（軍人）は九四万五三九四人で、戦いは凄絶を極めたから、*[46]このうち、死者は八万二五二人（戦死四万五三七七人、傷病死一万四六五二人、病・変死二万二二二三人)、服役免除者(傷痍、疾病、処刑)は二万九四三八人に達した。また、傷を負った者(傷者)一五万三五八四人、捕虜は二〇八一人であった。普通、日露戦争戦病死一〇万人というのは、この死者と服役免除者を合わせたものをいうが、それにしても、これらは、招集人員総数のおよそ一〇%であり、膨大な数である。[*24]

日露戦争時、青森県で最初に徴兵されたのは九一五四人で、その後も、漸次、徴兵される若者は増え、青森、弘前、秋田、山形、仙台などの東北出身者で構成された陸軍第八師団は黒溝台会戦に投入され、戦死者六三〇〇人を出すという壊滅的な打撃を受けた。

これに対して、長野県出身の知事西澤正太郎は、戦時下の明治三八年(一九〇五)三月の郡市長会議の席で、「……戦死者の葬儀は随分費用を要すとも聞いている……(戦死者が)一村に数名ある場合は合同して葬儀を営むのもよい……」などと訓辞をしたりしている。[*25]

日露戦争は、青森県においても村落の隅々まで戦死者を出し、多くの家族が一家の中心的な労働力を失い、生活は困窮した。

「日清戦争は、世界史的に見て、開戦までに備蓄された戦力をもって戦われた最後の戦争であった。日露戦争は、開戦後および戦時下の造成力が勝敗を決する最初の戦争となった」[*26]。ともかく、ポーツマス条約締結によって人的・物的消耗戦といわれた日露戦争は終結したが、我が国の財政は、中央、地方を問わず、極度に疲弊した。しかし、戦勝は戦勝であり、戦後の国際的地位の向上のなかで、軍備、財政再建、科学技術振興、教育・衛生制度改革などが急がれた。

まず、鉄道国有法など、交通網整備に関する法律が整備され、国内的には、明治三八年(一九〇五)に全通していた奥羽本線に続いて、四一年(一九〇八)に中央本線が、四二年(一九〇九)には鹿児島本線が全通した。科学技術方面では、四一年(一九〇八)に、秦佐八郎が梅毒治療薬のサルバルサンを、高峰譲吉がタカジアスターゼを、そして、四二年(一九〇九)には、鈴木梅太郎がオリザニンを創製している。四〇年(一九〇七)には、小学校令が改正されて、義務教育が六年となった。[*27]

一方、明治四二年（一九〇九）の青森県議会の主な動きは表4のごときであり、福岡県出身の武田千代三郎知事の下、県政は比較的安定していた。同年の青森県議会の八大ニュースを表4に示したが、その一つに、北部保養院の前身である油川仮収容所の設立があげられており、当時の青森県にとって、北海道東北六県のハンセン病患者収容施設設立は大きな話題だったことがわかる。[*28]

青森県に、北海道・東北六県のハンセン病患者収容のための療養所を設置することは、明治三九年（一九〇六）三月の第二二回帝国議会衆議院において、山根正次が「……光田健輔、あるいは増田勇などという人によって調べて見ますると、なかなか病人が多い。青森県あたりの実況などをこのころ調べておりまするが、非常なる病人であります る……」と述べたあたりから、ほぼ既定の路線となっていたと思われる。[*29]

ただし、増田勇は明治四一年（一九〇八）に、『らい病と社会問題』[*30]という小冊子を東京市小石川の杏林舎という印刷所から公刊したが、そのなかで、「来期の帝国議会及び政府に、らい予防法の改正を建議すべき意見と覚悟を保持している」という政府・内務省批判ともいうべき考えを展開している。また、明治三九年（一九〇六）にはすでに横浜へ移住し、さらに、大正二年（一九一三）には東京浅草に移って医院を開業しているから、巷間言われるような、青森県大鰐町（旧蔵館）にあった増田皮膚病院が、以下に述べる仮病舎へ転身する可能性は、ほとんどなかったと考えてよいだろう。

明治四〇年（一九〇七）・法律第一一号「らい予防に関する件」公布によって、明治四二年（一九〇九）四月一日、油川村の隔離病舎を仮病舎として、第二区（連合道県立）北部保養院仮収容所が設立された。この仮病舎が、東津軽郡新城村大字石江字平山一九番地（現在地）へ移転するまで、新城村と油川村の双方が誘致に動いた形跡がある。[*31]

ただ、油川村（および青森市、鰺ケ沢町、十三村および小泊村）は、明治三九年（一九〇六）に定められた青森県輸出米検査規則によって米の県営検査事務所が置かれるなど、県経済の要衝として繁栄しつつあった。したがって、青森県としては、伝染性の患者を収容するために広大な敷地を要するハンセン病療養所を、油川村に置く必然性はなかった。その点、新城村は油川村より奥地にあり、民家の少ない山林地域ではあるが、青森駅、青森港に近く、東北六県あるいは北海道からの移送患者の受け入れが容易な地域にあった。

このように明治四二年（一九〇九）一一月の移転開始まで、誘致合戦こそあれ、大きな移転反対運動がなかったのは、先にも述べたように、県警察部（内務省）が全力で推進している事業に対して反対することは、よほどのことがない限り難しかったことが第一の理由として考えられる。言うまでもなく、廃藩置県後、禄を失った下級・中級士族の子弟が多くを占めていた当時の警察官吏は、[*32]現代とは比較にならない強靱な意識階級であったはずであり、地域住民や村人等が太刀打ちできる相手ではなかった。第二の理由は、国家予算を伴うハンセン病療養所の誘致は、経済力の弱い村落の住民にとって、地域活性を期待できる魅力があったことである。

青森県のハンセン病患者に対する偏見や差別は、他県のそれに勝るとも劣らず、歴史的にも根深いものがあったが、[*33]当面、それらは二の次として、ハンセン病療養所誘致の経済効果に対する地域の期待が先行したのであろう。[*34]

一方、当時の我が国の多くがそうであったように、新城村に設立された開院当時の北部保養院は、水道も電気もなく、トイレは汲み取り式、医薬品や食物のみならず、衣服も紙もインクも、すべての物資が不足し、また、蚊や蠅の格好の生息地であった。加えて、日露戦争後の財政難の下、ハンセン病療養所は極端な低予算でスタートしたため、収容（療養）生活を支えるすべての仕事は患者自身が行わなければならず（患者作業）、さらに本州の最北端の療養所として、冬期の積雪や寒さとの戦いもあり、入所者の日常生活はきわめて厳しいものがあった。[*35]

すなわち、日々を生き抜くために必要なひとつひとつの生活が、患者自身に重い労働と負担を強いた。例えば、食事の準備ひとつとっても、食材調理のために、患者自身が、水の確保、竈《かまど》の準備、薪さがし、薪割り、火付けなどの作業が必要であり、調理後には引き続き、食物を生活舎まで運搬し、また、配膳しなければならなかった。

以下に、当時の保養院に収容された患者たちの治療（医療）、食事、入浴、娯楽、作業、慰藉、開墾などの模様について簡単に記す。

治療

ハンセン病の特徴である末梢知覚神経障害によって、刺激に対して感じが鈍麻しているため、（例えば足底潰瘍などの）外襲を被りやすいことから、重症、軽症を問わず、ほとんどの患者が外科的処置を受けざるをえなかった。しかし、効果が期待できる抗生物質のみならず、病そのものを確実に治療できる化学療法はいまだなく、治療は、対症療法のみで、難渋を極めた。

患者の食事

（重症者を除いた）四、五人の比較的軽症（中健者）の男性患者が、毎日、院から給付される米、麦、野菜を煮炊きし、また、それら調理した食べ物をそのつど、患者が居住する各（家族）舎に運搬して分配し、決められた時間に皆（患者）で一緒に食事した。

入浴

治療を受ける前に、毎日一回、入浴していたが、火番や掃除は、患者のうち、軽症者が当番制（交代）で従事した。風呂場の始末も同様で、軽症者が交代で行った。

娯楽

患者自身が、家族舎の庭園に樹木草花などを植え、舎内には、将棋、尺八、雑誌などを備えて退屈をしのぎ、夜（午後九時まで）は、俗謡、講談、浄瑠璃などの芸事で時間を過ごした。また、比較的元気な患者は、小鳥などを飼って、その鳴き声を楽しんだりした。

作業

明治四三年（一九一〇）になると、さまざまな作業が行われるようになるが、四二年（一九〇九）は、まだ仮設作業場だったため、十分な作業は行われておらず、男性患者は、草履《ぞうり》や草鞋《わらじ》などのわら細工を、女性患者は、裁縫、洗濯などをしていた。その他、糞尿汲み取り、農作、木工々作、洗濯、看病、掃除なども、（重傷者を除いた）患者自身によって行われた。

慰藉

新入所患者のうち、院風に馴染まない者には、そのつど、訓戒などが行われた。また、慰藉として、付近の寺院から布教師を招いて、患者を一場に集めて仏教の説教をしてもらったり、芸人を雇って物語を聴かしたりした。

開墾

軽症患者中、作業する能力があり、働いて賃金を得ることで自らの心身を慰めようと希望している者には、保養院内の原野を開墾して農業を起こすことを勧め、収穫した農産物のうち、需要に適するものは保養院が患者から安価に買い入れた。

医師としての初代北部保養院々長中條資俊が、昭和一五年（一九四〇）の関西MTL主催の座談会に寄稿した「北部保養院の最初の頃を語る」の冒頭に、「昔を思えば実際療養所は改善された。何せ創業時代は総て架空だ。それでやって見て、一、二年は悪くとも我慢するという風であった……」という記述がある。この「……総て架空……」という表現に、当時の北部保養院の患者の収容（療養）生活に対する中條資俊の万感の思いがうかがえて痛々しい。*36

ヨーロッパ、とくにイギリスの産業革命から、およそ一世紀遅れて出発した維新政府は、莫大な数にのぼる戦死者や出費など、民衆が負担した負の部分を礎に、ようやく日清・日露戦争に勝利をおさめた。以後、我が国は、欧米列強と肩を並べるべく条約改正を進め、産業、教育、科学技術などの急激な近代化をはかっていくのであるが、とくに、軍備拡張は、国をあげて推進された。第一三回から第二三回帝国議会において、根本正、斎藤寿雄、山根正次等の議員たちが、ハンセン病対策や予防法議案を通して激しく政府を追及したのは、*1・37 放浪らい取り締りを目的とするだけではなく、「富国強兵」「殖産興業」「健康報国」などのスローガンを遂行しうる健康な国民を育成することを視野に入れていたからに他ならない。

したがって、法律第一一号「らい予防に関する件」公布後のハンセン病対策の実行は、国家予算の許すかぎり性急なものであった。

中條資俊が「架空」という言葉で回顧しているものは、当時の戦争や戦後世相の混乱を言っているのではなく、また、街角から放浪らいを一掃すべく、いまだ十分整備されていない療養所へ患者収容を強行したことを指しているのでもない。おそらく、それは北部保養院内における日常の医療・福祉など、当時の療養生活の実態に対する感慨だったはずである。

北部保養院年報に、患者の療養生活などが前述したような内容で記載されていたとしても、実際は、「職員の患者取り扱い振りも中々無理解の態度が多かった。何せ当時の職員は警察上がりの者が多く、患者の使い振りも頗る手荒であった[*36]」し、その一方で、「（保養院へ入所するために新城駅まで来た数名の患者が）……我々が来ることは初めから判っているじゃないか。我々のことを何と思っているのだ。国家の犠牲になって入院してやっているではないか。早く車を持って来い」、などと職員に向かって怒鳴りつける患者も少なくなかった[*36]。また、「療養所の中でも、らい療養所ほど勤めばえのしないところはなく、らい療養所の中でも青森の療養所ほど恵まれないところはなく、殊に創立当時の北海道・東北六県連合立の北部保養院ほどみじめな存在はないと思われたのである」などとも言われていた[*38]。

この第二区北海道・東北六県連合立北部保養院の第三代（医師としては第一代）院長の中條資俊は、山形県出身の明治五年（一八七二）生まれ、幼名を武田留吉といい、明治一九年（一八八六）に小学校を卒業し、明治二六年（一八九三）二一歳になるまで郷里で農業に従事した。その後、米沢や福島の医院の薬局生になり、明治二八年（一八九五）東京神田の英漢塾と私立大成中学校、および、明治二九年（一八九六）大手町商工中学校を経て、明治三〇年（一八九七）第一高等学校医学部に入学した。

明治三三年（一九〇〇）、米沢の中條深造医師の長女ハルと結婚、中條資俊と改名した。明治三四年（一九〇一）千葉医学専門学校を卒業後、県立千葉病院内科勤務を経て、明治三六年（一九〇三）伝染病研究所第一部事務取扱を嘱託された。このころから細菌学の研究を志し、またハンセン病の研究に関心を持ち、慰廃園嘱託医としてハンセン病患者の診療に従事した。明治三八年（一九〇五）に伝染病研究所助手（内務省発令）兼務となったが、明治四〇年（一九〇七）青森県へ出張（内務省発令）。明治四二年（一九〇九）三月三一日伝染病研究所を辞職し、同四月一日北部保養院医長（青森県発令）。同二五日伝染病研究所を辞し、慰廃園の診療を後輩の高野六郎（後の内務省衛生局長）に譲り、北部保養院々長となった（青森県発令）。

このあたりの人事は、北里柴三郎の薦めによるものとも、また、中條資俊自らが志したものともいわれているが、確かなことは定かではない。しかし、ともかく明治四三年（一九一〇）には、内閣および内務省から北部保養院々長職を発令され、それは、昭和二二年（一九四七）、七六歳で現職のまま死亡するまで三八年間続くのである。[*39]

以下に、昭和一〇年代後半に、ある入所患者が見た保養院の病棟における中條資俊の姿を記す。

……鼻を突く異臭は、今にも吐き気をもよおしそうで、胸が詰まる程でもあった……時が夏の暑い頃だったので、どこからともなく銀蠅が嗅ぎつけ、三匹五匹と群がり……襲いかかって来るのである。治療時といえども寸時の油断もならない。そうした不気味な状態でもあった事から、真夏というのにその患者のベットにだけは蚊帳を吊って外敵から防衛したのであった……だがそうした処置にも拘わらず、翌日ガーゼを交換する時は、一体何処から侵入したものか、銀蠅が蚊帳の中を跳びまわり……彼（患者）の頭のガーゼに食いついているのである……看護師がピンセットでガーゼを膿盆へ移すのであるが、盛り上がった傷口の中から、どんな方法で産み付けたものか、五匹も六匹も、一センチくらいに成長した蛆虫がちょろちょろと這い出て来るのである。中條先生はそれを、一匹一匹ピンセットで膿盆へつまみ出し、丹念に爛れた傷口を消毒し……処置が終わるのであるが、つまみ出した筈の蛆は、消毒液にたまりかねてか潜みきれず、もくもくと傷口中から這い出て来るのである。先生はこの様子を見て、「何だまた居ったのか、ホラまた出て来たぞ」と呆れた風に、一匹一匹膿盆へつまみ出すのである。思わず背筋が凍る様な場面であった……。[*40]

また、以下に、往年の保養院の収容（療養）生活の有り様について記す。

それにしても、らいに対しては大風子油やTRといった注射の他、結節や火傷などの外科材料は出してくれたが、その他の病気に対する治療は全く見るべきものがなかった。

例えば私が入所して間もない或る日（昭和八年）、寮と寮の間に一間四方の豚小屋のような建物が目につき近づいて見ると、一人の人間が垢にぬれたボロの着物をまとい、藁のなかにうずくまっていた……手を取ると曲がった指の爪が突き刺さるように伸びていたので、鋏を借りてきて一本一本切ってやった。後で……その男は気が狂っているのだということを聞いたが、それから一ヶ月位で亡くなった。恐らく、一度も医者の手に触れることもなく、死に水もとらずに逝ったのではなかろうか……。

春の行事も終え、一週間位して私は盲腸を患った。このとき、瀬川君は腸捻転とかで床についたという。らい以外の病気に対する治療は見るべきものがなかったと述べた通り、医局から少量の氷が出るだけで、私は四〇度もの高熱にあえぎながら自室で人手をたよりに患部を冷やすしかなかったのである。一方、瀬川君はお腹が腫れるばかりで激しい激痛におそわれているようす……私は生命力が強かったのかこれで危機を脱したと思ったのは床についてから二ヶ月後であるが、瀬川君はそれより一ヶ月前に早く逝ってしまった。

……このほか全身黄色くなって死んだもの、敗血症、腸チフス、結核、肺炎、咽頭障害などで二〇代、三〇代の若い男女が先を争うように火葬場の煙と消えていく有り様は、痛ましい限り……それにしても私は未だに不思議でならないのは、気管切開や足の切断はできたのに、どうして盲腸の手術ができなかったのかということである……。[*44]

また、ある患者が保養院に収容されるまでの有り様は以下のようなものであった。

（大正一一年）……札幌医大で……らいと診断され……私は医者の言葉を信じて必ず治ると思い、青森に来て北部保養院を訪ねて入院を申し入れたが、自由入院はできず、警察で手続きをして来なければだめだと断られた。やむなく市内に引き返して警察へ行き入院手続きを御願いしたが、大声で怒鳴られた。「汚い、汚い、汚い、寄るな」である……。

傷心の私は一応市内の旅館に落ち着き、将来の身の振り方を考えた末、四、五日後、ひとまず北海道に帰るべく連絡船に乗船の間際、警察官が理由も告げずに、「この船に乗るな、夜の船に乗れ」という。仕方なく夜に乗船し、翌朝函館に着いて下船するや、水上警察官が来て引き止められた。青森より連絡が入ったのであろう。そして人影もない建物の陰に連れて行かれたが、途中如露に石炭酸を入れて、歩く足跡にかけてくるのである。待つ間もなく警察医が来て……その内の一人が荷車に荒むしろを敷いて「乗れ」という。

汚い一個の土くれのようにして連れて来られた所は函館市行路病人収容所である。そこには何と同病者が四人もいるではないか……佐々木氏と半沢姉の御夫妻と他二人である（いずれも故人となった）……佐々木氏は、当時入所者の一時帰省は許されなかったので保養院を脱走し、ここに収容されていたのである……。……（保養院に収容されると）……私は三〇畳敷きの一二人の中に加えられた。係の職員が来てわずかばかりの所持金も取り上げられてしまった。脱走防止のためとの部屋長の説明である。

時間が来て夕食が配られたが、先輩達が配分した物を見れば真っ黒である。米、麦半々とか、それも米が上白ではないので麦だけの色に見える。それに大根汁と沢庵である……。*45

昭和一〇年代前後にしてこのような有り様であったから、北部保養院草創期の収容患者の収容（療養）生活がどのような困難を伴ったかは、想像を絶するものがある。

おわりに

北部保養院草創期の収容（療養）生活は、いうまでもなく、厳しいものであった。また、保養院を取りまく地域社会には、ハンセン病を、恐ろしい伝染病であるだけでなく、悪い血筋・家筋という意味を込めたライマキ、あるいは、ドスなどと呼んで卑しめる根深い偏見や差別があった。[*41・42] さらに街や村では、日露戦争による傷病兵を抱えて、人々は困窮していた。「農村から（日露戦争に）出征した兵士の数は五五万三一〇〇人で、そのうち約一〇万人が戦死による永久的離村、約一〇万人が廃兵（傷病兵）あるいはそれに近い状態となり、半永久的離村であった。農村は多数の死傷者を出すことにより、青年労働力を奪われ、農業生産の上にはかりしれないほど大きな打撃をこうむっていた」[*7]。

東北地方の農村は、この日露戦争の惨禍に加えて、明治三八年（一九〇五）の雪害による大凶作があり、さらに疲弊した。[*7・11]

こうした世相であれば、いかに中央政府がハンセン病患者の隔離を強化しなければならぬと主張しても、それをそのまま受け入れれば、たちまち戦争で奪われた労働力に加えて、さらに、田畑の耕作や家事、そして、年寄り・子供の世話をする人手を失うことにつながることは必至であった。村の住民から嫌われ、親戚からはじかれたハンセン病患者といえども、家族にとっては親であり子であり、そして、働けるうちは重要な労働力であった。

一方、一年のうちの三分の一、およそ四ヶ月あまりを雪に閉じ込められる青森県・東北地方にあって、厳しい冬を生き抜くためには、病をおして何らかの定職に就く必要があった。零下の寒さと積雪と降雪のなかでは、放浪らいとして生きることは不可能であり、何らかの手だてを講じて寝場所と食物を確保しなければならなかった。そのため、東北地方においては放浪らいは多くはなかった。

いずれにしても、法律第一一号のたてまえ、および、予算と定員の問題などから、いわゆる「門前収容」「自由入院」

は難しかった。保養院の門前まで行って入所を断られた患者の逸話は幾つも語り継がれている。こうした「門前払い」は、全患者全収容方針を明示した法律五八号「癩予防法」（昭和六年・一九三一）が公布されるまで続いた。

第二区北海道・東北六県連合立北部保養院は、このような北海道・東北地方のハンセン病患者収容のために、中條資俊を院長に据え、「北方らい」「農村のらい」の砦として、明治四二年（一九〇九）、青森県東津軽郡新城村大字石江字平山一九番地に開院し、以後、多難な歴史を刻んだ。

なお、この年に全国に設立された公立らい療養所は、以下の五施設である（明治四〇年内務省令第二〇号）。

第一区　全生病院　（現国立療養所多磨全生園）
第二区　北部保養院（現国立療養所松丘保養園）
第三区　外島保養院（現国立療養所邑久光明園）
第四区　大島療養所（現国立療養所大島青松園）
第五区　九州療養所（現国立療養所菊池恵楓園）

表1　青森県輸出米検査所および支所位置

名　称	位　置
青森県輸出米検査所	青森市大字新安方町
同油川支所	東津軽郡油川村大字油川
同鰺ケ沢支所	西津軽郡鰺ケ沢町大字本町
同十三支所	西津軽郡十三村
同小泊支所	北津軽郡小泊村

表2　道県別人口およびらい患者数(明治42年・1909)

人数／道県名	人　口			らい患者数		
	男(人)	女(人)	計(人)	男(人)	女(人)	計(人)
北海道	815,898	722,200	1,538,098	72	27	99
青森県	363,373	349,671	713,044	249	108	357
岩手県	389,329	382,811	772,140	30	7	37
秋田県	461,527	423,200	884,727	268	122	390
宮城県	420,561	422,251	842,812	312	189	501
福島県	625,406	625,213	1,250,619	52	14	66
山形県	458,630	465,214	923,844	6	2	8
計	3,534,724	3,390,560	6,939,284	989	469	1,458

表3　北部保養院職員別(明治42年・1909)

月職／種	任用月												
	1月	2月	3月	4月	5月	6月	7月	8月	9月	10月	11月	12月	計
院　長				1									1
医　長				1									1
医　員						1						1	2
薬剤師				1									1
書　記				1					1				2
雇　員				1		1							2
看護人						1			2				3
看護婦				2									2
門　衛												2	2
計				7		3			3			3	16

表4　明治42年(1909)　青森県議会の八大ニュース

3月20日	告示をもって中学校、高等女学校の名称を改称し、所在地名を冠す。
4月1日	県令第18号で新城村に青森県立新城学園を設ける。
同	北部保養院仮収容所を油川村に設ける。
7月16日	県令第32号で神社寺院氏子檀家総代人に関する規定を定める。
8月10日	トラホーム予防のための輸告第1号を発す。
8月20日	訓令第38号で郡役所処務規定通則を定め、一課、二課を置く。
11月10日	通常県議会を開き12月9日閉会す。
12月21日	県令第53号で馬疫伝染性貧血予防規則を定める。

［引用文献］
＊1　福西征子「明治維新以後・法律第一一号『らい予防に関する件』制定まで　その（三）第二一回・第二二回・第二三回帝国議会隔離の始まりとその療養生活のイメージ」『セミナー医療と社会』第三五号、二七頁（二〇〇九）。
＊2　山本俊一「二対策と法制定　一、法制定への道　第二二回帝国議会」『日本らい史』東京大学出版会（一九九三）。
＊3　オカノ・ユキオ「第一回国際らい会議の我が国への影響（四）法律第一一号『癩予防法』の成立過程」『愛生』一五（四）、六二頁（一九六一）。
＊4　「第二三回帝国議会衆議院癩予防に関する法律案特別委員会議録（速記）第二回」明治四〇年二月一〇日（一九〇七）。
＊5　「第二三回帝国議会貴族院癩予防に関する法律案特別委員会議事速記録第一号」明治四〇年三月五日（一九〇七）。
＊6　山本俊一「二対策と法制定　二、法律第一一号　施行期日の延期」『日本らい史』六八頁、東京大学出版会（一九九三）。
＊7　大濱徹也「戦時下の村」『明治の墓標──庶民の見た日清・日露戦争』河出書房新社（一九九〇）。
＊8　大濱徹也「勝利の悲哀」『明治の墓標──庶民の見た日清・日露戦争』河出書房新社（一九九〇）。
＊9　「明治三五年・置県以来の大凶作」『青森県議会史　自明治二四年至明治四五年』五七六頁（一九六五）。
＊10　「明治三六年・第一節 凶作救済に全力」『青森県議会史　自明治二四年至明治四五年』六六八頁（一九六五）。
＊11　大濱徹也「疲弊下のあえぎ」『明治の墓標──庶民の見た日清・日露戦争』河出書房新社（一九九〇）。
＊12　「明治三七年・国運を賭けた日露戦争　津軽海峡にバルチック艦隊　第六回通常県議会」『青森県議会史　自明治二四年至明治四五年』七二四・七二九・七四七頁（一九六五）。
＊13　「明治三九年・比較的平穏な国政と県政」『青森県議会史　自明治二四年至明治四五年』八三六頁（一九六五）。
＊14　「明治三九年・県営輸出米検査」『青森県議会史　自明治二四年至明治四五年』八八七頁（一九六五）。
＊15　「明治三八年・第二節 第七回通常県議会」『青森県議会史　自明治二四年至明治四五年』七八二頁（一九六五）。
＊16　「明治三九年・第八回通常県議会第五款・衛生及び病院費」『青森県議会史　自明治二四年至明治四五年』八五五頁（一九六五）。
＊17　「明治三九年・その後の追加予算」『青森県議会史　自明治二四年至明治四五年』八八六頁（一九六五）。
＊18　「明治四〇年・第九回通常県議会・衛生及病院」『青森県議会史　自明治二四年至明治四五年』九一八頁（一九六五）。
＊19　「トラホームの予防と警察」『青森県警察史　上巻』七七一頁、青森県警察本部（一九七二）。

＊20 「赤痢・腸チフスなどの伝染病と防疫活動」『青森県警察史　上巻』七六六頁、青森県警察本部（一九七三）。

＊21 「明治四一年・第一〇回通常県議会・衛生及病院費」『青森県議会史　自明治二四年至明治四五年』九七二頁（一九六五）。

＊22 「らい予防法と取り締まり」『青森県警察史　上巻』七六九頁　青森県警察本部（一九七三）。

＊23 『明治四二年統計年報』第二区療養所北部保養院。

＊24 児島襄「戦いすんで」『日露戦争』第五巻、文芸春秋（一九九〇）。

＊25 「明治三八年・戦時下の本県」『青森県議会史　自明治二四年至明治四五年』七七九頁（一九六五）。

＊26 大江志乃夫「第二章　日本陸軍史における日露戦争」『日露戦争と日本軍隊』立風書房（一九八七）。

＊27 児玉幸多『日本史年表』吉川弘文館（二〇〇二）。

＊28 「明治四二年・第一章　伊藤博文の遭難　第二章　武田知事と県政」『青森県議会史　自明治二四年至明治四五年』一〇二四・一〇二五頁（一九六五）。

＊29 「第二二回帝国議会衆議院議事速記録第二一号『らい予防法案』第一読会」『官報号外』明治三九年三月二五日（一九〇六）。

＊30 増田勇『らい病と社会問題』治療通信社（一九〇八）。

＊31 「らい療養所と予算」『東奥日報』（一九〇八年六月九日）：「らい療養所の位置」『東奥日報』（一九〇八年六月二一日）：「らい療養所準備進行」『東奥日報』（一九〇八年八月一八日）：「らい療養所設置について」『東奥日報』（一九〇八年九月二三日）：「らい療養所設置候補地」『東奥日報』（一九〇八年一〇月三〇日）：「らい療養所費各道県負担額」『東奥日報』（一九〇八年一一月一九日）：「らい療養所希望　油川と新城の競争」『東奥日報』（一九〇九年四月一九日）。

＊32 「第二章　青森県警察の誕生」『青森県警察史　上巻』二七頁、青森県警察本部（一九七三）。

＊33 福西征子「近世幕藩体制下におけるハンセン病　会津・三春・弘前・加賀藩を中心として」『セミナー医療と社会』第三一号、四一頁（二〇〇七）。

＊34 「証言でつづる松丘保養園」『東奥日報』（二〇一〇年六月一五日）。

＊35 『明治四二年統計年報』第二区療養所北部保養院。

＊36 青森県救らい協会「中條資俊　北部保養院の最初の頃を語る」『中條資俊伝』北の街社（一九八二）。

＊37 福西征子「明治維新以後・法律第一一号『らい予防に関する件』制定まで　その（二）第一三回帝国議会から第一八回帝国議会まで」

『セミナー医療と社会』第三三号、三頁（二〇〇八）。

＊38　青森県救らい協会「高野六郎　中條さんのこと」『中條資俊伝』北の街社（一九八三）。

＊39　青森県救らい協会「中條資俊年譜」『中條資俊伝』二四四頁、北の街社（一九八三）。

＊40　青森県救らい協会「菊池盈　中條資俊先生」『中條資俊伝』北の街社（一九八三）。

＊41　青森県救らい協会「淡谷悠三　胸に刻む」『中條資俊伝』北の街社（一九八三）。

＊42　福西征子「明治維新以後・法律第一一号『らい予防法に関する件』制定まで　その（一）　血筋・家筋と伝染」『セミナー医療と社会』第三二号、三二頁（二〇〇七）。

＊43　厚生労働省「平均寿命の推移」『第二〇回生命表（完全生命表）』。

＊44　戸井田吉之助「私の証言」『秘境を開く──そこに生きて七〇年』北の街社（一九七九）。

＊45　駒木根卓寿「ぬかるみの道」『秘境を開く──そこに生きて七〇年』北の街社（一九七九）。

＊46　根来藤吾『夕日の墓標──若き兵士の日露戦争日記』毎日新聞社（一九七六）。

刊行によせて

九州大学名誉教授・神戸学院大学教授　内田博文

当事者と非当事者では人権の受け止め方に大きな違いがある。当事者でないと分からないことも少なくない。人権被害が過去形ではなく現在進行形だということもその一つである。人権被害者が蒙った心の傷の深さは非当事者の想像を遥かに超えるものがある。加害者にとっては面白半分の行為であっても被害者には命取りとなりかねない。しかし、これまでは当事者、被害者の立場からではなく、非当事者、加害者ないし第三者の立場から人権問題が考えられてきたきらいがある。「当事者から学ぼう、人権を」といった観点が強調されることはあまりなかった。当事者はあくまでも保護の客体にとどめられ、蚊帳の外に置かれてきた。

二〇一一年度全国中学生人権作文大会で内閣総理大臣賞を受賞した「絆」と題された作文の中で、九州朝鮮中高級学校中学三年（当時）の崔玄祺さんは、次のように訴えた。

「身の周りの細々したことも手助けするようにと、周りの大人達は以前にも増して言うようになった。」「それは本当に健太の望んでいることなんだろうか……」「健太が頼みもしないのに、彼のやるべきことを先取りした時の、少し淋しそうな健太の『ありがとう……』を僕は知っている。」「大人達の心配も分かるが、僕たちが必要以上に健太を手助けすることは、彼を少しずつキズつけて、彼の居場所やすべきこと、そして生きる力を奪っているようにしか思えないのだ。」

最近はこのような状況を打開しようとする動きが内外にみられる。この動きは何よりも当該人権課題の当事者自身がそれを担っている点に特徴がある。その典型の一つが二〇〇六（平成一八）年の第六一回国連総会で採択され、二〇〇八（平成二〇）年に発効した「障がい者権利条約」である。「障がい者権利条約」では当事者が推進したこともあって「当事者による当事者のための当事者の人権」の擁護が目ざされている。「障害」概念も、「差別」概念も当事者の立場から定義されている。まさに二一世紀の国際人権条約だといえよう。そこでは「非当事者による非当事者のための非当事者の人権」は当事者の権利主体性を損なうものとして厳しく退けられている。

日本は二〇〇七（平成一九）年九月二八日に署名を行い、二〇一四（平成二六）年一月二〇日に批准書を寄託した結果、同年二月一九日に同条約は日本について効力を発生した。批准に際して、障がい者差別解消法等も制定され、「差別解消のための措置」として、「差別的取扱い」の禁止に加えて、「合理的配慮不提供」の禁止も規定された。二〇〇八（平成二〇）年六月に可決され、二〇〇九（平成二一）年四月から施行された「ハンセン病問題の解決の促進に関する法律」（通称：ハンセン病問題基本法）も、その第六条で、「国は、ハンセン病問題に関する施策の策定及び実施にあたっては、ハンセン病の患者であった者等その他の関係者との協議の場を設ける等これらの者の意見を反映させるために必要な措置を講ずるものとする」と規定している。

二〇一一年度福岡県中学生人権作文大会で最優秀賞を受賞した「障害者との接し方」と題された作文は当事者の方が執筆されたもので、筆者はこう訴えられた。

「小学校、中学校と学校生活を過ごしていくうちに、耳に関して困ったことが三つあった。」「まず一つ目は、話している人の口元が見えない時。」「二つ目は、声が小さい人と話している時。」「三つ目は、相手が早口である時。」「健常者の皆さんが、聴覚障害者の方と話す機会があった時には、自分の口元を見せ、大きめの声で、ゆっくりと話してほしい。」

新約聖書の「ヤコブの手紙」に、次のような一節がある。

「私の兄弟たちよ。ある人が自分には信仰があると称していても、もし行いがなかったなら、何の役に立つか。その信仰は彼を救うことができるか。ある兄弟または姉妹が裸でいて、その日の食べ物にもこと欠いている場合、あなた方のうち、誰かが、「安らかに生きなさい。暖まって、食べ飽きなさい」と言うだけで、その身体に必要な物を何一つ与えなかったとしたら、何の役に立つか。信仰も、それと同様に、行いを伴わなければ、それだけでは死んだものである。しかし、「ある人には信仰があり、また他の人には行いがある」と言う者があろう。それなら、行いのないあなたの信仰なるものを見せてほしい。そうしたら、私の行いによって信仰を見せてあげよう。」

それは人権にも当てはまるように思われる。人権についての十分な理解があると称していても人権を実践することがもしなかったとすれば、その人権は何の役に立つのであろうか。このことを私たちは片時も忘れてはならない。

二〇一一（平成二三）年の九月、法務省・厚生労働省主催の「親と子のためのハンセン病シンポジウム」が熊本市内で開催された。シンポのメインは菊池恵楓園近くの中学生たちの学習発表で、問題の本質に迫る秀逸な内容であった。中学生の報告者に対しては、パネリストの一人の園入所者自治会長から、「ハンセン病問題には加害者、被害者、傍観者という構図が存在する。傍観者をなくすためには何が大事か。これからも考え続け、答えを行動に移していってほしい」旨の要望が行われた。同様の構図はいじめ問題でもみられるが、欧米との違いは日本では傍観者の数がきわめて多く、そのために問題が長期化し深刻化する点にある。いじめ自殺さえも引き起こしている。折しも国連は二〇一一（平成二三）年一二月の総会でハンセン病差別撤廃決議（Elimination of discrimination against persons affected by leprosy and their family members）を採択したと聞く。傍観者をなくすためには何が大事か。私たち全員に突きつけられたテーマでもある。

アメリカでは長い間、ユダヤ人排斥の事実や運動を取り上げることはタブーとされてきた。この問題をテーマにした初めての映画が一九四七（昭和二二）年に上映された『紳士協定』（Gentlemen's Agreement）という名作であった。ある週刊誌編集長から反ユダヤ主義に関する記事を依頼された人気ライターのフィル・グリーンは、ユダヤ人になりすましてその実態を探ろうとする。しかし、彼がグリーンバーグと名乗ったとたんに周囲の人々の反応は一変した。フィルは編集長の姪と愛し合い結婚を誓うが、ユダヤ人問題に対する考え方の違いから二人の間には大きな溝ができてしまった。彼女から相談を受けたフィルの幼なじみのユダヤ人のデイヴィットは彼女にこう注意する。「差別や偏見を目前にして沈黙するのは、それを助長することでしかない」と。彼女はこれまでの自分の考えが誤っていたことに気づくのであった。

ハンセン病医学会の会長として、また、松丘保養園の園長として、永くハンセン病問題に取り組まれ、患者・入所者に寄り添い、その「いのちと暮らし」を守り続けるために奔走されてこられた福西征子氏を駆り立てているのも、この「差別や偏見を目前にして沈黙するのは、それを助長することでしかない」という思いではないか。傍観者であってはならない。そのためには専門医として、また園長として、そして、何より人間として声を上げなければならない。必要な行動をしなければならない。本書を執筆されたのもこの思いからではないか。

本書を書き始めたのは、このように、差別と偏見が、差別者だけでなく、被差別者の心を蝕み、さらに私自身の心にも存在していることを知り、そして、この偏見と差別の由来を知らずしては、その根を断つどころか、議論することさえ難しいという思いからであった。

福西氏は、本書執筆の動機を、「はじめに」で、こう書いておられる。福西氏が採用された「偏見と差別の由来を正しく把握し、そのうえに克服方法を考える」というのは、正しい診断の上に治療方法を考える医学者ならではの科学的な克服方法といえよう。ともすれば精神論・道徳論に傾きがちなこれまでの反差別論に対して、新しい地平を呈示されたとも評し得よう。

世界医師会は、一九八一（昭和五六）年九月一〇日にポルトガルのリスボンで開催した第三四回総会で宣言を採択した。その序文では、次のように謳われた。

「医師、患者およびより広い意味での社会との関係は、近年著しく変化してきた。医師は、常に自らの良心に従い、常に患者の最善の利益のために行動すべきであると同時に、それと同等の努力を患者の自律性と正義を保証するために払わねばならない。」「医師および医療従事者、または医療組織は、患者の権利を認識し、擁護していく上で共同の責任を担っている。法律、政府の措置、あるいは他のいかなる行政や慣例であろうとも、患者の権利を否定する場合には、医師はこの権利を保障ないし回復させる適切な手段を講じるべきである。」

患者の権利を否定する法律、政府の措置等には断固闘う。これこそが科学者の戦争責任、戦後責任に対する真摯な反省から導かれた「科学の立場」であった。福西氏が依って立つのもこの「科学の立場」ではないか。

しかし、戦後においてもハンセン病強制隔離政策を続けることの法的根拠となった「癩予防法」および「らい予防法」が立脚したのは、この「科学の立場」ではなかった。予防法は科学の面からみても根本的な矛盾を内包していた。特効薬が出現しハンセン病が全治し得る病気となった以上、強制隔離政策を続けることは医学的にみて理由がなかった。しかし、国は強制隔離政策を継続するためにハンセン病の感染力の強さや難知性を強調した。

癩は慢性の伝染性疾患であり、一度これにかかりますと、根治することがきわめて困難な疾病でありまして、患者はもちろん、その家族がこうむります社会的不幸ははかりしれないものがあるのであります。

このように喧伝された。国立ハンセン病療養所の長などを占めた光田健輔らの専門医によって牽引された、「らい予防法」にみられる「科学主義」とはこのようなものであった。国の誤った施策を「科学」の名において追認するもの、お墨付きを与えるものでしかなかった。「擬似科学主義」とでも喩えることが許されようか。

「癩予防法」および「らい予防法」が立脚した、この「擬似科学主義」は、国の強制隔離政策を是とした上での「行き過ぎ」の規制、すなわち、地域住民の不安感に基づく予防法からも逸脱した言動、患者・家族の「不当な差別的取扱」や迫害などを非科学的として退けるものでしかなかった。この「擬似科学主義」は為政者の段階では「専門家のいうことだから正しいだろう」という形でそれなりの説得性を有し得た。しかし、ハンセン病は感染力が強く根治が難しい病気だと国等から喧伝された住民の多くにとっては、この「擬似科学主義」に従えということは無理な要求であった。予防法を支えた「擬似科学主義」はその虚構性の故に「無らい県運動」の展開の中で矛盾を拡大し、大きな綻びを示すことになった。この破綻が予防法の廃止を導くことはなかった。リスボン宣言の精神が行動に移されることはなかった。これには戦後の日本の科学界が自らの「戦争責任」について真正面から向き合うことを回避し続けたことが大きかった。

「擬似科学主義」が横行したのはハンセン病問題だけではない。福島原発事故でも目にし耳にするところである。この「擬似科学主義」によっていかに多くの人たちが被災されたことか。

私たちが本書の公刊にあたって何よりも強く望むのは、福西氏が護り、日夜、実践されてこられた「科学の立場」が、そしてまた、科学的な原因分析とそれによる問題の克服というスタイルが、本書を通じて多くの人たちにバトンタッチされ共有されていくことである。子どもの未来は人類の未来といえるが、幸い、中学生人権作文にも確かにみられるように明日の日本を背負う多くの人たちが育ちつつある。この人たちに福西氏の思いがバトンタッチされていくことを信じたい。差別とは人と人との「見えざる糸」を切断することでもあるが、本書を通じて多くの人たちの間で切断された糸が再びつながれることを祈ってやまない。

■著者紹介

福西征子（ふくにし ゆきこ）

1945年福島県会津生まれ。
1969年福島県立医科大学医学部卒業。
1980年京都大学医学博士。
京都大学小児科および皮膚病特別研究施設を経て、1978年から大島青松園、国立駿河療養所、多磨全生園などの国立ハンセン病療養所勤務。
1992年国立療養所松丘保養園副園長、1994年同園長、2013年同名誉園長。
この間、1979年および1982年から1983年にかけてArmed Forces Institute of Patholgy研究員（合衆国ワシントンDC）、また1984年から1985年ツーレン大学研究員（合衆国ルイジアナ州）として渡米。ハンセン病由来の末梢神経病変の研究に従事した。
1999年以降は、松丘保養園長として勤務する傍ら、西アフリカ諸国に蔓延する顧みられない熱帯病、ブルーリ潰瘍のフィールドワークに関わった。
著書に
『ハンセン病療養所1995年～1997年』（樺島咲の筆名で、2003年）
『ハンセン病をどう教えるか』（共著、解放出版社、2003年）
『ハンセン病療養所の現状と将来』（好善社ブックレット、2013年）
『ハンセン病療養所に生きた女たち』（昭和堂、2016年）など。

語り継がれた偏見と差別──歴史のなかのハンセン病

2017年3月30日　初版第1刷発行

著　者　福西征子

発行者　杉田啓三

〒606-8224　京都市左京区北白川京大農学部前
発行所　株式会社　昭和堂
振替口座　01060-5-9347
TEL（075）706-8818／FAX（075）706-8878
ホームページ　http://www.showado-kyoto.jp

印刷　亜細亜印刷

ISBN978-4-8122-1621-7